Agradecimentos

Aos meus pacientes, pelo muito que cresci com eles todos os dias.

Aos estudantes de fonoaudiologia, pelo esforço tenaz, vontade firme e desejo sincero de saber mais em nossa área.

Aos colegas, aos companheiros de diretoria da APROFERJ, depois AFONERJ e depois SINDICATO, pelas lutas vitoriosas a favor da regulamentação da profissão.

À minha família, pela paciência que teve para comigo durante a elaboração deste livro, pelas pequenas delicadezas que não me passaram despercebidas.

Aos meus pais *(in memoriam),* Floriano e Maria Luiza de Araújo Góes, pelo amor e incentivo que sempre me deram.

APRESENTAÇÃO DA 4ª EDIÇÃO

Compreender o complexo sistema de entradas e saídas da comunicação humana pode ser o grande desafio da fonoaudiologia neste século. Se existe um desafio pela frente é sinal de que estamos diante de uma ciência que não se esgotou ainda e que, portanto, tem uma longa jornada a percorrer. Para alcançar esta meta, precisaremos de todas as informações disponíveis, e Solange nos proporcionou isto nesta nova edição.

Para chegarmos a entender os processos cerebrais necessários para falar e compreender tanto a linguagem falada quanto a escrita, será necessário o auxílio de algumas disciplinas antigas e outras mais modernas – é o caso da lingüística, da psicolingüística e da neurolingüística. Este encontro, que aconteceu no final do ano 2000, está atualmente a pleno vapor. Os estudos acontecem, a bem da verdade, dentro de uma hierarquia. O que seria da psicolingüística sem as bases lingüísticas? Como fazer o tratamento das estruturas da fala sem uma boa base da estrutura da língua? A própria lingüística, que analisa a língua do falante, não pode ou não deveria distanciar-se muito do indivíduo que fala, que pode fazê-lo muito bem ou muito mal. Por sua vez, nem a psicolingüística nem a própria lingüística avançariam muito sem os estudos da neurolingüística. Não se trata aqui de dividir, mas de somar. No contexto deste livro, as ciências de base foram colocadas a serviço da fonoaudiologia. Na arquitetura deste livro, o falante e o ouvinte foram analisados em todos os níveis, desde o nível acústico/perceptivo, até às vias e conexões cerebrais. As estruturas da fala e suas patologias foram correlacionadas. O livro nos brinda, principalmente, com estudos fisiológicos da produção e da recepção da fala, aspectos fonéticos, a este se opondo os processos de aquisição fonológica, isto é, de caráter cognitivo lingüístico, distinguindo-os muito claramente.

Se a antiga edição já era boa, nesta podemos contar com noções bem modernas da neurofisiologia e saber a posição de autores importantes deste milênio. O livro foi feito sob medida para aqueles que desejam ter informações valiosas sobre o processo geral da comunicação humana. Ele interessa a lingüistas, psicólogos, pediatras, professores e fonoaudiólogos. Enfim, é um livro valioso para todos os que lidam com a comunicação humana.

Regina Jakubovicz
Doutora em Fonoaudiologia pela
Universidade Museo Social Argentino
Especialista em Linguagem pelo Conselho Federal de Fonoaudiologia
Professora Titular da Universidade Estácio de Sá – Rio de Janeiro

Apresentação da 3ª Edição

Este livro nos traz uma visão Fonoaudiológica das alterações articulatórias, buscando entendê-las como parte do processo de aquisição de linguagem em todos os seus aspectos biopsicossociais. Quando classifica os distúrbios articulatórios, a autora os encara de forma organizada, mostrando claramente o sistema alterado e o caminho para o tratamento. Assim, a recomendação de sua leitura se faz obrigatória a todos os estudiosos e estudantes da ciência "Fonoaudiologia". Ser responsável pela apresentação do livro de Solange Issler na sua 3ª edição deixa-nos à vontade para dizer o quanto nos sentimos orgulhosos de podermos, em nossa atividade docente, fazer uso de um material tão bem elaborado, fruto da larga experiência da autora, que proporciona ao aluno acesso a conhecimentos científicos que o levam a uma prática mais atualizada e segura.

Reconhecida e citada internacionalmente, sua obra representa um marco na Fonoaudiologia Moderna.

Maria Elena Bressan Wellish
Fonoaudióloga Clínica
Professora Titular e Coordenadora do Curso de Fonoaudiologia do
Instituto Brasileiro de Medicina de Reabilitação (IBMR-RJ)
Titular nas Disciplinas de Técnicas de Reabilitação Foniátrica I e
Técnicas Especiais de Reabilitação Foniátrica II

Apresentação da 2ª Edição

A carência de livros editados em português sobre Fonoaudiologia dificulta a formação profissional. Tornou-se indispensável a criação de uma bibliografia nacional. Meritória, pois, a iniciativa da autora na publicação deste livro.

A abordagem aqui feita sobre *Articulação e Linguagem* deixa patente a complexidade dos sistemas da linguagem humana.

Considerar o "falar errado" um problema puramente periférico seria ignorar que a manifestação da linguagem pelo canal vocal – a fala – é a terminalidade de um processo que exige a perfeita integração de várias funções anteriores.

É necessário que se determine em que nível do processo houve a falha, para que se trace um plano remedial adequado.

Regina Elly Alves de Faria
Professora de Patologia da Fala e da Fonoaudiologia Fundamental das
Faculdades Integradas Estácio de Sá – Rio de Janeiro
Doutora em Fonoaudiologia pela *Universidade Museo Social Argentino*

Nada nasce do nada, tudo que é vivo nasce de alguma coisa. Um livro nasce da necessidade de se registrar idéias, teorias, experiências, questionamentos, enfim, de não deixar que se apague aquilo que se pensa, de forma a favorecer novas explorações.

A autora se propõe, nesta obra, a estudar o evento articulatório inserido no contexto da linguagem, que valoriza o estudo da Fonética e da Fonologia para o entendimento da Dislalia, fornecendo ao leitor condições de compreender as falhas e ampliar seus horizontes para a correção das alterações. Agradecimento a Solange Issler por colaborar com o crescimento da profissão.

Rosa Maria Ramos
Professora de Patologia da Fala, Disglossia e Deglutição Atípica das
Faculdades Integradas Estácio de Sá – Rio de Janeiro
Doutora em Fonoaudiologia pela *Universidade Museo Social Argentino*

Apresentação da 1ª Edição

A expressão oral da linguagem é considerada uma das formas mais importantes de comunicação entre os seres humanos porque torna possível a manifestação do nosso pensar através de um falar que se realiza em um tempo e em um espaço, mediatizado pelo código lingüístico.

O estudo deste processo tem merecido a atenção de especialistas de várias áreas e suscitado muito questionamento quando abordado sob o ponto de vista da aquisição e desenvolvimento normais da linguagem quando sob o ângulo das aquisições patológicas.

Descrever, analisar e interpretar fatos da linguagem constitui-se tarefa complexa.

A falta de fundamento teórico próprio na área da linguagem, quando se tenta na vivência clínica fonoaudiológica realizar um trabalho com bases científicas, faz-nos buscá-lo em outros campos do conhecimento.

A proposta deste livro, em um momento em que a fonoaudiologia no Brasil começa a conquistar o seu espaço e a se firmar como ciência da linguagem, constitui-se em uma contribuição importante em direção à concretização dos nossos anseios como profissionais da área, na busca de um "melhor fazer" terapêutico.

A singularidade deste trabalho está na disponibilidade da autora de rever o já exposto sobre os problemas articulatórios, em teorias convencionais, apontando para a possibilidade de repensá-los com uma abordagem fonoaudiológica.

O estudo dos aspectos patolingüísticos envolvidos no processo de aquisição e desenvolvimento da linguagem tem sido abordado de maneira muito simplista, talvez por configurar um dos problemas mais freqüentes do nosso cotidiano clínico. O mais freqüente, entretanto, nem sempre é o mais fácil de ser diagnosticado e tratado de maneira adequada. Sob comportamentos classificados pela fonoaudiologia como "dislalias", como meras "trocas articulatórias", podem estar encobertos distúrbios de organização gnósico-práxicas que comprometem não só a forma, mas o conteúdo do falar do indivíduo, dificultando suas trocas comunicativas quando interage verbalmente.

Em *Articulação e Linguagem,* a autora, abordando idéias antigas e novas sobre as chamadas dislalias, revendo abordagens orgânico-funcionais de linha mais médica, propõe-se considerá-las com uma visão mais fonoaudiológica e processual, classificando-as como dislalias fonológicas e fonéticas.

Acreditando que as possibilidades implícitas neste caminho possam nos conduzir a novas posturas, permitindo que vislumbremos novas dimensões, para um melhor fazer fonoaudiológico, considero esta publicação de grande valia para todos aqueles que, lidando com a possibilidade de linguagem imanente no ser humano, solicitam continuamente subsídios na busca de melhor compreendê-lo.

Brasília Maria Chiari
Professora do Curso de Graduação em
Fonoaudiologia da Escola Paulista de Medicina
Doutora em Fonoaudiologia

Sumário

Introdução 1

1 Classificação das Dislalias 3
Idéias Antigas e Novas sobre a Dislalia 3
   Definição 3
   Características 3
   Classificação 7
Diferenciação de Outras Patologias 12
   Etiologia 13

2 Abordagem Lingüística 19
Língua/Linguagem 19
Semiótica 21
Signo Lingüístico 22
Fonema 23
   Fonética 24
   Fonologia 24
   Definição de fonema 25
Articulações de Martinet 25
Prosódia 26
Alofone – Neutralização – Arquifonema 27
Fonema Funcional 29
Jakobson e o Fonema Funcional 29
Os Traços Distintivos de Jakobson no Português 31
Grafema 31
Formas com Relações 33
Planos Lingüísticos e Articulações Funcionais 34
   Plano fonológico (morfofonêmico) 35
   Plano lexicológico (morfossintático) 35
   Plano fraseológico (semântico) 35
Eixos Funcionais da Linguagem 35
Eixos Funcionais da Linguagem em Operação 36

Eixos Funcionais na Patologia da Linguagem........................ 37
   Eixo do paradigma 37
   Eixo do sintagma 37
   Encodagem e decodagem.. 39
Ocorrências Fonéticas Patológicas................................ 42
Morfossintaxe 43
Conclusões... 47
A Teoria Gerativa Transformacional e as Dislalias 49

3 FONÉTICA E FONOLOGIA DA LÍNGUA PORTUGUESA......................... 51
Fonética... 51
   Classificação das consoantes 51
   Vogais – características... 52
   Mecanismos da articulação fonética........................... 55
   Mecanismos da articulação fonética nas dislalias 57
   Teoria mioelástica aerodinâmica 58
   Músculos da articulação fonética.............................. 66
Fonologia... 74
   Fonemas da língua portuguesa estudados pela fonologia ... 76
   Classificação das consoantes 77
   Inventário dos fonemas da língua portuguesa................ 81
   Restrições de ocorrências na sílaba da língua portuguesa . 86
   Sinonímia 87
   Descrição dos traços distintivos de Jakobson no português (Segundo Scliar Cabral) 88
   Fonética acústica... 89

4 ABORDAGEM NEUROFISIOLÓGICA.. 93
O Ouvinte... 93
   Divisões do sistema auditivo 93
   Audição 95
   Neurolingüística... 100
   Áreas de associação auditiva no cérebro..................... 101
   Processamento auditivo central – PAC – Seu locus 104
Qual a Importância do PAC?....................................... 109
Em Que Consiste a Avaliação do PAC?........................... 109
Quando se Deve Avaliar?.. 109
Qual a Relação do PAC com a Baixa de Audição?............. 109
É Fácil Perceber os Problemas do PAC?.......................... 109

Como Avaliar o Grau do Problema do PAC?........................ 110
   Testes em português – autores e estudos feitos...................... 111
O Cérebro do Ouvinte e do Falante............................. 112
   Córtex lingüístico.. 112
   Há "lexicons" mentais? Há um "lexicon" fonológico?............... 118
   Idéias antigas e novas do século XX............................ 118
O Falante... 120
   As vias eferentes.. 120
   Características das zonas clássicas motoras eferentes................ 121
Um Programa Neurolingüístico em Ação (Segundo Darley; Aronson; Brown, 1975).. 121
Realimentação.. 124
Disartrias e Apraxias.. 128
Conclusões... 130

5   ABORDAGEM PSICOLÓGICA DA AQUISIÇÃO DA LINGUAGEM 133
Linguagem Receptiva e Expressiva.............................. 133
   Adquirir língua e linguagem................................... 134
   Aquisição da linguagem....................................... 136
Aplicação do Modelo por Prutting.............................. 139
   Estudo dos estágios cognitivo-lingüísticos........................ 142
   Resumo... 157
Aplicação do Modelo de Piaget à Fonoaudiologia – Conclusões de Prutting... 158
   Comunicação patológica...................................... 158
   Operacionalização e aplicação do modelo........................ 160

6   AQUISIÇÃO DA FONOLOGIA.. 163
Relações entre Estágios Cognitivos Lingüísticos e Fonológicos....... 163
Estágios Fonológicos.. 165
   Pré-fala: 0 a 1 ano e 6 meses.................................. 165
   Pré-fala no estágio pré-verbal.................................. 165
   Estágio das primeiras cinqüenta palavras........................ 168
   Estágio do morfema simples................................... 169
Processos Fonológicos da Criança Falante do Português Brasileiro..... 174
   Estágio de complementação do inventário fonético................ 176
   Estágio do desenvolvimento morfofonêmico..................... 177
Inventário Fonológico... 179
Análise Fonológica.. 180
Elicitação dos Estímulos....................................... 183

Aspectos Teóricos – Fonologia..................................... 185
Aspectos Teóricos – Psicolingüística............................... 187
Aspectos Teóricos – Percepção da Fala............................. 188

7 AVALIAÇÃO E DIAGNÓSTICO FONOAUDIOLÓGICO........................ 191
Avaliação... 191
Avaliação da Audição.. 192
   Audiometria... 192
   Crianças candidatas aos testes de PAC....................... 195
   Interpretação da articulação................................ 197
Dislalia Fonética... 201
Dislalia Fonológica... 206
Aspectos Importantes na Dislalia Fonológica....................... 206
   Caracterização do erro nas dislalias fonológicas............ 209
Síntese de uma Avaliação Fonoaudiológica para a Dislalia.......... 214
Diagnóstico Fonoaudiológico....................................... 215
   Etapas do diagnóstico fonoaudiológico....................... 215
   Aconselhamento aos pais..................................... 219

8 DUAS METODOLOGIAS PARA A TERAPIA DAS DISLALIAS.................. 221
Aproximações Teóricas nas Dislalias............................... 221
Método de Terapia Evolutiva (Sensorimotor)........................ 222
   Princípios metodológicos.................................... 225
   A terapia em grupo.. 226
   Plano geral para a terapia da dislalia...................... 228
   Método sensorimotor (McDonald).............................. 229
   Consoantes oclusivas.. 230
   Consoantes fricativas....................................... 231
   Consoantes líquidas... 232
Método Behaviorista... 232
Método Psicolingüístico de Processos Fonológicos (Ingram)......... 235
   A eliminação dos processos fonológicos...................... 236
   Terapia... 237
   Recapitulação (Ingram)...................................... 240
Conclusões da Autora deste Livro.................................. 241

REFERÊNCIAS BIBLIOGRÁFICAS.................................... 243

ÍNDICE REMISSIVO.. 247

Introdução

A idéia neste livro é procurar analisar o processo de aquisição da linguagem pela criança, sobretudo no seu aspecto articulatório, sob o enfoque da fonoaudiologia ou patologia da linguagem.

O problema mais freqüente encontrado nessa aquisição desviada do normal é o articulatório, primariamente. A fonoaudiologia classifica esse comportamento como dislalia.

Observemos que a visão da fonoaudiologia é a única que estuda processos sem dissociá-los. Opõe as bases orgânicas ou estruturais aos comportamentos lingüísticos substanciais. Essa nos parece a melhor ótica para esses problemas. As ciências biológicas, como a medicina e a genética, vêm estudando as bases orgânicas e trazendo soluções físico-químicas, medicamentosas, cirúrgicas, sem se importar com a análise dos comportamentos lingüísticos patológicos e sem dimensioná-los como dimensiona o orgânico.

A lingüística, em seus ramos, tem se interessado muito pela aquisição da linguagem da criança normal, mas a aquisição patológica não tem sido observada como devia.

Este livro vai tratar dos problemas articulatórios da criança, valorizando os processos fonológicos durante a aquisição da linguagem sem isolá-los do processo maior das aquisições cognitivas em curso na interiorização da língua. Pelo contrário, vai buscar enfocar uma interdependência. As dislalias serão de evolução, basicamente, pois a criança está em desenvolvimento.

O que intriga em uma dislalia é a sua característica principal: uma imaturidade presente e a ausência de uma lesão cerebral bem marcada. No entanto, ali está presente o problema articulatório, que procuraremos ver à luz da ciência da fonoaudiologia. Assim sendo, aspectos médicos das dislalias não serão aprofundados aqui, nem todas as teorias lingüísticas serão discutidas a fundo, porque não é esse o âmbito deste livro. Além disso, já há bons autores para serem consultados nesses dois campos.

Esperamos que essa nova classificação das dislalias sob o ângulo fonoaudiológico ou dos processos patolingüísticos venha complementar os estudos, particularmente, dos que se interessam pela aquisição da linguagem patológica no seu aspecto articulatório: os fonoaudiólogos em formação nas universidades brasileiras, todos os estudantes de lingüística, psicologia, pedagogia, medicina, fisioterapia e os profissionais que lidam com a criança, de um modo ou de outro e necessitam compreendê-la, além e apesar de seu discurso.

A visão geral da nossa exposição é fonoaudiológica, mas vamos complementá-la com uma abordagem lingüística, neurofisiológica e psicológica (cognitiva).

Na primeira abordagem, nossa proposta é a de estudar não só a linguagem, mas também a língua que a criança adquire, onde há níveis hierárquicos de conhecimentos: a fonologia, a semântica, a sintaxe, o léxico.

É possível que o problema articulatório seja um reflexo de maturação fisiológica ártrica da criança, apenas. É possível também que o simbolismo da criança já tropece nesse primeiro nível basilar da língua – a fonologia, não formando um código fonêmico sistematizado. Nesse caso, questionamos se a sua cognição lhe dará sustentação para atingir plenamente os outros níveis mais complexos da língua mencionados anteriormente. Eis as importantes informações em que a lingüística nos dará na avaliação. É um sinal de alerta que comunica algo ao fonoaudiólogo sensível, sugerindo um trabalho preventivo.

Na segunda abordagem haverá uma descrição de um programa neurolingüístico, uma análise neurofisiológica do ouvinte e do falante. Na terceira abordagem estudaremos a cognição lingüística e os estágios de PIAGET. Vamos ver ainda o que é o diagnóstico fonoaudiológico e três metodologias com princípios teóricos para a terapia. Estudaremos a fonologia e a fonética. Assim, estão abaixo mencionados os símbolos usados neste livro nas transcrições fonêmicas entre barras:

vogais: /a/ como em *a*ve

/ɛ/	como em *e*la	/e/	como em *e*le
/ɔ/	como em *o*va	/o/	como em *o*vo
/i/	como em *i*da	/u/	como em *u*va

consoantes

/p/	como em *p*á	/b/	como em *b*ar
/t/	como em *t*e	/d/	como em *d*á
/k/	como em *c*á	/g/	como em *g*ás
/f/	como em *f*á	/v/	como em *v*á
/s/	como em *s*e	/z/	como em *z*ás
/ʃ/	como em *ch*á, *x*á	/ʒ/	como em *j*á
/l/	como em *l*á	/ʎ/	como em *lh*e
/r/	como em pê*r*a	/R/	como em *r*é
/m/	como em *m*e	/n/	como em *n*a

/ɲ/ como em li*nh*a

/y/	como em fu*i*	/w/	como em cé*u*

CAPÍTULO 1

CLASSIFICAÇÃO DAS DISLALIAS

IDÉIAS ANTIGAS E NOVAS SOBRE A DISLALIA

A linguagem é um processo que pede um sistema funcional sem órgão específico. Há na verdade o cérebro que comanda a sinfonia da palavra. Mas, onde está o órgão da emoção, do pensamento, da inteligência? Onde está a idéia de uma frase e a abstração de um fonema articulado? A não ser em algumas patologias secundárias que têm bases definidas orgânicas, existem muitas patologias da linguagem sem uma organicidade específica que se mostre responsável por esse processo tão abrangente, típico da nossa humanidade. A linguagem humana pede bases orgânicas íntegras, bom psiquismo do indivíduo, ambiente social estimulador e inúmeros fatores cognitivo-lingüísticos para que se desenvolva. É um processo complexo *biopsicossocial*. Mas nem sempre foi entendido assim, como pelos localizacionistas.

No passado, os problemas de articulação foram vistos, em um enfoque tradicionalista e míope dos gramáticos autoritários e elitistas, como fala defeituosa, erro estético-articulatório, má pronúncia para *os ouvidos puristas*, e pior que tudo, como um fenômeno isolado. Hoje, sabemos que a articulação não é um fenômeno isolado. Insere-se no contínuo da linguagem, no fluir simbólico, levando significações. Assim, seria perfeitamente possível considerar a articulação como um problema cognitivo-lingüístico, na aprendizagem de um sistema de sons fonológicos. Sob esse ângulo, a dislalia não é um problema fisiológico sensoriomotor ou estético pura e simplesmente. Pode ser uma aproximação diferente, imatura, talvez, em todos os sentidos, do sistema lingüístico do adulto e do código fonêmico da língua que está sendo adquirida.

Definição

Chegamos assim a uma definição fonoaudiológica de dislalia: o padrão articulatório da criança desviado fonemicamente do padrão normalmente aceito pela comunidade lingüística adulta daquela língua, persistindo além da idade esperada em uma linguagem em aquisição e em evolução.

Características

Sua característica clínica é a ausência de lesão cerebral que o exame neuropediátrico evidencia claramente. Lesões mínimas, disfunções cerebrais ou uma imaturidade cerebral poderão ou não estar presentes. Sua característica lingüística é diferenciar-se do "atraso de linguagem", cujo processo de compreensão está totalmente comprometido e o de expressão sempre muito prejudicado, em todos os níveis da língua. A dislalia não se mostra um problema em todos os processos da expressão basicamente.

A compreensão estará bem em alguns tipos de dislalia, em outros a boa compreensão é questionável.

Não são todos os níveis do discurso lingüístico que estarão desarranjados, mas apenas uma parcela do todo, isto é, um aspecto da linguagem simbólica que não vai bem: o signo articulado, no seu aspecto fonético-fisiológico ou fonológico-lingüístico. As relações pensamento/linguagem permanecem íntegras, a não ser que haja outras patologias associadas.

Não se trata de uma patologia fonoaudiológica grave. É leve. Mas poderá se tornar um problema sério se persistir, além da idade de aquisição normal, sem a providência de terapia e compreensão pelos pais e professores do que realmente se trata e se há ou não um tipo de problema pela frente. A sistemática própria e a persistência do erro, a inconsistência e a variação de articulações são índices muito significativos para distinguir as dislalias. A idade da criança, assim como a interpretação pelo fonoaudiólogo do que está sendo feito pela criança quanto ao código lingüístico, é fundamental. A dislalia pode ser uma patologia que termine por si mesma, mas pode evoluir e ai prejudicar a aprendizagem futura da leitura/escrita, acarretando sérias conseqüências. Quando o código, primeiro e oral, não se organiza, a tendência é adquirir-se o segundo código, leitura/escrita, nas mesmas linhas de desorganização.

Na verdade, não podemos falar, sob o ponto de vista da fonoaudiologia, em patologia ou em dislalia antes de 6 anos. Por quê?

1. **Porque o período de produção fonética se estende do nascimento, ou período pré-lingüístico, até os 4 anos.** Isso quer dizer que até essa idade o organismo está se maturando e as estruturas estão se adaptando para produzir os sons fisiológicos. E temos que dar tempo a essa adaptação necessária à produção fonética. Isso não significa que não possamos intervir preventivamente, até com um aconselhamento, conforme o caso.

2. **Porque o período de aquisição das regras lingüísticas fonológicas se estende do começo do período lingüístico – 10 meses – até os 6 anos.** Isso quer dizer que até essa idade, o indivíduo está identificando e aplicando as regras das oposições fonológicas da língua, os traços distintivos dos fonemas, os elementos da prosódia, como a pausa e a acentuação tônica, enfim, colocando na sua aquisição fonêmica as regras geradas pela sintaxe e aumentando seu repertório semântico. E temos de dar oportunidade

dessa aquisição lingüística se completar. Assim, não podemos falar em patologia antes de 6 anos. A linguagem é tarefa para a vida toda.

Mas esperar até os 6 anos para a consulta ao fonoaudiólogo não parece ser de bom senso. Se os pais observam que dos 4 anos e meio aos 5 os processos de aquisição da linguagem oral estão sendo bastante difíceis para a criança em "inteligibilidade", o fonoaudiólogo poderá ajudar, estimulando e apoiando a criança nessa fase, permitindo-lhe passar por essa experiência com mais segurança, sem trauma maior. Cabe ao pediatra atentar e aconselhar esses aspectos preventivos.

A criança que aos 6, 7 anos leva à escola o seu sistema de linguagem oral desorganizado, evidentemente terá problemas em sua transcodagem em linguagem escrita-lida. A uma dislalia poderá somar-se outro problema para o aluno: um desastre na escolaridade, sob o ponto de vista pedagógico, psicológico e fonoaudiológico; também para os pais e professores, assim como para o pediatra, que pensaram que pudessem "esperar".

Essas dificuldades da linguagem oral da criança com 8 anos, que já completou sua fase de aquisição, não serão mais fonéticas ou fisiológicas, já serão classificadas e pensadas como lingüístico-fonológicas, porque a maioria das crianças aos 6 anos já "sente" que um som fonêmico pode diferenciar palavras. Além disso, outros níveis da língua também sofrerão prejuízos. São eles: *o sintático* (regras da gramática) e o *semântico* (vocabulário). Então, todos os níveis lingüísticos se mostrarão difíceis para a criança.

A convivência com o código fica impraticável. Fala, lê ou escreve algo que outros falantes da língua não falam, não lêem, nem escrevem assim, e ninguém a entende. As coisas se complicam para essa criança que começa a se sentir diferente, inferior aos outros, sem nenhuma confiança em si mesma, incompreendida, desenvolvendo sentimentos de baixa auto-estima.

Geralmente a dislalia não leva em si tantos componentes de um problema psicológico como a gagueira, mas pode traduzi-los também. Como se sente a criança de 5 anos e meio ou 6, já na escola, que quando abre a boca e fala é motivo de riso de seus colegas? Será que continuará se comunicando ou vai reprimir e recalcar seus sentimentos e emudecer sua linguagem? Corrigida pelos professores se sentirá criticada, quando gostaria de sentir-se aceita. Não-compreendida, desaprovada, sem apoio da família, que personalidade essa criança vai desenvolver? A dislalia gera, sim, problemas psicológicos.

Nas carências afetivas das pré-psicoses infantis, o falar é associado desde cedo a algo difícil, penoso, desagradável. A linguagem que deve ligar as pessoas e seus pensamentos, sentimentos; que é uma relação, assume o papel de anti-relação, algo que afasta, assusta e do qual se deve fugir a qualquer preço. E a pouca linguagem pode regredir. Não só parar de se desenvolver como voltar a estágios mais primitivos, mais seguros, quando o mundo não era tão hostil e era exigido menos. E teremos as dislalias de regressão, na linguagem psicofásica dos distúrbios afetivos graves que podem atingir até a audio-mudez nos casos de autismo.

O "aqui-e-agora" emocional poderá se refletir também na linguagem em fase de aquisição, por um certo período de tempo. O irmãozinho que nasce, o bebê que aparece em uma família que não preparou sua chegada junto aos outros irmãos, poderá desencadear comportamentos lingüísticos patológicos de regressão. A idéia é chamar a atenção dos pais pela insegurança do ciúme, projetando o desejo inconsciente de se tornar ele mesmo um bebê de novo, amado, acarinhado como aquele que nasceu. Então, a criança maior pode, temporariamente, voltar a padrões antigos bem infantis, "tatibitate", como o bebê, ou mesmo emudecer para expressar seu estado de espírito de não ter certeza que é amada.

Dislalias temporárias se apresentarão também quando os chamados dentes-de-leite estão nascendo ou caindo para a dentição definitiva, não-decídua. Nesse caso, a oclusão mandibular é impossível e a articulação é difícil. Na verdade, quando a oclusão mandibular é impossível, o social e o anatomofisiológico fazem um complô contra a criança em fase de aquisição de linguagem. Em primeiro lugar, os pais, a família notam que a criança está grandinha, pois muda os dentes e começa a exigir uma articulação melhor, sentindo que a articulação deteriorou. Em segundo lugar, o sistema nervoso central não está pronto ainda para tarefas complexas como a articulação mais refinada, além de não ser ajudado pelas estruturas orofaciais e de dentição que não completaram seu desenvolvimento. Por fim, a criança teve poucas experiências lingüísticas para assimilar as regras da língua e pouco tempo para acumular experiências emocionais que vai recriar na linguagem. Faltam tempo, ferramentas e um bom modelo lingüístico, às vezes. Mas infelizmente não faltam pais por demais negligentes ou exigentes, famílias por demais complacentes ou críticas, que não ajudam a tornar esse processo de aquisição facilitado, porque se esqueceram de ser bons modelos lingüísticos. Além do mais, às vezes delegam sua tarefa de modelagem e de guia, importantíssima e intransferível, a pessoas totalmente despreparadas.

Às vezes, os pais não compreendem que eles são o primeiro núcleo lingüístico-social-cultural da criança. São também os transmissores da herança genética do novo ser. Isso tudo torna-os duplamente responsáveis. A interação "mãe/pai/filho" no processo de aquisição da linguagem, no entanto, é da maior importância, no sentido de guindar a criança à sua condição humana, de ser pensante e falante. Há famílias que pertencem a um meio socioeconomicocultural desfavorecido, tendo que enfrentar até problemas intensos de sobrevivência, e, portanto, sem condições de dar valor à linguagem oral das crianças. Cabe aos fonoaudiólogos informar a essas pessoas, através dos meios de divulgação, sobre a importância de "conversar" com seus filhos, de dialogar.

Na era da comunicação, paradoxalmente, as pessoas não têm tempo de se falarem e muitas crianças acabam adquirindo a linguagem, tendo como "modelo" a máquina – a televisão –, já que ninguém lhes fala e ouve na pressa do mundo moderno. Ligada somente à máquina, a criança poderá ter um melhor nível de informação programada, mas não interagirá. Absorverá a linguagem, passivamente, aprenderá a docilidade do receber, sob a anestesia dos transistores. Com isso não vai melhorar sua articulação, nem construir "o real". Na intersubjetividade, na troca, no diálogo, justamente, está a chave da aquisição da linguagem, cujo processo exige, pelo menos, duas pessoas em comunicação.

A televisão pode mobilizar apenas como resposta a linguagem interna do indivíduo consigo mesmo. Mas, para tanto, é preciso a maturidade de adulto, que filtra e critica o que recebe.

Propomos enfocar a dislalia com uma visão fonoaudiológica porque queremos levantar a hipótese de poder ser um problema de natureza cognitivo-lingüística, isto é, uma incapacidade de perceber ou de organizar um código fonêmico da língua que está sendo adquirida. O aspecto "de evolução" aponta para um processo de desenvolvimento em curso. Dessa forma, esse tipo de dislalia vai ultrapassar em muito o enfoque simplista de erro fonético onde se valoriza apenas o processo da produção e se usa, ainda, o termo "não-orgânico" para tudo explicar. Eis como na maioria das vezes vem sendo estudada a dislalia, o que infelizmente não traz maior progresso à nossa área da saúde.

Classificação

Felizmente alguns autores vêm propondo novos pontos de vista em relação à dislalia. SHRINER e KWIATKOWSKI não estavam satisfeitos com os enfoques funcionais dados ao assunto. INGRAM, da mesma forma, não aceitava uma redução a "problemas de produção" quando havia referência à dislalia.

NATION e ARAM questionavam uma classificação mais precisa que a baseada em causas ou em comportamentos, separando etiologia de sintomas, em vez de opô-los. Perguntavam se uma classificação baseada em processos não seria mais verdadeira para a fonoaudiologia como ciência. Lendo esses autores nos sentimos reconfortados em saber que esses questionamentos levariam a uma revisão necessária nessa área. WINITZ e IRWIN foram fonoaudiólogos pioneiros nessa revisão, assim como CRYSTAL e FERGUSON na área da lingüística.

Estávamos, nós também, em busca de uma classificação e de uma definição mais lingüística para as dislalias. De fato, estamos em estudo de busca. Essa classificação poderá ser provisória ou definitiva.

Os livros mais clássicos sobre problemas de articulação dividem as dislalias em orgânica (a disglossia), funcional e mista. Essa divisão é muito "médica", organicista e não é fonoaudiológica, não tem uma visão biopsicossocial. Não é satisfatória porque não é real. É necessária uma revisão nessa classificação artificial, pois a organicidade conflui de tal modo com a funcionalidade que é impossível colocá-las em compartimentos estanques. Certamente, aquilo que dizemos "orgânico" acaba influenciando o "funcional" e vice-versa. Portanto, não corresponde a uma realidade que verdadeiramente explique o problema. Se essa classificação fosse correta, todas as dislalias acabariam sendo mistas, basicamente. Já o enfoque psicológico enfatiza os aspectos da "compreensão", ignorando muitas vezes a etiologia e supervalorizando os sintomas psicológicos em detrimento dos lingüísticos.

Para classificar as dislalias, vínhamos buscando novos enfoques desde o tempo de estudos na faculdade e dos estágios práticos em hospitais. A leitura de *"The Sound Pattern of English"*, de CHOMSKY, que apresentava sua fonologia gerativa, pareceu-nos difícil, com poucas possibilidades de operacionalização na terapia. Com a leitura de JAKOBSON vimos que a explicação deveria estar na fonologia e na lingüística, pois essas ciências estudam em profundidade tais aquisições e são apropriadas para classificar um problema cognitivo-lingüístico, já intuído nas dislalias. Observamos na vivência diária em clínica e começamos a estudar o comportamento lingüístico das dislalias sem dissociá-lo do comportamento geral, personalidade, idade, tipo de aquisição que estava em curso, estruturas biológicas envolvidas, sintomatologia apresentada, etiologia do problema, evolução dos casos. Procuramos colocá-las em oposição para diferenciá-las cada vez melhor.

Acreditamos que a fonoaudiologia pode classificar as dislalias em:

1. **Dislalias fonéticas.**
2. **Dislalias fonológicas.**

Trata-se de uma classificação que não é médica, etiológica, psicológica, sintomatológica. **É fonoaudiológica e processual.**

As dislalias fonéticas seriam as de caráter de realização articulatória e seus processos fisiológicos. As dislalias fonológicas seriam as de caráter cognitivo-lingüístico e seus processos no estabelecimento de um sistema de sons fonêmicos e na forma apropriada de usá-los dentro de um contexto.

Aquilo que é responsável pela dislalia, isto é, o processo fonético (fisiológico) ou fonológico (regras lingüísticas), vai determinar o tipo de dislalia que temos pela frente e se estamos diante de um problema de produção fonética ou de organização lingüística. O primeiro refere-se à fisiologia que limita os processos articulatórios; o segundo a uma abstração, a uma concepção, a um conhecimento. Ambos geram a má-articulação final como produto, mas isso não quer dizer que sejam idênticos.

Nas dislalias fonológicas haveria uma "não-relação" ou uma mudança de relações entre os significantes e significados, abalando a significação ou o universo do sentido. Isso poderia se dar por meio de uma má-percepção, de modificações no uso das regras fonológicas ou mesmo pela adoção de um código fonêmico próprio ao indivíduo patológico. O significado seria o mais atingido, ao passo que nas dislalias fonéticas o significante é que seria o mais afetado na dissolução do signo.

Resumindo: a patologia da fala articulada, que a fonoaudiologia classifica como dislalia, seria uma desordem essencialmente do significante se o problema fosse fonético. Seria do significante e do significado, se o problema fosse fonológico-lingüístico. Em ambos, o signo será atingido: no plano de *expressão* (a dislalia fonética) e, além desse, no plano do conteúdo (a dislalia fonológica).

Usando a terminologia de CHOMSKY, a dislalia estará referida à *performance,* se o problema for fonético, mas poderá se referir à *competência,* se for fonológico. Em um, as estruturas fisiológicas impedem a boa articulação fonética. Em outro, o cognitivo impede a sistematização de sons do código fonológico. Acabará influenciando *a performance, pois* mesmo que a criança "tenha" o som, não o usa apropriadamente. *Performance/competência* são conceitos importantes para se entender as dislalias.

Podemos encontrar dislalias em algumas patologias fonoaudiológicas maiores, como em uma oligofasia (linguagem do oligofrênico), em uma psicofasia (linguagem do autista, pré-psicótico, esquizofrênico). Neste caso, seriam do tipo fonológico, porque esse desvio da articulação envolve a formação de um sistema fonêmico apropriado e o conhecimento das regras da língua. O código atípico pode ser outro exemplo de problema articulatório-fonológico-lingüístico. Naturalmente, nestes casos, níveis lingüísticos, como a sintaxe e a semântica serão gravemente prejudicados. Alguns autores classificavam esse problema dentro da patologia maior, como "desordem de articulação funcional". Recentemente, MOSKOWITZ, POLLOCK, NORMA REES, OLLER e INGRAM referem-se à necessidade de classificá-la como "disabilidade fonológica". A idéia de classificá-la assim não é nova, nem é minha.

O que proponho é que aqui no Brasil comecemos a estudá-la com essa visão. O caráter "de evolução" é mais amplo que funcional, sem dúvida. Sugere um processo e vai além da função.

A aquisição fonética na infância tem uma idade crítica, que geralmente todos os autores consideram terminada por volta de mais ou menos quatro anos. Até lá deve-se chegar à habilidade de articular todos os sons da língua, mesmo que não sejam usados corretamente na palavra. Já a aquisição fonológica sofre uma variação, conforme a complexidade de regras do código fonológico da língua que a criança tem que enfrentar. Deve não só vencer a dificuldade de articular como usar o fonema corretamente na palavra. Entre 6 e 7 anos parece ser uma idade-padrão universal limite dessas aquisições fonológicas. Infelizmente, a criança com disabilidade fonológica atrasa-se ou desvia-se das aquisições normais, em quantidade de tempo e em qualidade de conhecimento. CHOMSKY considera ambas as aquisições, a fonética e a fonológica, como "universais lingüísticos".

"*O fonema é o resultado de uma abstração que parte da distinção mínima entre os morfemas*" (POITTIER). Este aspecto abstrato do fonema na fonologia nos interessa muito. Faz-nos pensar na sua abstração e não só na sua produção ártrica. A criança dislálica primeiro não realiza os traços distintivos por incapacidade articulatória ligada à sua imaturidade geral, cronológica e neurológica ou; segundo, porque seu nível de operações abstratas não a tornou capaz ainda de compreender distinções, abstrair e saber das regras de oposição fonêmica da língua e dos contrastes entre formas encadeadas. Em suma, poderíamos já diferenciá-las muito bem. A primeira está ligada a um problema de produção (fonética), de expressão. A segunda a uma incompreensão, a um desconhecimento das regras lingüísticas a aplicar, a um desvio ou atraso na sistematização dos sons fonológicos. Digamos que o processo da compreensão, não assimilar realidades distintivas fonêmicas, gera a diferença maior.

Vamos explicar o porque dessa posição, mas estaremos abertos às críticas construtivas, porque é por elas que a ciência cresce.

Podemos pensar em problemas de produção, quando a imaturidade neurológica, nesse cérebro infantil de 4 anos, ainda plástico, em desenvolvimento, não deixa a criança coordenar todos os músculos da língua, do palato, os orofaciais, os do velofaringe e da laringe. Enfim, todas as organizações sensoriomotoras não estão prontas para exercer suas funções. A falta de bom comando cerebral na emissão, ressonância, articulação, aspectos relacionados com a motilidade, tonicidade, sensibilidade nos fazem pensar em relação aos processos de produção. Como bases orgânicas e funcionais se opõem, estaremos diante de problemas de produção, quando as estruturas envolvidas prejudicarem etapas das funções. É o caso das pequenas ou amplas malformações orofaciais, das problemáticas ortodônticas visíveis, da desproporção constitucional dos elementos que tomam parte na articulação, etc. Referimo-nos às estruturas necessárias à articulação e às funções, de modo geral. Observamos que imaturidade e estruturas malformadas são as duas grandes variáveis na produção a grosso modo. Achamos por bem classificar esses problemas mais ligados à fisiologia e às etapas de produção articulatória fonética como dislalias fonéticas.

No entanto, quando a criança é maior, já com 6, 8 anos, mais madura neurologicamente e continua falhando em produzir os fonemas sem qualquer justificativa aparente para tanto, podemos classificar como uma dislalia fonológica. A não-percepção de oposições, a distorção sem justa causa fisiológica, a omissão sistemática – como quem desconhece o som fonêmico, apesar da boa audição a sons tonais puros – nos fazem pensar em problemas ligados à má-compreensão e conceituação de contrastes pertinentes à língua, a uma dificuldade em organizar seus conhecimentos. Isso influencia a produção final. Indica não-aprendizado, não-entendimento daquilo que são diferenças importantes no código. Já não lidamos agora com fatores anatomofisiológicos que descapacitam, mas com descapacidades cognitivas para chegar a uma organização fonêmica. Lidamos com a não-interiorização dos primeiros e mais elementares níveis da língua. São as primeiras regras de diferenciação fonêmica que não estão sendo assimiladas, as primeiras relações que não estão sendo estabelecidas com lógica. Há uma dificuldade em se ordenar, se sistematizar. O significado não se articula no seu significante. O seu signo lingüístico já se mostra uma moeda estragada, sem valor nas trocas de relação e de significação social. Acabaram-se o tempo e as chances da aquisição e esse conhecimento não se deu. A não-conceituação persiste, o desvio articulatório permanece e a criança não passa para etapas mais desenvolvidas na sua comunicação, como faz a criança normal. Começa a ter *deficits* na gramática e na aquisição do vocabulário semântico, ainda que mais leves se comparados a outras patologias.

Achamos por bem classificar como dislalias fonológicas esses problemas onde, já descontada a idade de maturação, a integridade fisiológica é dada como boa. Apresentará lesões ou disfunções mínimas, ou imaturidade cerebral, além do esperado. Ou mesmo, nada pode ser evidenciado que não o traço hereditário de pertencer a uma família onde se começa tarde a compreender as diferenças entre articulações. Já podemos cobrar à criança melhor articulação que ela não nos dá, apesar de estar "íntegra" para tanto, aparentemente. Por que não organiza seu código fonêmico? Por desconhecer a posição correta de um fonema, não ter discriminado sua oposição a outro, por não abstraí-lo como um valor de significação lingüística, por não saber dos contrastes de sua vizinhança. Em maior ou menor grau, a criança falha na compreensão e na expressão fonêmica. A má produção é mera conseqüência desses outros processos. Uma característica importante é que as relações pensamento-linguagem permanecem íntegras, se não houver outra patologia concomitante.

As variáveis da dislalia fonológica serão todas as que influenciaram a cognição fonêmica, em geral, levando à não-sistematização do código fonêmico. Podemos enumerar desde casos como o bilingüismo, um atraso no processo perceptivo-motor, alterações no processo de recepção auditiva, quantitativa e qualitativamente, na discriminação e memória auditiva, o ambiente sociocultural inadequado e desestimulante lingüisticamente, a carência alimentar atingindo a saúde geral da criança e lentificando o seu desenvolvimento, os casos de hipoacusia (impropriamente chamados de "duros de ouvir"), até a debilidade mental fronteiriça, os problemas do desenvolvimento da personalidade. Enfim, componentes neurogênicos e psicogênicos associados e aquilo que bloquear o desenvolvimento da aquisição do código fonêmico no aspecto do simbolismo e da abstração, onde, dentro de um quadro de uma patologia maior, esta última não prevaleça para classificá-la.

Muitas vezes é perigoso generalizar em ciência, mas talvez possamos observar que a dislalia fonética centra-se mais no indivíduo em si mesmo, como ser fisiológico. A dislalia fonológica centra-se mais no indivíduo interagindo com o meio sociocultural, reorganizando um código simbólico, já organizado socialmente antes dele na comunidade. Centra-se no ser simbólico.

DIFERENCIAÇÃO DE OUTRAS PATOLOGIAS

As dislalias têm por característica a ausência de lesão neurológica, demarcada, clara, seja ela de natureza destrutiva ou irritativa. Assim sendo, os problemas da surdez sensorineural que pressupõem uma lesão no nervo auditivo devem ter estudo à parte, pelas características específicas da impossibilidade de perceber e dar retroalimentação à linguagem. São classificadas como dislalias fonéticas ou fonológicas, porém mencionadas como audiógenas. As dislalias em deficientes mentais de quantidade e qualidade (oligofrenias e problemas de psiquismo) deveriam merecer, sem dúvida, uma classificação de dislalia fonológica, quando nos referirmos ao seu aspecto articulatório. É a organização lingüística inteira que está em jogo e seus processos estão desviados não só na articulação, como nas relações pensamento-linguagem. Como *oligofásica e psicofásica* deveriam ser denominadas as alterações lingüísticas mais gerais desses pacientes, já com verdadeiro atraso de linguagem.

As dislalias diferenciam-se das *disartrias,* presentes no paralisado cerebral, pois estas caracterizam-se pelas lesões neurológicas desde eferentes subcorticais até as corticais. Diferenciam-se das *apraxias,* pois estas caracterizam-se pelas lesões do sistema nervoso motor programador. Além do mais, ambas têm articulações bem características que não se confundem com as dislalias, como o trabalho penoso e estressante para emitir qualquer coarticulação na disartria e a má combinação e seqüenciação dos movimentos articulatórios nas apraxias.

No atraso de linguagem vemos, além do problema articulatório, assintaxias e repertório semanticamente pobre. Esse atraso é simples, primário, de desenvolvimento sociogênico por privação de estimulação. Sua característica é um atraso no léxico que fica sem operatividade. A dislalia presente no quadro pode ser classificada como dislalia fonológica, pois é um atraso na organização de um sistema fonêmico, sem dúvida. Porém, não podemos classificar todo esse atraso de linguagem como dislalia, apenas.

As chamadas disfasias ou afasias infantis pressupõem uma lesão neurológica central. Essas patologias da criança diferem do adulto e têm características reversíveis na funcionalidade do cérebro, como quer LENNEBERG.

Sempre restará um resquício de agramatismo. O atraso na aquisição lingüística poderá envolver, também, o aspecto articulatório. Mas a semiologia afásica deve prevalecer para classificá-las. Além do mais, usamos na nossa semiologia o termo "anartria ou apraxia" dependendo dos problemas de articulação na afasia. O termo "dislalia" não é o correto. Essa diferenciação é vista no Quadro 1-1. Sugiro que o estudante o amplie, pois trata-se de quadro-resumo.

Etiologia

Didaticamente podemos dizer que para haver boa articulação são necessárias integridades neurológicas, psicológicas e físicas no indivíduo. A par disso é preciso que haja um contexto sociocultural-lingüístico adequado, pois o meio é o *pano de fundo* em que o indivíduo se desenvolve. A hereditariedade entra em linha de conta e as influências ambientais podem neutralizar, ou não, essas integridades no indivíduo. A boa saúde geral é importante.

Nas dislalias vamos encontrar principalmente:

1. Na parte neurológica:

    - Lesões sensorineurais do nervo auditivo, hipoacusias condutivas.
    - Atraso da maturação cerebral.
    - Lesões, disfunções mínimas em diferentes áreas cerebrais funcionais.

Esses fatos se traduzem em diversos problemas: limiar tonal e de sensibilidade auditiva reduzidos; problemas em manter o nível de atenção, elevá-la na situação de fala; atraso no desenvolvimento perceptual, sobretudo auditivo, nas funções de recepção, realimentação e memória verbal; deficiência nos receptores da sensibilidade, sobretudo orais e os da cinestesia nas funções de recepção e realimentação; atraso no desenvolvimento motor e psicomotor; deficiência da motricidade orofacial nas funções de efetuação e realimentação; problemas neurovegetativos, levando à permanência de reflexos primitivos, sobretudo o da deglutição atípica que intervém na articulação; problemas de estereoagnosias e de dispraxias; de coordenação neuromuscular respiração-fonação, etc.

2. Na parte psicológica:
   - Problemas de inteligência.
   - Problemas de personalidade imatura.
   - Problemas emocionais somatizados na articulação.
   - Relações problemáticas com os pais ou com pessoas significativas da família, abafando o desenvolvimento e conduzindo a regressões do indivíduo e sua fala.
   - Problemas cognitivos.
3. Na parte física:
   - Malformações, deformações, ausência, em geral congênitas, de estruturas imprescindíveis à articulação e que interagem com o comportamento da fala.
   - Hábitos adquiridos, trazendo prejuízos às funções articulatórias.
4. Na parte sociocultural-lingüística:
   - Ambiente familiar pouco estimulador culturalmente, na formação de um código, um vocabulário e de conceitos que precisam ser vivenciados antes de serem articulados.
   - Ausência de bons modelos lingüísticos e reforços para a fala.
   - Bilingüismo e mudanças súbitas de código durante a conversação.
   - Pouca prática lingüística, não formando hábitos de verbalizar e de se expressar, por falta de convívio social variado.
   - Posição na constelação familiar, pois o primogênito leva vantagem em tempo e qualidade de interação, atenção dos pais.
   - Ausência de creches, pré-escolas, programas de órgãos governamentais dirigidos à profilaxia da linguagem e audição.
   - Falta de divulgação pela categoria profissional dos fonoaudiólogos do que é estimulação da audição e linguagem e aconselhamento prático de como fazê-la, engajando as famílias nesse trabalho precoce.

Não vamos nos referir a esses itens isoladamente, pois seria uma visão baseada na etiologia, e outros autores já a estudaram, como TRAVIS, SEGRES, VAN RIPER, PERELLÓ, QUIRÓS e CARACIKI.

Estudar a articulação inserida no contexto da aquisição da linguagem é o objetivo deste livro. Vamos olhá-la por todos os ângulos, sem desvinculá-la, porém, do processo maior, ou seja, a cognição se formando e a linguagem sendo adquirida, assim como a língua.

Talvez não haja nada de muito novo neste livro. Mesmo a necessidade de uma reclassificação das dislalias não é nova. Na verdade, este livro salienta bons autores com boas idéias. Espero que sirva de ponto de partida para outros.

Quadro 1-1. Quadro-resumo da diferenciação da dislalias quanto a outras patologias

Patologia		Dislalias	Disartrias	Apraxias	Afasias
Definições		Padrão articulatório desviado fonemicamente, com formas que evoluem em uma linguagem em aquisição	Desordem neuromuscular com hipo ou hipertonia, debilidade muscular. Tremor, movimentos involuntários, paresias, paralisias atingindo os órgãos da fala Sinal de Babinski	Problema na transmissão motora, no controle da programação da fala, da automaticidade articulatória para uma produção voluntária	Perda da linguagem simbólica já adquirida, seja na compreensão, formulação ou expressão por lesão cerebral central
Características	Fonação	Normal, menos nas fissuras palatinas, onde há voz nasalada	Problemas na prosódia e ressonância A respiração não se sincroniza com a fonação Voz áspera, hipernasal, monocórdia	Normal, a não ser no início da voluntária, em alguns casos Voz monótona	Nas afasias motoras, dificuldade em iniciar a voluntária se houver lesão nos comandos da musculatura vocal
	Movimentos de lábio, língua e palato	Normais, a não ser que haja alterações funcionais e/ou estruturais	Músculos ou grupos inteiros afetados para movimentos voluntários, involuntários, flacidez, espasticidade, hipo-reflexia	Seqüência anormal na fala, apesar de não haver problemas musculares. Não há combinação dos movimentos voluntários desses órgãos	Voluntários são difíceis nas afasias motoras
	Imitação	Normal, limitada pela má produção fonética ou má aquisição fonológica	Normal com respostas aos estímulos, resguardados os limites dos problemas neuromusculares, emissão com esforço, imprecisão articulatória	Estímulos auditivos insuficientes, a não ser que haja ajuda dos visuais se houver agnosia. Sem retenção de movimentos já aprendidos Falha na ordem de execução dos movimentos voluntários	Más repetição e imitação nas afasias de Wernicke e de condução. Surdez verbal aos estímulos auditivos podem acontecer

Articulação e linguagem	Erros consistentes com processos de substituição que evoluem nas suas formas, tentando se aproximar do modelo adulto	Erros consistentes, segundo os músculos usados nas espásticas e nas flácidas. Articulação com substituições não-sistemáticas nas atáxicas e hipertônicas	Erros inconsistentes com grandes variações. Nas palavras de poucas sílabas há melhor atuação. Desintegração fonética e complicação com adições e inversões		Articulação lenta e redução drástica da linguagem nas motoras. Logorréia típica nas de Wernicke. Déficit de compreensão esperado
Funções vegetativas	Normais, porém pode haver imaturidade nos reflexos da deglutição	Anormais pela dificuldade em mastigar, engolir. O reflexo de sucção é superativado	Normais		Normais, a não ser que haja hemiplegia grave e disfagia
Sinais neurológicos evidentes	Ausentes, lesões e disfunções mínimas aparentes só nos testes. Imaturidade presente	Fortes, grandes dificuldades na parte neuromuscular. Paralisias e paresias por lesões nos núcleos motores baixos, altos, sistema extrapiramidal e cerebelar afetados	Fracos, pois não há, à vista, paralisias ou paresias. Dificuldade nos movimentos finos e alternados. Lesões no sistema nervoso motor programador		Muito fortes, com hemiplegias, paralisias nas Brocás e *déficit* de compreensão nas Wernicke. Lesões no sistema nervoso central hemisfério dominante
Diadocinesia (pataká) mudança de posição articulatória	Normal, apesar de um fonema poder ser substituído por outro e ser articulado "badagá", em vez de "pataká"	"Pataká" vagaroso e até acurado nos casos distônicos. Dependendo dos limites dos movimentos musculares, sílabas em ordem correta	"Pataká" pode não sair em ordem correta. A ordem das sílabas não se preserva nas palavras. Cinestesia muito prejudicada		Não há mudanças nas posições articulatórias nas Brocás e transcorticais motoras de forma voluntária
Padrão no discurso na terapia	Normal no voluntário e espontâneo. Boa recepção à terapia que deve ser feita antes da alfabetização	Subprocessos da linguagem afetados: respiração, fonação, ressonância, prosódia, articulação	Diferença entre discurso espontâneo que é melhor do que o solicitado. Esforços por tentativa e erro para compensar o *déficit*		Diferença entre discurso voluntário (mau) e automático. Jargões, logorréia nas Wernicke. Estereotipismo, telegrafismo nas Brocás. Cansaço se há tentativas de acerto
Linguagem lida/escrita	Normal ou com ligeiro atraso. Às vezes a escrita recebe os erros da linguagem oral	Dificuldade pelas paralisias e paresias, incoordenações e problemas de tônus. Dependendo do grau, pode haver leitura/escrita	Normal para ouvir e entender um ditado. Dificuldade na programação motora da linguagem lida. Agrafia com alguma freqüência		Às vezes não há compreensão pela surdez verbal. Pelas agnosias auditivas e visuais, não há leitura/escrita

CAPÍTULO 2

ABORDAGEM LINGÜÍSTICA

Trata-se de uma abordagem e não de um estudo em profundidade da lingüística. Procuramos apenas colocar os fatos da linguagem patológica dentro desse campo de estudos.

No pensamento de SAUSSURE, pai da lingüística, a oposição *langue-parole* é clássica e foi a partir dela que estruturou todas as outras oposições. A lingüística estuda a estrutura dos códigos, isto é, os fatos da língua. Um dos seus ramos, a psicolingüística, estuda a linguagem, seus processos. Outro ramo, a neurolingüística, estuda o pensamento, a linguagem e as zonas neurológicas. A patolingüística ou fonoaudiologia reúne esses dois ramos, conforme a patologia se dê no processo de comunicação, nas relações psicológicas, falante-ouvinte, ou na linguagem simbólica pelas lesões sofridas no falante ou no ouvinte.

LÍNGUA/LINGUAGEM

Por língua *(langue)* deve entender-se um código, culturalmente herdado, uma imposição de regras em diferentes níveis, um valor social, algo coletivo e uniforme para todos os falantes, uma estrutura organizada que tem limites e é adquirida inconscientemente pelo indivíduo imerso em uma comunidade social.

Por linguagem *(parole)* deve entender-se um ato de liberdade, uma possibilidade de selecionar livremente dentro dos diversos elementos em estoque no código, seja fonêmico, da sintaxe ou da semântica. É um valor individual, algo que não é uniforme para todos. É uma criação da pessoa, própria de cada um. É adquirida conscientemente. Quando nos referimos a regras não falamos de regras da antiga gramática normativa, nem de regras éticas ou prescritivas como as do trânsito, ou exatas, como as da física. Falamos de um complexo sistema de regras constitutivas, algo que forma ou define a língua, como as regras do xadrez compõem o jogo. Conhece-las é saber jogar xadrez. A língua é o nosso limite. A linguagem é a nossa criação dentro dos limites da língua. Enfatizamos o caráter social da língua e o caráter individual da linguagem.

- Exemplos de **língua** ou *langue:* a língua portuguesa, a língua inglesa, a língua francesa.
- Exemplos de **linguagem** ou *parole:* você é bonito, *you are beautiful, tu es joli.*

A língua é uma estrutura. E uma estrutura não é uma simplificação. Pelo contrário, é uma elaboração, uma concepção, uma construção que pressupõe uma organização interna, aliás bastante complexa. É relativamente estática em um dado tempo, evolui lentamente e não pode ser modificada. A legislação de sua gramática e as barras de oposição fonológica, o dicionário que compila significações da semântica são grades que nos aprisionam rigidamente.

A linguagem é um sistema dinâmico de relações e associações. É por ela que usamos da nossa liberdade de nos expressarmos dentro do código rígido.

A modificação de um elemento qualquer modifica o todo. Mesmo que seja um só fonema na linguagem oral, um só grafema na linguagem escrita, uma só palavra na frase, uma só frase na oração, e assim por diante. As relações entre fonemas *(fonologia)*, as regras da concordância entre formas na frase *(sintaxe)* e sua significação *(semântica)* mudam se mudamos. Podemos combinar palavras a nosso modo de expressão ou recriá-las na poesia. A criação literária é uma investida de liberdade que o ser humano faz contra as algemas do código. É possível que a dislalia seja um "pedir tempo" da criança contra o poder do código esmagador.

A lingüística estuda os fatos da língua. Podemos estudá-los sincronicamente ou diacronicamente. Sincronia/diacronia constituem outra oposição clássica de SAUSSURE.

Por sincronia compreendemos um dado momento, sem preocupação evolutiva no tempo que veio antes e que virá depois. Exemplo: aplicamos testes no dislálico. Por diacronia compreendemos os fenômenos em um dado tempo e suas relações evolutivas. Exemplo: um estudo histórico do caso da dislalia que recebemos e suas evoluções na terapia.

Não podemos esquecer os limites da sincronia. Ela supõe um certo momento de equilíbrio estático. Mas a linguagem e a cognição são dinâmicas. A própria dislalia é de evolução, então precisamos estabelecer as subformas pelas quais a criança passou e vai passando se quisermos entender seus processos em desenvolvimento no tempo.

SAUSSURE sempre nos lembrou que a língua é uma forma e não uma substância. Dizia: *"a língua é um tesouro de signos depositados pela nossa cultura"*. É um valor como o dinheiro.

A comunicação é a operação de transação de signos do tesouro, quando a linguagem se articula em substância.

O signo é a moeda de dinheiro que trocamos com alguém com quem nos comunicamos.

Vamos analisar a moeda da linguagem, o signo. Como toda moeda, tem duas faces – *cara e coroa* – em semiologia lingüística, o signo tem duas faces: *significante e significado*. As faces da moeda são fundidas. Não se pode separá-las pela força com que se agregaram. Pois assim é o signo. Não se pode desuni-lo e desintegrá-lo, sem que perca seu valor. Segundo SAUSSURE, significante (ou cara) é a parte de matéria psicoacústica ou gráfica. Significado (ou coroa) é a parte conceitual, simbólica. Ambas constituem o signo, fundido, integrado e inseparável. A relação entre significante e significado reside na significação. A face significante está no plano da expressão.

A face do significado está no plano do conteúdo, como quer HJELMSLEV. Pertencer a ambos os planos caracteriza o signo lingüístico.

SEMIÓTICA

À CHARLES SANDERS PEIRCE cabe a paternidade da semiótica ou semiologia, a ciência geral dos signos, que aliás, também segundo SAUSSURE, é onde deve estar a lingüística.

PEIRCE, professor de filosofia e lógica em Harvard, classificou três tipos de signos: ícone, índice e símbolo.

Um ícone é uma imagem, um simulacro, uma reprodução. Usa de semelhança, aproximação com seu objeto. Tem um caráter significativo ainda que seu objeto não exista. Exemplo: um projeto de arquitetura, um diagrama de uma máquina, uma maquete, uma equação algébrica, uma fórmula, uma fotografia. O ícone age por semelhança, por analogia.

Um índice é um sinal, nada significa se o seu objeto não estiver presente ou for eliminado, não importando se há interpretante ou não. Exemplo: uma folha que cai da árvore, sinal da árvore; uma poça d'água na calçada, sinal da chuva; um termômetro a 5°C, sinal de frio; um sintoma, um sinal de doença. O índice age por vizinhança ou contigüidade.

Um símbolo age por referência conceitual. É um signo altamente convencional que anuncia algo como uma concepção, algo em uma relação única que se entenda por aquela significação. A relação entre o símbolo e o conteúdo simbolizado é motivada parcialmente e há sempre um traço comum entre ambos. Caracteriza-se pela sinonímia e pela polissemia. A sinonímia está baseada nos valores culturais: a balança simboliza a justiça; a caveira, a morte; a pomba, a paz; a figura feminina de Vênus, o amor. A polissemia está baseada na situação ou no contexto. A figura feminina pode representar o ciúme, o ódio, a paz, a fecundidade ou a noite. ADAM SCHAFF em *Introdução à Semântica* nos fala que todos os símbolos, em última análise, devem ser explicados por signos lingüísticos verbais, pois fora deles não há possibilidade de entendimento pelo ser humano.

O signo lingüístico é simbólico, mas é imotivado. Pela sua natureza não é uma reprodução icônica, não é indicial excluindo o interpretante, não é motivado parcialmente ou de forma inadequada com o seu conteúdo, mutável facilmente pela situação, como é o caso dos símbolos. O signo lingüístico é consciente, permanente, regido por regras que sugerem muitas relações. Há sempre a intervenção humana convencionando os signos, há a cultura, a grande transformadora das sociedades.

A lingüística nos diz que para haver signos lingüísticos é necessário:

1. Certa permanência na significação (semântica).
2. Vontade consciente de se comunicar com alguém (psicolingüística).
3. Dupla articulação (fonologia).
4. Regras que constituem um código (sintaxe).

Na patolingüística vamos encontrar linguagens que não preenchem essas quatro condições, basicamente. O afásico não preenche a primeira, a segunda, a terceira ou a quarta. O psicofásico não preenche a segunda. O dislálico e o disártrico não preenchem a terceira. O disléxico, a primeira e a quarta. Como e porque seria um estudo muito vasto, porém interessante, convido o estudante a fazê-lo.

O afásico perde os símbolos da linguagem. O psicofásico usa a linguagem indicial. O dislálico usa a linguagem icônica, no sentido filosófico-lógico de PEIRCE, pois na dislalia esquematiza-se a palavra, arma-se o esboço de um signo, mas não o signo todo. Guarda assim mesmo seu caráter significativo. Aproxima-se, assemelha-se, parece-se, reproduz o signo até certo ponto. Sabe-se da sua estrutura fundamental, da qual se abstraiu apenas o arcabouço, mas não a representa em toda a sua plenitude referencial, em sua substância formal. É uma moeda furada, uma nota em que faltam pedaços, na troca de valores lingüísticos com os outros falantes.

SIGNO LINGÜÍSTICO

O signo lingüístico é, portanto, para SAUSSURE, uma entidade psíquica, uma abstração que contém a unidade indissolúvel significante/significado. As pessoas de uma mesma comunidade lingüística participam de um consenso quanto à relação entre significante/significado. Essa convenção, esse acordo social é a viga-mestra da estrutura significativa. A cadeia de significantes compõe o plano de expressão. A cadeia dos significados compõe o plano do conteúdo.

Em linguagem oral, a seqüência /s/ – /a/ – /l/ (significante) se relaciona com o cloreto de sódio (significado) porque assim está convencionado na língua portuguesa.

Na língua inglesa, por exemplo, convencionou-se que *é salt*, e na francesa, *sel*.

Essas relações significante/significado são complexas no universo do sentido. Não se trata de rótulos ou apenas da recepção passiva das ondas acústicas sonoras daquele que fala. Representam experiências socioculturais profundas de uma comunidade. *Neighbour,* em inglês (vizinho), é o rincho ou barulho que dá para ouvir no burgo, ou lugar. *Voisin,* em francês (vizinho), é a pessoa que é vista dentro de casa. Aspectos da realidade são focados e sublinhados de um modo ou de outro pelas sociedades e pelas culturas.

As relações das faces do signo ainda consistem na aplicação de regras que vão levar o ouvinte a saber interpretar o que o outro lhe falou, porque ambos estão a par das convenções do código da língua, evidentemente.

Por que não dizemos "pomar" que é mais ou menos como poderíamos nos referir, bem naturalmente, ao pó salgado que há no mar, quando nos referimos ao sal ou cloreto de sódio? Porque o combinado na nossa língua, o convencionado, foi outra coisa. Mas as onomatopéias e os símbolos expressam uma relação mais natural ou motivada entre significante/significado.

O verbo "ribombar" do trovão realmente sugere o ruído que o trovão faria, como a caveira sugere a morte. Fora das onomatopéias, os signos não mantêm relações naturais. Pelo contrário, são relações arbitrárias, imotivadas, convencionais, que as nossas línguas já nos deram prontas e acabadas quando nascemos. Assim, não podemos modificá-las, uma vez que não seremos entendidos.

A concepção daquilo que temos nas pontas dos dedos (unhas, *nail, ongle*) está tão ligada a essas formas nos falantes das três línguas, que é impossível desligá-las. Hoje, não sabemos (a não ser pelo estudo da lingüística histórica) porque nossos antepassados acharam por bem resolver assim. Agora só nos resta aceitar as relações de significação, embora arbitrárias e imotivadas, entre significante/significado inicialmente.

FONEMA

Tomemos o enunciado com significação: "Dá o sal". Temos nele cinco signos mínimos ou três sintagmas. Também é um sintagma no enunciado essa frase toda se a retirarmos de um texto maior. Então um sintagma pode ser algo que vai do vocábulo até a frase, ao texto. Ao mesmo tempo, temos nesse enunciado uma seqüência de signos mínimos que se sucedem: os fonemas. Estudamos o fonema a partir da língua e não da fala realizada materialmente. Esse é um ponto importante para se ter sempre em vista.

Observa-se que esses signos mínimos soltos /d/ – /s/ – /l/ – /o/ – /a/, ou fonemas, não têm significação lingüística, se olhados isoladamente. São significantes. Pinçados, perderam sua face de significado. Só vão readquiri-la se relacionados de novo na seqüência do enunciado ou em outra seqüência – lado, sala, dosa etc. – permitida por nossa língua.

Há duas ciências para estudar os fonemas:

1. **A fonética, que estuda os sons da fala**: é uma ciência ligada à fisiologia humana. Estuda os sons produzidos quanto à sua articulação fisiológica. Sua parte acústica estuda-os sob o ponto de vista da física e da percepção acústica. *"A fonética não é uma ciência lingüística, por ter-se tornado mecanicista demais"* (TRUBETZKOY).
2. **A fonologia, que é uma ciência lingüística,** *"descreve as formas pelas quais a substância sonora é sistematizada na língua"* **(SCLIAR CABRAL)**: estuda então o fonema enquanto valor diferenciador lingüístico de significação.

Em "bem – cem – nem – tem – quem" são os fonemas /b/, /s/, /n/, /t/, /k/ que diferenciam as significações, como também as funções sintáticas dessas palavras na frase (advérbio, adjetivo, conjunção, verbo e pronome). Vejam como o fonema é importante, em qualquer nível da língua, pelas suas potencialidades.

A fonologia faz parte da lingüística, pois lida com abstrações, não com a fisiologia. Alguns autores estudaram os fonemas por seus traços distintivos (JAKOBSON) ou por suas ocorrências e distribuição (BLOOMFIELD), sua representação gerada pela gramática (CHOMSKY), suas variantes (SAPIR), sua história e evolução sincrônica (em um dado tempo) e diacrônica (ao longo do tempo).

O fonema é uma forma da língua. Quando essa forma se materializa concretamente na fala se realizando, estamos nos referindo a fones e não mais a fonema. O fonema é uma idéia fônica, uma abstração do ouvinte e do falante. Cabe aqui definir bem claramente o que é fonética e o que é fonologia.

Fonética

1. Estuda os sons da fala materialmente.
2. Descreve os sons produzidos como substância.
3. Vê diferenças articulatórias e acústicas.
4. Os sons são fenômenos fisiológicos.
5. Usa os métodos das ciências naturais, fisiologia, acústica.
6. Sua unidade é o fonema estático que não muda o significado.
7. Preocupa-se com a recepção e realização do som.

Fonologia

1. Estuda os fonemas a partir do código lingüístico.
2. Descreve a função do fonema como forma.

3. Vê oposição e contraste no fonema.
4. Os fonemas da língua são valores lingüísticos.
5. Usa os métodos da lingüística e da fonologia.
6. Sua unidade é o fonema dinâmico que muda o significado.
7. Preocupa-se com os traços distintivos dos fonemas e com a função do fonema, em uma dada língua.

Por que estudar essas duas ciências para entendermos as dislalias? Estudando-as poderemos saber se a dislalia em questão é fonética ou fonológica.

Definição de fonema

Segundo MARTINET, *"um fonema pode ser considerado como um conjunto de traços pertinentes que se realizam simultaneamente"*.

Já JAKOBSON o define como *"a soma de propriedades fônicas, pelas quais um som da língua se distingue de seus outros sons, como meios, servindo para diferenciar as significações das palavras"*.

A definição de JAKOBSON já mostra que pensa em fonema quanto ao feixe de seus traços distintivos ou pequenas propriedades opositivas e funcionais. São esses traços e não a emissão fônica inteira que lhe interessam. Para MARTINET, o som que não serve a fins distintivos não é um fonema, pois não tem funções concorrentes lingüisticamente. São pertinentes se os contrastes de seus traços provocam mudanças na significação das palavras. A pertinência como conceito refere-se à função, isto é, a forma que substituída por outra em determinada língua provoca uma mudança de significação.

Tomemos o sintagma *sal*. Se opusermos /s/ – /m/, teremos *mal*. Nós mudamos o significante e mudamos o significado. O primeiro é um substantivo, o segundo um advérbio. Suas funções sintáticas e seu conteúdo semântico diferem. Se tomarmos os fonemas /s/ – /m/ sozinhos, veremos que, em português, o fonema /s/ tem traços pertinentes em oposição ao /m/, quanto a fricativo/não-fricativo, surdo/sonoro e a não-nasal/nasal, no modo de se realizar. Soltos como significantes no plano de expressão, só obterão sua face – significado – se encadeados no plano do conteúdo. É, no entanto, possível distingui-los pelo feixe de seus traços distintivos, embora assim tenham perdido sua capacidade de se relacionar.

ARTICULAÇÕES DE MARTINET

MARTINET foi um dos primeiros a sentir a importância da característica fundamental de dupla articulação da linguagem humana e seu processo de economia. Primeira articulação – *monema*; segunda articulação – *fonema*. A articulação refere-se à constituição de partes. Só a linguagem humana tem tais articulações e nisso difere dos sinais dos animais.

Segundo esse autor, do ponto de vista da segunda articulação, o fonema pode ser decomposto em traços, mas esses não são capazes, por sua vez, de se articular. A segunda articulação é condicionada pela primeira. Na primeira articulação "o monema é o signo mínimo que não se decompõe sem perder a significação". Alguns lingüistas chamam-no de morfema, ou morfema lexical, ou lexema, referindo-se à sua parte léxica. O importante é guardar que o signo mínimo de significação leva em si o sentido lexical e o sentido gramatical no seu segmento. Leva em si potencialidades semânticas e gramaticais. O fonema é funcional, como quer MARTINET, não importa a terminologia. Exemplo: Marc-a-r é um monema. *Marc* – leva em si o sentido lexical, *a-r,* o sentido gramatical de 1ª conjugação, modo de verbo infinitivo. Vejamos que "marc,a,r" são monemas, signos dotados de significado, porque tanto podemos olhá-los pelo plano da expressão como do conteúdo. Constituem os elementos da 1ª articulação de MARTINET.

Decompostos na segunda – articulação, /m/ – /a/ – /r/ – /c/ já não são monemas. São fonemas que permanecem no plano da expressão, como significantes apenas. Não são signos plenos. São signos mínimos pelas potencialidades que levam em si. Para ascenderem ao plano de conteúdo ou obter significação devem se encadear pelas regras da língua a que pertençam. Constituem os elementos da segunda articulação de MARTINET.

Das duas articulações da linguagem diz-se "econômicas" no sentido de que se pode combinar as unidades já existentes, como os fonemas, para se transmitir novos fatos, idéias, emoções. Não há necessidade, assim, de se aumentar o número de elementos em uma dada língua. Concluímos então que a língua é um sistema finito com possibilidades infinitas de combinações (CHOMSKY).

PROSÓDIA

A pausa, a duração, a acentuação, a entonação são estudadas em uma parte da fonologia – a prosódia. Esses traços são distintivos como os fonemas da fonologia, mas não tendo a sua forma são vistos como aspectos de realização fonética. Não são fonológicos, se não forem pertinentes.

Os elementos da prosódia são muito importantes no início da aquisição lingüística. São por essas "pausas – lalações – pausas" que a criança começa a perceber e a produzir a música da sua língua. Pesquisas interessantes dizem que as crianças chinesas, já aos seis meses de idade, têm a lalação diferente em ritmo de crianças americanas. O gesto articulatório ou rasgo fonatório deve ser um dos elementos a ser trabalhado na reabilitação de um fonema nas dislalias fonéticas. Por quê? A criança começa a perceber sua língua justamente pela prosódia, segundo PERKINS, e por assim dizer, pela sua cantiga intercalada de pausas. Essas pausas, deve-se notar, podem não coincidir com os fonemas.

A unidade máxima da prosódia – a sílaba – CV (consoante-vogal) se constitui na primeira estrutura fonológica universal. Segundo JAKOBSON, há uma sílaba universal: o prosodema – PA. É a primeira a ser articulada pelas crianças. Como é bilabial, não há esforço maior dos lábios e dos músculos orbiculares, pela prática da sucção. A sílaba persiste nas afasias de compreensão (WERNICKE) como organização. Nas afasias de Brocá, extensas e graves, a sílaba não permanece. Em tais afasias de expressão só os traços prosódicos e fonéticos restam como formas.

A prosódia importa na medida em que o acento, o tom, a entonação tenham valor distintivo em determinada língua. Se tiver esse valor, é sem dúvida um traço prosódico pertinente.

Exemplo:

- *O carioca usa hiatos*: man-di-o-ca, pá-ti-o, má-go-a.
- *O paulista, ditongos*: man-dio-ca, pá-tio, má-goa.

Nesse caso, a hiatação e a ditongação não têm valor distintivo na nossa língua. Trata-se de inflexões regionais, somente.

Observe: fórmula - formulável – praticar - prático.

Nesse caso a acentuação tem valor distintivo prosódico.

Formas prosódicas não podem ser analisadas pela dupla articulação, pois são significantes da cadeia articulada. Chamam-se traços supra-segmentais, que podem ser analisados como contrastes apenas no eixo sintagmático.

No eixo paradigmático torna-se impossível sua análise. O acento em português é livre e não fixo como em outras línguas, então o lugar do acento importa à medida que em uma transição fonêmica contrasta o substantivo do adjetivo e o verbo do adjetivo, como nos exemplos citados. A abolição do acento diferencial fez com que os contrastes fossem reconhecidos na categoria de morfema.

ALOFONE – NEUTRALIZAÇÃO – ARQUIFONEMA

Podemos variar os fonemas, no modo de articular, porque nos resfriamos, por acento regional, por emoção, ou por posição especial na palavra, como /t/ e /d/ – antes de /i/ em português. A essa variação na forma, mas que ainda permite a compreensão de que fonema se trata, dá-se o nome de *alofone*. Em uma dislalia é importante saber se estamos diante de um erro fonético ou de um alofone. Exemplo: animal – animá, alofone no falar do interior de Minas Gerais. Já será um erro fonético de omissão, no Rio Grande do Sul, onde /l/ final é bem velarizado pelos gaúchos, como em "Brasil", nos discursos de Getúlio Vargas, João Goulart, Leonel Brizola. O alofone refere-se à variação de pronúncia de um fonema, mas não se constitui em outro fonema. Pode ser considerado como uma mudança, um traço fonético, mas não um traço fonológico.

Fonemas com muitos traços vocálicos como o /l/ e /r/ são os mais sujeitos a essas variações. A excessiva nasalização, palatização da vibrante /r/ gerando um abrandamento da pronúncia do Nordeste, a velarização do /i/ gaúcho, o falar chiante com o /z/ típico dos cariocas, referem-se a alofones fonéticos.

Não devem ser confundidos com os alomorfes, esses sim, variações fonológicas que estão também no plano de conteúdo do morfema, tornando-os outro morfema.

Alofones:

bichinho – bichim – *nordestino*

alma – al-ma – *gaúcho*

batatinhas – batatchinhas – *carioca*

Há fonemas que não se tornam opositivos nas línguas, em certas situações. Sofrem uma influência de neutralização pela ação dos fonemas vizinhos. Neste caso, seus traços não se distinguem. Daí serem grafados erradamente pelo recém-alfabetizado. Em fonologia, chamamos *arquifonema* aquele fonema neutralizado na oposição. Exemplo: pais – pás (genitores – instrumentos de trabalho).

Nessa oposição, observada no falar carioca, o fonema /i/ foi neutralizado em "pais". Não valeu como traço pertinente do sistema fonológico, pois não distingue.

O fonema /r/ no final da palavra, os fonemas /l/, a semivogal /w/, as vogais /e/ – /i/ sujeitam-se à neutralização na nossa língua. Perdem sua capacidade de se opor.

O /r/ brando e o /R/ forte são fonemas distintos. Sabemos desse fato por podermos colocá-los junto a todas as vogais da língua e ambos formarem sílabas diferentes que compõem palavras diferentes. No entanto, em posição final do vocábulo essa diferença entre /r/ e /R/ desaparece e o significado continua o mesmo. Não se trata só do caso de uma variação de pronúncia, como quer a fonética, mas de uma perda da capacidade de se opor por certos traços, como quer a fonologia.

Exemplo: /valor/ – /valoR/. Este último é um arquifonema – o caráter vibrante permanece, mas o traço "simples" do primeiro desaparece. O feixe de traços comuns aos dois fonemas é o único que os representa, pois os outros se anulam, como vimos. Eis o que se define por arquifonema. São sempre grafados em maiúsculas.

FONEMA FUNCIONAL

A definição de fonema é um ponto crucial da lingüística e ainda se discutirá muito sobre isso.

Eis as funções do fonema, segundo TROUBETZKOY (pai da fonologia). Uma boa sugestão ao leitor é um trabalho prático sobre o assunto:

1. **Cumulativa:** nota certas articulações do enunciado.
2. **Demarcativa:** nota os limites de uma unidade, palavra, frase.
3. **Distintiva:** nota a diferença entre duas unidades significativas, permutáveis no mesmo contexto.

As funções da linguagem vistas por JAKOBSON também podem ser estudadas. São: função *emotiva; conativa; referencial; fática; metalingüística e poética.*

1. **Emotiva:** refere-se ao emissor, à atitude do locutor e sua expressão.
2. **Conativa:** refere-se ao destinatário, apelando-o.
3. **Referencial:** refere-se ao contexto, denotando-o.
4. **Fática:** refere-se ao canal de comunicação, ao contexto.
5. **Metalingüística:** refere-se à linguagem como objeto, ao código.
6. **Poética:** refere-se ao valor da mensagem.

JAKOBSON E O FONEMA FUNCIONAL

JAKOBSON foi dos lingüistas mais brilhantes no estudo da fonologia. Olhou o fonema como funcional, deu-lhe um *status* lingüístico de diferenciados de significações. Afirmou e reafirmou que a criança adquire contrastes e não sons isolados. Fez um estudo genético dessas aquisições e estabeleceu um conjunto de traços universais. Descreveu junto com FANT e HALLE, 1962, os átomos dos fonemas – os traços distintivos – cuja soma os caracteriza. Sua preocupação com o ouvinte o fez elaborar um estudo completo da percepção. Estruturalista, taxinômico, avaliou o fonema como: *fonêmico* (abstração); *fonético* (equivalente à produção física). Enuncia as diferenciações feitas pela criança quanto aos traços distintivos, sob o ponto de vista perceptoacústico e genético. Sua descrição é motora e acústica, mas concorda que o aspecto auditivo é o único em que o falante e o ouvinte participam. A articulação está para o acústico como o meio está para o efeito, os dados motores têm que se referir aos padrões acústicos (JAKOBSON, *Fonema e Fonologia,* 1972) mas, acima de tudo, não se deve esquecer da referência ao tradutor desses padrões; o sistema nervoso central:

1. Vocálico/não-vocálico:
   - *Acusticamente*: presença *versus* ausência de um formante bem delineado.
   - *Geneticamente*: excitação da glote junto com a passagem livre pelo trato vocal.

2. Consonantal/não-consonantal:
   - *Acusticamente*: baixa *versus* alta total de energia.
   - *Geneticamente*: presença *versus* ausência de uma obstrução no trato vocal.
3. Nasal/não-nasal:
   - *Acusticamente*: desdobramento de energia disponível em ampla *versus* limitada área freqüencial pela redução da intensidade de certos formantes e a introdução de formantes adicionais nasais.
   - *Geneticamente*: ressoador bucal suplementado pelas cavidades nasais *versus* exclusão dos ressoadores nasais.
4. Grave/agudo:
   - *Acusticamente*: concentração de energia na parte inferior *versus* parte superior freqüencial do espectro.
   - *Geneticamente*: fonemas periféricos (velares e labiais) *versus* fonemas mediais (palatais e dentais). Os primeiros têm ressoadores menos compartimentados que os segundos.
5. Compacto/difuso:
   - *Acusticamente*: alta *versus* baixa concentração de energia em região relativamente estreita e central do espectro, acompanhada por aumento *versus* diminuição do total de energia e seu desdobramento no tempo.
   - *Geneticamente*: diferença na relação forma e volume da câmara de ressonância antes *versus* depois do estreitamento máximo. O ressoador dos sons de abertura para fora (vogais abertas, consoantes velares, palatais) tem a forma de chifre, enquanto o ressoador dos sons de abertura para dentro (vogais fechadas, consoantes labiais e dentais) tem a forma de um ressoador de Helmholtz.
6. Contínuo/interrupto:
   - *Acusticamente*: silêncio seguido ou precedido de uma propagação de energia por largas regiões freqüencias *versus* ausência de transição abrupta entre som e silêncio.
   - *Geneticamente*: rápido fechamento ou abertura do trato vocal que distingue plosivas de constritivas ou descontínuos toques de vibração da líquida /r/ que são diferentes dos toques da líquida contínua e lateral /l/.
7. Tenso/lasso:
   - *Acusticamente*: mais *versus* menos delimitação em áreas definidas de ressonância no espectro acompanhadas pelo aumento *versus* decréscimo do total de energia e sua propagação no tempo.
   - *Geneticamente*: grande *versus* pequena deformação do trato vocal ao sair de sua posição de repouso.
   O papel da tensão muscular dessas estruturas merece mais investigação.

8. Sonoro/surdo:
   - *Acusticamente*: presença de uma vibração periódica de baixa freqüência *versus* sua ausência.
   - *Geneticamente*: vibração periódica das cordas vocais *versus* ausência dessa vibração.

A marcação binária de JAKOBSON deve ser compreendida como: "+", presença do primeiro traço distintivo do fonema e como "-", presença do segundo traço distintivo do fonema. Então, o chamado feixe de traços distintivos caracteriza o fonema. Exemplo:

/S/	/M/
+ consonantal	− consonantal
+ oral	− oral
+ contínuo	− contínuo
− sonoro	+ sonoro
− nasal	+ nasal
− grave	+ grave

OS TRAÇOS DISTINTIVOS DE JAKOBSON NO PORTUGUÊS

O traço surdo/sonoro nos fonemas do inglês foram substituídos por tenso/ lasso por HALLE, 1964. No português os traços surdos estão em /p – t – k – f – s – ʃ/, e os traços sonoros em /b – d – g – v – z – ʒ/; e todas as vogais. São de grande pertinência na língua, segundo SCLIAR CABRAL (Quadro 2-1).

GRAFEMA

O grafema é uma união de letras que representa o som. O grafema representa o som fonêmico, mas não é igual a este. Exemplo: dois grafemas *ch* = som do fonema /ʃ/ em chapéu. Os dígrafos mostram um valor de representação abstrata, aproximado do fonema, porém não equivalente exatamente. Exemplo: podemos usar os grafemas *s, ç, c, ss* para grafar o fonema /s/ em português. O fato de o grafema ser uma união de letras dificulta seu nível de abstração.

Em alguns casos – exemplo x –, o grafema assumiu na sua evolução a forma de x, uniu sc, em uma única forma.

O fonema tampouco é equivalente à letra alfabética. A letra, por sua vez, é mais distante do fonema ainda em grau de abstração. Pode ser definida como realização motora pura. Na palavra "escpresso-lhe" há 12 letras, 11 grafemas e 9 fonemas.

Quadro 2-1. Traços distintivos (segundo Jakobson) e adaptados para o português por Scliar Cabral

Traços distintivos	p	b	t	d	k	g	f	v	s	z	ʃ	ʒ	R	m	n	ɲ	l	ʎ	r	y	w	a	ɛ	e	ɔ	o	i	u
Vocálico/não-vocálico	–	–	–	–	–	–	–	–	–	–	–	–	–	–	–	–	+	+	+	–	–	+	+	+	+	+	+	+
Consonantal/não-consonantal	+	+	+	+	+	+	+	+	+	+	+	+	+	+	+	+	+	+	+	–	–	–	–	–	–	–	–	–
Contínuo/interrupto	–	–	–	–	–	–	+	+	+	+	+	+	+				+	+	–									
Compacto/difuso					+	+					+	+	+	–	–	+	–	+				+	+	±	+	±	–	–
Grave/agudo	+	+	–	–	+	–	+	+	–	–	–	–	+	+	–	–					+	+	–	–	+	+	–	+
Tenso/lasso	–					–	+	–	+	–	+	–										+	–	+	–	+	–	
Nasal/oral	–													+	+	+												

A letra equivaleria, se aproximada do rasgo fonatório ou gesto articulatório na linguagem oral, talvez como realização puramente motora, mas referida à parte gráfica.

FORMAS COM RELAÇÕES

Por todo lado que olharmos a língua notaremos a presença *de formas* com *relações*. A língua se constitui em uma *forma,* por ser conjunto de *relações* com valor. Nesse caso, *a substância* não faz parte do domínio da língua, apesar de ser utilizada por ela em duas direções: psicológica e físico-acústica.

MADRE OLÍVIA, em *"Semântica e a Natureza da Língua",* faz um gráfico mostrando a faixa propriamente lingüística e as duas direções em que a língua utiliza a substância (Fig. 2-1).

As substâncias das imagens psíquicas que representam idéias, sentimentos da pessoa, certamente são extralingüísticas e serão objeto de estudo de ciências, como a psicologia, filosofia, etc.

As substâncias do som (alofones) realizadas pela laringe humana – variáveis até certo ponto, até certo limite fisiológico –, certamente serão objeto de estudo de ciências, como a fonética, a física acústica, mas não da lingüística especificamente; que estuda o fato lingüístico nos diversos códigos.

O jogo de relações organizado pela inteligência humana é a língua. Exemplo:

- *Meu pensamento:* meu sapato (de ordem psíquica).
- *Meu signo lingüístico:* relações com valores: sintagma nominal + (mais) sintagma verbal.

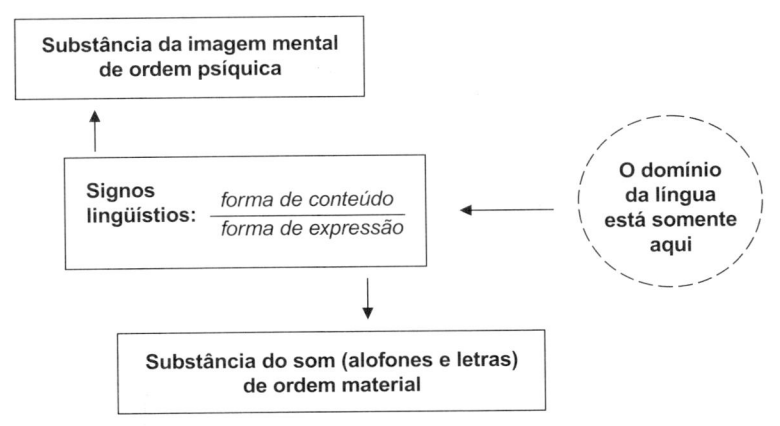

Fig. 2-1. MADRE OLÍVIA: *"Lembremos a comparação com o jogo de xadrez. A madeira com que fazemos as figuras do jogo não constitui o próprio jogo. Este acha-se nessas combinações virtualmente possíveis e que no ato de jogar entram em realização".*

- *Minha substância sonora* (de ordem material): eu, pessoa, digo ao meu ouvinte que "Agora vou buscar o meu sapato". Que fiz eu? Descrevi as relações do meu pensamento pela minha linguagem. Opus o objeto ao agente e ambos a uma ação no tempo, tudo isso por causa do meu ouvinte.

Nota-se que "me" falo diferentemente do que falo com meu ouvinte. Tive que tramar um tecido de relações com valores expressos em uma substância para que ele entenda o que eu pensei. Foi a existência do ouvinte que me levou à expressão e isso de falar a alguém é diário e constante. Pelo que se sabe, as pessoas não falam sozinhas o tempo todo, senão já deveriam estar, há muito tempo, nos pavilhões psiquiátricos... A pessoa falante fala com a pessoa ouvinte. É necessário, então, que tenham conhecimento das mesmas relações com valores que é a língua. Quando começam a se falar entram na teia dessas relações e de trocas.

Podemos nos perguntar: por que essas relações contêm valor? Porque são portadores de significação, de conhecimento do real (ou até do imaginário, dos sonhos, da poesia, da literatura), da história, da economia, da filosofia, de toda a cultura humana.

- *Na língua há planos*: **transfrasal** e **frasal**.
- *Na língua há níveis no plano frasal*: **fonológico** – relações distintivas, **sintático** – relações da gramática, e **semântico** – relações de significação.
- *No plano transfrasal ou textos*: são estudados sob aspectos **estilísticos** e **semióticos**.
- *Na linguagem há processos*: de **encodagem** e de **decodagem**.
- *Na linguagem há eixos funcionais*: eixo **paradigmático**, eixo **sintagmático**.
- *Na língua e na linguagem*: por toda parte, há relações com valores, a começar pelo signo de dupla face. A relação entre significante e significado está na significação, no universo do sentido.

$$\text{signo: } \frac{\text{significante}}{\text{significado}} = \text{relação de significação}$$

Vamos estudar essas formas com relações e valores, incluindo as formas patológicas.

PLANOS LINGÜÍSTICOS E ARTICULAÇÕES FUNCIONAIS

O lingüista VENÂNCIO MOL apresenta os seguintes planos no nível frasal para estudo didático, observando que o contexto está sempre presente em todos os planos.

Plano fonológico (*morfofonêmico*)

1. Fonêmico (unidade média): *Fonema*.
2. Subfonêmico (unidade inferior): *Feixe de traços distintivos*.
3. Superfonêmico (unidade superior): *Monema*.

Plano lexicológico *(morfossintático)*

1. Sintagma (unidade média): *Sintagma*.
2. Subsintagma (unidade inferior): *Morfemas*.
3. Supersintagma (unidade superior): *Sintemas* (locuções, sentenças) *Lexias* (palavras compostas).

Plano fraseológico *(semântico)*

1. Frase-oração (unidade média): *Coordenação e subordinação*.
2. Subfrase (unidade inferior): *Frase só com predicado*.
3. Superfrase (unidade superior): *Texto com orações*.

Podemos estudar os planos em todas as suas articulações. Essas possuem unidades superiores, inferiores e médias. A maior parte das vezes, as pessoas acabam se referindo aos planos pelas suas unidades médias, o que é uma simplificação pouco exata. Se nos referirmos ao fonema temos que levar em conta o monema. A função do fonema é se combinar para constituir monemas, mas também podemos nos referir ao feixe de traços dos fonemas. Esses não se articulam, apenas distinguem.

EIXOS FUNCIONAIS DA LINGUAGEM

As cadeias articuladas se organizam ou desorganizam, desde o traço co-articulado ao monema – signo com significação e com temporoespacialidade, na linguagem oral e escrita.

Para compreendermos os eixos funcionais da fala podemos traçar uma linha ordenada (Y) e uma abscissa (X) imaginárias, como no gráfico a seguir (Fig. 2-2):

O falante parte do eixo do paradigma para uma escolha (que exclui outras) nas suas articulações. O falante combina essa escolha com a próxima escolha que associa no eixo sintagmático. Vamos supor que sua primeira escolha foi um sintagma nominal. Agora ele associa a um sintagma verbal. Então, o falante enunciou uma frase. Eis a cadeia articulada operando nos seus dois eixos funcionais – do paradigma, em que escolhe, e do sintagma, em que combina: *o menino corre*.

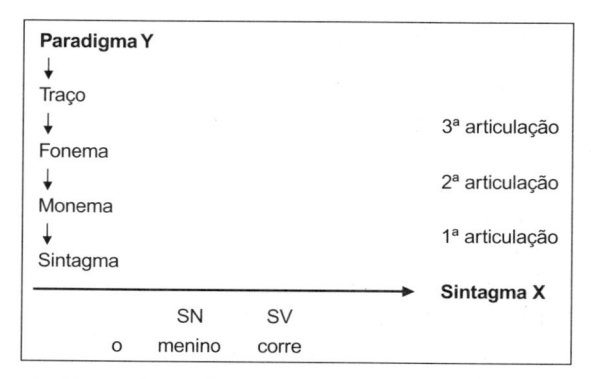

```
Paradigma Y
  ↓
  Traço
  ↓                                    3ª articulação
  Fonema
  ↓                                    2ª articulação
  Monema
  ↓                                    1ª articulação
  Sintagma
  ─────────────────────────────→ Sintagma X
           SN      SV
      o   menino  corre
```

Fig. 2-2. A ordenada (Y) nos dá a indicação das possibilidades de substituição por oposição do similar (de classe, função, significação etc.) dos elementos escolhidos que vamos articular no sistema – eixo paradigmático ou eixo das oposições (das simultaneidades – JAKOBSON).

A abscissa (X) nos dá a indicação das possibilidades de combinação por contraste dos elementos que queremos articular na estrutura – eixo sintagmático ou eixo dos contrastes (das sucessividades – JAKOBSON).

EIXOS FUNCIONAIS DA LINGUAGEM EM OPERAÇÃO

1. Eixo do paradigma – substituição por oposição (y)

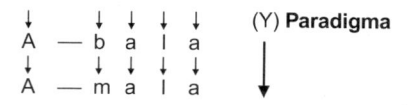

```
  ↓    ↓ ↓ ↓ ↓      (Y) Paradigma
  A — b a l a
  ↓    ↓ ↓ ↓ ↓         ↓
  A — m a l a
```

2. Eixo do sintagma – combinação pelo contraste (x)

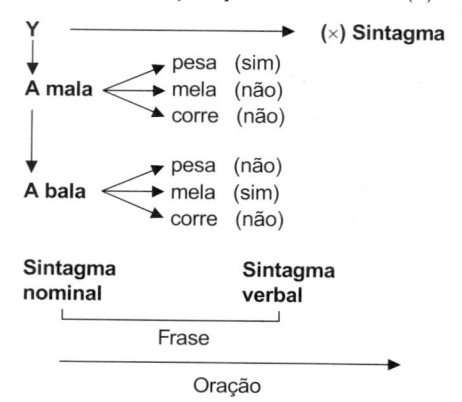

```
Y ──────────────────→  (x) Sintagma
↓
A mala  ⟵⟶  pesa (sim)
             mela (não)
             corre (não)
↓
A bala  ⟵⟶  pesa (não)
             mela (sim)
             corre (não)

Sintagma           Sintagma
nominal            verbal
└─────────┬─────────┘
        Frase
─────────────────────────→
        Oração
```

EIXOS FUNCIONAIS NA PATOLOGIA DA LINGUAGEM

O Dr. LECOURS, neurologista da Universidade de Montreal, recomenda o estudo do discurso afásico em articulações de MARTINET. Vamos estudar os eixos em câmara lenta. POITTIER nos lembra o quanto o eixo do paradigma está ligado aos valores da parole e o do sintagma aos valores da langue.

Eixo do paradigma

- 3ª **articulação** – traço distintivo:
    - A) Feixe de traços de /b/ dentro de (p-b-m): oclusivo, oral, sonoro, bilabial. Excluídos os traços surdo e nasal.
    - B) Feixe de traços de /d/ dentro de (t-d-n): oclusivo, oral, sonoro, linguodental. Excluídos os traços surdo e nasal.
    - C) Feixe de traços de /g/ dentro de (r-g-k): oclusivo, oral, sonoro, velar. Excluídos os traços vibrante e surdo.

Os traços podem ser observados na posição inicial, sobretudo pelo gesto articulatório que os denuncia. Escolhemos o conjunto de traços e podemos realizar os fonemas (b, d, g). Escolhemos /b/ que se opõe aos outros pelo traço bilabial.

UI* – traços distintivos; US** – fonema.

- 2ª **articulação** – bonita, bela, boa.

Pelo conjunto de fonemas descritivos podemos realizar os monemas adjetivos (bonita – bela – boa). Escolhemos (bela).

UI – fonema US – monema.

Eixo do sintagma

- 1ª **articulação** – bela casa, bela pêra, bela mala.

Pelo conjunto de monemas descritivos podemos realizar os sintagmas: bela casa, bela pêra, bela mala. Combinamos (bela casa).

UI – monema; US – sintagma – texto.

Combinamos: bela casa você vai comprar, se receber o dinheiro a tempo!

O referido autor coloca que no eixo do paradigma – de seleção e realização – as chamadas relações de similaridade poderão existir fora e dentro do contexto nas patologias. Assim, é necessário buscar essas relações no significante e (de forma) – 2ª articulação e no significado (de conteúdo) – 1ª articulação.

Exemplo: similaridade no significante – rato – mato – jato = Forma.

Exemplo: similaridade no significado – rato, cotia, coelho = Conteúdo, mesmo campo semântico.

---

*UI = unidade inferior.
**US = unidade superior.

Nas patologias afásicas e disfásicas poderemos encontrar perífrases, jargões, neologismos, do interesse da análise do fonoaudiólogo, da primeira articulação no eixo do sintagma ou o rasgo fonatório não condizente com o fonema inicial da palavra a ser escolhida, da terceira articulação.

No eixo do sintagma de combinação, muitos autores pensam que só a partir da estrutura temporoespacial do sintagma no plano frasal-oracional textual pode haver análise. Nesse caso, só consideram a primeira articulação para se trabalhar em um corte ou decupagem sintagmática, uma vez que o sintagma – unidade superior – já é uma reunião de monemas – unidade inferior – atingindo-se o signo mínimo com significação – o monema. Se continuássemos o corte ou decupagem, iríamos atingir os fonemas, unidades distintivas co-articuladas mas, certamente, sem significação se isoladas. Nelas só poderíamos analisar a face do significante, distintivo apenas espacialmente. Para haver significação é necessário um significante e um significado, assim só a primeira articulação de Martinet (monema) teria elementos temporoespaciais significativos. Dela só se deve ir ao plano superior do léxico, frase, oração ou texto, no eixo sintagmático, pelas razões apresentadas acima.

Outros autores pensam que há regras morfofonêmicas presentes na segunda articulação. Há existência de traços que não são pertinentes a uma dada língua e presença de distonias, dispraxias, paresias encontradas nos chamados gestos articulatórios e letras, da terceira articulação, nas patologias. Assim, a segunda e terceira articulações poderiam ser analisadas na patologia, na opinião desses autores.

De toda forma, situamo-nos no plano sintagmático pela análise de unidades cada vez mais elevadas, a partir dos itens lexicais. Situamo-nos no plano paradigmático pela análise de unidades cada vez mais inferiores ao lexical, até os traços distintivos.

O eixo funcional sintagmático é prioritário ao eixo funcional paradigmático, mas não independente dele nas cadeias articulatórias (POITTIER).

O eixo do *sintagma* também é chamado de eixo *metonímico*, referindo-se ao emprego de um nome por outro que está ligado a esse, ao designar a realidade por um termo com o qual não a designamos comumente, ao usar a parte para mencionar o todo (exemplo: a orelha interna referindo-se ao ouvido interno). O estudo da metonímia é muito informativo nas afasias (exemplo: definir o objeto pela sua função como "pentear" por pente).

O eixo do *paradigma* também é conhecido como eixo *metafórico*, referindo-se a uma comparação abreviada, sintética, condensada. Pode haver uma transferência de sentido, como na linguagem do psicofásico, do psicótico, do oligofásico, onde se encontra o uso de um termo concreto para designar o abstrato (exemplo: "os falares africanos", referindo-se às diversas linguagens da África). O estudo da metáfora é mais sutil e interessante nas patologias.

JAKOBSON lembra que depois de se definir qual o comportamento verbal mais afetado em uma afasia, convém classificar a afasia de expressão no terreno das codificações ou metonímia, e a afasia e recepção no terreno das decodificações ou metáfora.

Há duas possibilidades do afásico:

Jakobson interessou-se pelos distúrbios afásicos e os classificou em três dicotomias que PENA CASANOVA comenta.

1. **Problemas na codificação** *versus* **na decodificação**: aquele que codifica combina o que está junto, contíguo. Assim, esses pacientes compreendem melhor as raízes, radicais das palavras. A função expressiva está em melhores condições. Aquele que decodifica busca na sua seleção, a substituição por semelhança. A função receptiva não está bem. Assim, confunde sinônimos, antônimos, o particular pelo geral, percebe melhor sufixos do que radicais.

2. **Problemas não-limitação** *versus* **desintegração**: a limitação refere-se à capacidade de repetir que fica apenas resguardada nas lesões das afasias motoras transcorticais, com déficits no planejamento do discurso e nas lesões mais posteriores, como a afasia semântica, onde há alterações nas sínteses simultâneas. A desintegração refere-se às lesões nas áreas da linguagem. A repetição já não se dá nas afasias de Brocá, Wernicke e nas de condução.

3. **Problemas na sucessividade** *versus* **na co-ocorrência**: a seqüênciação está no eixo sintagmático, na combibação por contrastes. Vê-se esses déficits nas afasias de Brocá e na transcortical motora. A simultaneidade das co-ocorrências são perdidas quando os afásicos não conseguem uma seleção com o critério de oposição. Então, vê-se as parafasias.

Precisamos nos lembrar que a criança na aquisição da linguagem usa primeiro a função do paradigma e depois a do sintagma. Primeiro a criança percebe e usa oposições, eixo do paradigma, depois o que é contígno deve combinar-se, eixo do sintagma.

Encodagem e decodagem

Nos processos de comunicação temos que observar que há dois subprocessos inseridos dentro desse pano de fundo contextual: a **encodagem** e a **decodagem**. No primeiro há a síntese da escolha, no segundo há a análise de perceber diferenças (Fig. 2-3).

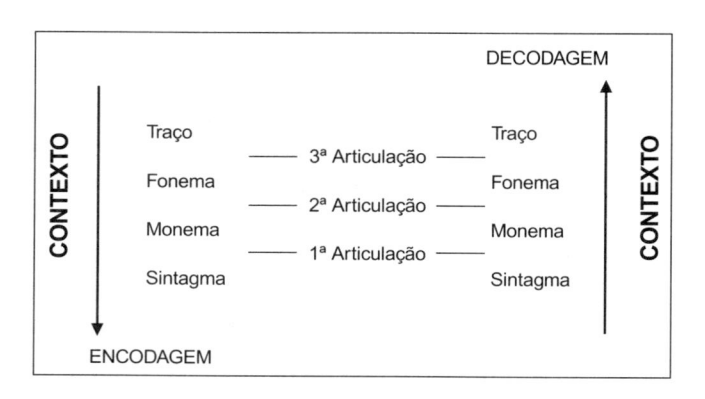

```
           DECODAGEM
              ▲
 C   Traço          Traço    C
 O          ── 3ª Articulação ──   O
 N   Fonema         Fonema   N
 T          ── 2ª Articulação ──   T
 E   Monema         Monema   E
 X          ── 1ª Articulação ──   X
 T   Sintagma       Sintagma T
 O                           O
 ▼
 ENCODAGEM
```

Fig. 2-3.

O contexto está presente do princípio ao fim dos dois subprocessos. Vamos estudar bem devagar como tudo acontece.

Observamos que, nos processos de associação, a encodagem do falante chega ao sintagma, combinado, integrado nas vizinhanças e contigüidades que o influenciam e são influenciadas por ele. Podemos pensar então que o eixo funcional mais atuante na encodagem é o sintagmático (combinação). Observamos que na decodagem o ouvinte chega ao traço distintivo, do elemento fonêmico selecionado, incluindo a co-ocorrência de todas as suas propriedades distintivas, como quer JAKOBSON, e como SAUSSURE não percebeu claramente no seu tempo. Podemos pensar então que o eixo funcional mais atuante na decodagem é o paradigmático (de escolha). A operação mais importante na encodagem é a síntese e na decodagem é a análise. Que ilações podemos tirar disso na terapia da dislalia?

Nas patologias, os fenômenos de assimilação na co-articulação da frase, de associação ilógica na série semântica, de má combinação do sintagma verbal e nominal são problemas do eixo do sintagma em uma permutação errônea. Ainda nas patologias, os fenômenos de substituição nos fazem pensar em semelhanças e a comutação nos faz pensar em diferenças. São problemas do eixo do paradigma em uma comutação errônea.

A incapacidade de escolher o fonema dentre outros – os que são muito semelhantes pelos seus traços, como (p-b-m) ou muito diferentes pelos seus traços (f-m) – mostra-se importante no eixo do paradigma. Ou, ainda, a incapacidade de combinação na seqüência, ferindo regras nas sucessividades morfossintáticas e semânticas, mostra-se importante no eixo do sintagma. Sem dúvida percebemos o quanto o eixo do paradigma é lexical e o do sintagma, gramatical.

No eixo horizontal do sintagma *(x)* podem surgir problemas como a permuta de estruturas, como CVC* por CCV ou vice-versa (sílabas travadas e grupos consonantais) nos vocábulos da frase ou problemas de combinação morfológica (gênero – número) e de concordância gramatical. No eixo paradigmático (y) podem surgir dificuldades na escolha do traço distintivo do fonema certo comutável. Oposição surdo/sonoro e outros traços poderão não ser percebidos e trocados nesse eixo vertical nas dislalias.

Os problemas podem se centrar apenas no nível fonológico, mas podem haver dificuldades no morfossintático ou semântico da língua. Nessas hipóteses, o comprometimento poderá ser maior que no fonológico, porque esses níveis da língua são mais complexos que o fonológico. O nível semântico ou das significações, sem dúvida, é o mais complexo de todos para estudo.

É interessante observar que no eixo vertical do paradigma (y) a figuração da seqüência de fonemas e de classe do léxico, exclui, evidentemente, a figuração de outros sistemas. Acontece porém, que as outras formas pertencentes à mesma classe estavam em disponibilidade na língua (a bem dizer, toda a classe daquele léxico, por ser similar, se ofereceu para comutação). Não o foram porque o falante assim não o quis. Suas relações de oposição, sua capacidade de substituição continuam a existir, não pela presença, mas pela "ausência" como um estoque em potencial. Essas relações permanecem, virtualmente. Eis a função opositiva do eixo paradigmático.

No eixo linear e horizontal do sintagma (x) aquilo que vem antes na frase atua sobre o que vem depois e lhe é contíguo, no arranjo linear da estrutura. Os contrastes são importantes pela sua presença, ao contrário do outro eixo. No nível sintático, por exemplo, o verbo vai ter que concordar em gênero e número com o sujeito. Trata-se de uma presença muito decisiva. No nível semântico a associação das palavras e sua organização contígua na frase são decisivas também. Nesse caso, o erro de permutação na ordem de seqüência pode acontecer mudando o enunciado também sob o ponto de vista de significação, o que é mais grave. Eis a função contrastiva do eixo sintagmático.

Há uma relação paradigmática entre os fonemas e, além dessa, há também uma relação sintagmática entre a raiz de uma palavra e seus prefixos e sufixos. Os últimos se subordinam ao primeiro elemento. Na dislalia, não ordenar a raiz no lexema, é mais grave que não fazê-lo no morfema gramatical. Há todo um campo de estudo desses eixos funcionais em que o estudante deve se aplicar para poder fazer uma boa análise da linguagem do seu paciente.

---

*C = consoante; V = vogal

A oposição denotação/conotação, em lingüística, que HJELMSLEV, BARTHES, MOLES, POITTIER usaram são os planos possíveis de se fazer uma análise psicolingüística. O que denota exprime o peso da carga exata do vocábulo; o que conota leva em si carga extra de expressão.

O plano de denotação mostra nossa linguagem comum, banal, sem sobrecarga maior no discurso: o signo vai reunir apenas um significante e um significado. No plano de conotação, o significante fica sobrecarregado de aspectos afetivos, idéias etc.

No plano de metalinguagem o signo inteiro fica sendo o significado metalingüístico. Quando o estudo semântico e da metalingüística infantil patológica estiver mais adiantado, certamente as variantes dos fonemas conotados, como o discurso construído sobre o código, darão informações importantes sobre as dislalias.

OCORRÊNCIAS FONÉTICAS PATOLÓGICAS

Freqüentemente vamos encontrar, nas dislalias, metaplasmos *(meta = mudança, plasma = forma).*

Os principais são:

1. Transposição:
    A) *Por metátese*: troca na mesma sílaba, prova – porva.
    B) *Por hipértese*: troca de uma sílaba por outra, macarrão – camarrão.
    C) *Sístole*: recuar o acento tônico, ídolo – idolo.
    D) *Diástole*: avançar o acento tônico (mais raro), austero – áustero.
2. Supressão ou elisão:
    A) *Aférese*: omissão inicial, abacate – bacate.
    B) *Síncope*: omissão medial, ônibus – ombus.
    C) *Apócope*: omissão final, máscara – masca.
3. Adição:
    A) *Prótese*: acréscimo inicial, levantar – alevantar.
    B) *Epêntese*: acréscimo medial, advogado – adevogado.
    C) *Paragoge*: acréscimo final, Niterói – Niteróie.

Nem sempre a língua portuguesa teve as mesmas formas. Se observarmos a formação da língua diacronicamente do latim, veremos hoje no português, as mesmas ocorrências – a que chamamos de dislalia. Exemplos:

1. **Transposição:** metátese – *inter* – entre.
   – *semper* – sempre.
2. **Supressão:** aférese – *psalmo* – salmo.
   síncope – *mala* – mau.

3. **Adicão:** prótese – *speculo* – espelho.
epêntese – *stella* – estrela.
paragoge – *felice* – feliz.

Assim, se esses comportamentos lingüísticos são patológicos hoje, sincronicamente na língua, diacronicamente eles foram seus processos formadores por metaplasmos. É possível que o dislálico esteja refazendo, em uma sincronia, aquilo que a sua linguagem fez em diacronia.

Não vamos explorar aspectos dessa hipótese neste capítulo, mas o leitor poderá fazê-lo.

MORFOSSINTAXE

As características da linguagem humana são a divisibilidade, a representação e a articulação. Com a primeira e a segunda características desembocamos no morfema (significante/significado).

Com a terceira, chegamos aos fonemas que adquirem valor se relacionados entre si em outro nível da língua formando morfemas. "O morfema é a menor unidade gramaticalmente pertinente", define GLEASON. Ao contrário do fonema, é individualmente significativo; assim, está no plano de conteúdo e no plano de expressão.

Na primeira articulação de MARTINET estudam-se os morfemas, que ele denomina monemas (significante/significativo); na segunda articulação estudam-se os fonemas quanto ao feixe de seus traços distintivos e sua correlação.

O morfema é composto de uma parte lexical e outra gramatical. Outros autores dizem lexema/morfema para as mesmas partes, como POITTIER. Outros, da escola dinamarquesa, como HJELMSLEV, referem-se a semantema/gramema. A escola americana refere-se a morfema no sentido amplo englobando seu aspecto raiz/não-raiz.

SAUSSURE e muitos lingüistas consideram a morfossintaxe como o estudo dos morfemas. A sintaxe estuda a função e o relacionamento entre as palavras (concordância); a morfologia estuda a formas da palavra (radicais, afixos, variação de gênero, número, pessoa, tempo, modo, grau, derivação, etc.). Como não há forma sem função, para a lingüística a morfologia se inclui na sintaxe.

Os limites do morfema não coincidem como o limite fonético da sílaba. Segundo MATTOSO CÂMARA, há formas livres, independentes na frase (exemplo: os vocábulos). Há formas dependentes que se ligam a outras formas, mas não são condicionadas por elas (exemplo: a conjunção). As formas presas se referem ao radical, desinências, afixos (exemplo: lexemas e morfemas). As partes lexicais são sempre presas.

As partes gramaticais tanto podem ser dependentes (preposição) quanto presas (diminutivos). Temos todos esses tipos de morfemas na língua.

Os morfemas podem se reduplicar: *sobrar – sossobrar;* podem se alternar: *ovo – ovos, faço – fazes, árvore – arvore.* Podem ser neutralizados como os fonemas: *partiram* (3ª pessoa plural – pretérito perfeito) e *partiram* (3ª pessoa plural – mais-que-perfeito). Podem ser alomorfes fonéticos: *"problema – poblema", "tócsico – tóchico";* ou alómorfes fonológicos: *"ilógicos, inexistentes, imperador";* alomorfes sintáticos: *"me – mim, nos – nós, lhes – eles";* alomorfes supra-segmentais: *"talvez... não! sim!"*

O morfema é a forma mínima dotada de significação. Sua significação é o semema, diz BLOOMFIELD, que deu ao morfema a mesma estabilidade que JAKOBSON deu ao fonema com o conceito de "feixe de traços distintivos". O morfema se estabiliza principalmente com o conceito de "recorrência", isto é, conserva a mesma significação, não importa onde ocorra.

A parte lexical do morfema é o lexema ou sua forma vocabular, onde está o sentido básico, etimológico. A essa parte juntam-se formas flexionais e de derivação ou os ditos morfemas gramaticais.

No lexema podemos distinguir conceitos de conteúdo material, fundamental, como quer SAPIR, contidos na raiz, no radical, no tema. O lexema (raiz) quase sempre representa a significação externa diacronicamente, mas pode representar uma forma gramatical. Nesse caso o lexema não se decompõe, pois perderia a sua significação (conjunções, preposições, etc.).

O radical é o lexema pronto sincronicamente para receber os morfemas gramaticais. O tema é o radical mais a derivação. A nossa vogal temática posiciona-se junto ao radical para mantê-lo em uma classe mórfica e nocioná-lo antes de sua flexão. Está presente nos verbos e nos substantivos. O tema se resume na vogal temática somada ao radical, mas nesse caso sem a flexão.

Os morfemas gramaticais dividem-se nos que nocionam e nos que relacionam. Os morfemas nocionais dão a idéia de categoria estática, dinâmica, de demonstração, posse, espaço, determinantes, atributos, grau, ordem. São nomes, pronomes, verbos, artigos, adjetivos, numerais. Os morfemas relacionais dão idéia de estado, mudança, relação (como os verbos de ligação, o pronome relativo, os plurais). São o advérbio, a preposição, a conjunção. Esses são aspectos morfossintáticos. Sob o ponto de vista semiológico, os nomes são *ícones,* os verbos e pronomes são *índices* (Quadro 2-2).

O estudante deverá praticar a escrita fonética como no caso das regras do plural da nossa língua e que se vê no Quadro 2-3, como exemplo.

A conclusão, pela observação do gênero marcado/não-marcado, é de que todos os vocábulos da língua portuguesa têm gênero, mas nem sempre há

Quadro 2-2. Análise de um período

		Período					
Semântica	Creio	que	estes	meninos	voltarão	logo	Sememas (análise dos semas e femas)
Lexicologia	ORAÇÃO	ORAÇÃO Vocábulos	Classe gramatical — Marcadores semânticos — Humano / Não-humano — Distinguidores polissêmicos				Sintagmas
Morfossintaxe	**Predicado verbal** — Núcleo do predicado verbal — Verbo — Cre – radical / i – vogal temática / o – número pessoal / Cre – lexema / i – o – morfema	Elemento de ligação — Conjunção — Lexema	**Sujeito** — Adjunto adnominal do sujeito — Pronome — est – radical / e – gênero / s – número / est – lexema / e – s – morfema	Núcleo do sujeito — Substantivo — men – raiz / in – grau / menin – radical / o – gênero / s – número / menin – lexema / o – s – morfema	**Predicado verbal** — Núcleo do predicado verbal — Verbo — volt – radical / a – vogal temática / rã – modo temporal / o – número pessoal / volt – lexema / a – rã – o morfema	Adjunto adverbial — Advérbio — Lexema	**1ª articulação** — Monemas ou lexemas e morfemas
Fonologia	/k/ – consoante oclusiva bilabial surda / /r/ – etc.		/e/ – vogal média do 2º grau palatal sonora / /s/ – etc.	/m/ – consoante nasal bilabial sonora / /e/ – etc.	/v/ – consoante constritiva fricativa labiodental / /o/ – etc.		**2ª articulação** — Fonemas — Feixe de traços — Distintivos

————— Contexto —————

Realização fonética – Prosódia.

oposição gramatical entre gêneros masculino e feminino. O esquema sintetiza a descrição do gênero em português (Fig. 2-4).*

A morfologia se interessa pelas formas novas, que surgem na língua sincronicamente, ou por formas já usadas e modificadas por derivação e composição nos processos formadores de vocábulos. O estudo dos prefixos que ampliam e dos sufixos que restringem torna-se muito estimulante na nossa língua. A sintaxe se interessa pelos morfemas gramaticais, sua classe, sua função e pela etimologia dos lexemas. A morfofonêmica estuda as variações alomórficas condicionadas pela sintaxe e relacionadas com a fonologia. O estudo do plural e dos morfemas zero, do gênero marcado ou não estão aí contidos (Quadro 2-3).

Em uma aplicação da lingüística em um trabalho fonoaudiológico, os morfemas encadeados em uma frase já se dispõem no eixo do sintagma por serem sucessividades de combinações e associações. Concretamente, em um caso de atraso de linguagem, se peço ao paciente para terminar uma frase que comecei, estou trabalhando no eixo do sintagma.

Se permaneço no léxico apresentando três estímulos (mamão- colher- bola) na situação "comer" e peço uma escolha articulada do estímulo (eu como...), trabalho o eixo do paradigma. Se a resposta foi "mamão" esse eixo funcionou.

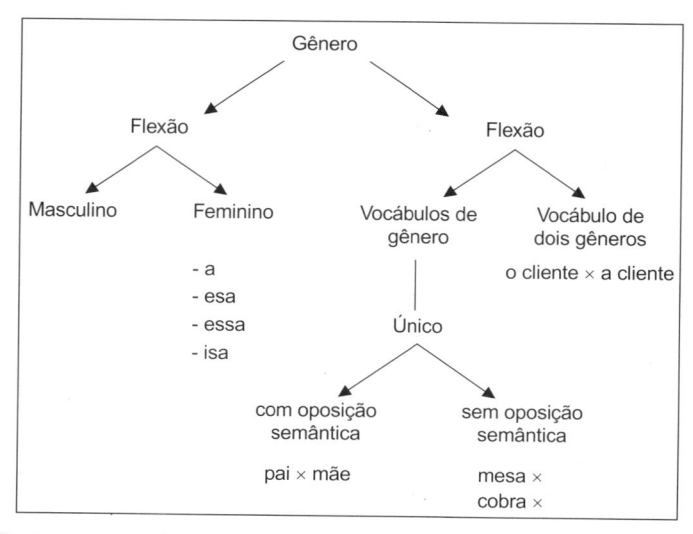

Fig. 2-4. "O gênero masculino é não-marcado ou extensivo, tanto se refere ao sexo masculino, quanto ao masculino e feminino. O gênero feminino é marcado ou intensivo, e se refere ao sexo feminino." (MÔNICA RECTOR, A Linguagem da Juventude, 1975.

*Cristina Schneider. In: Cadernos da PUC/RJ, (Letras e Artes). Rio de Janeiro: Divisão de Intercâmbio e Edições, 1974.

Quadro 2-3. Regras do número em português (segundo E. Lopes)

• Palavras terminadas em fonemas vocálicos ou semivocálicos, menos os terminados nos ditongos /aw – ew – ow/	Regra + /Z/ arquifonema segundo o contexto	Pá – /paZ/ pé – /pɛZ/ pó – /pɔZ/ jaboti – /ʒabutiZ/ peru – /piruZ/ som – /sõwZ/ mão – /mãwZ/
• Palavras terminadas em fonemas consonantais sonoras /R/, /Z/ grafados com s – Z – /L/, pronunciado /mal/	Regra = /iZ/	Cruz – /kruziZ/ país – /paiziZ/ colher – /kuλɛriZ/ mal – /maliZ/
• Palavras terminadas por fonemas sonoros semivocálicos /aw – ew – iw – ow – uw/	Regra w → y + z	Anel – /anɛyZ/ avental – /avẽtayZ/ sol – /sɔyZ/ azul – /azuyZ/ funil – /funyZ/
• Palavras terminadas em /ãW/ se enquadram na 1ª regra ou 2ª regra aqui mencionadas	Regras 1ª e 2ª /ãw/ – /õyZ/ /ãw/ – /ãiZ/	Avião – /aviõyZ/ pão – /pãiZ/

Se foi "bola" houve transferência de sentido na associação dos estímulos. O eixo do paradigma não funcionou e o do sintagma funcionará muito menos.

Devo voltar o trabalho a nível mais primário, isto é, do signo, estabelecendo relações significante/significado. Se foi "com a colher" o eixo do sintagma funcionou para o paciente. Eis a lingüística na avaliação.

CONCLUSÕES

Que diríamos em uma abordagem lingüística nas dislalias?

As relações pensamento-linguagem podem estar íntegras para o falante, mas a fala terá que ser interpretada pelo ouvinte que recebe a linguagem do dislálico. Os signos lingüísticos apresentam-se instáveis na informação que veiculam como se fossem uma mesa de quatro pés com um dos pés quebrados. Aquele que lida com essa mesa deve apoiar-se cada vez mais em si mesmo (ouvinte) e cada vez menos na mesa e em sua estabilidade (o signo do falante). Assim, o ouvinte daquele dislálico apóia-se e refere-se ao seu próprio código. Fazendo uma suplência intelectual, quase adivinhando, aquilo que percebe e recebe. Não pode confiar naquela linguagem em desequilíbrio, onde a "forma" não corresponde ao "conteúdo", onde o signo não é o plenamente convencionado no código que ambos usam. Assim, aquele ouvinte, sobretudo se for um leigo, vai trazê-lo ao código, inconscientemente, e vai buscar corrigi-lo, em uma reação espontânea, mas, linguagem não se corrige, estimula-se.

Nesse ponto, talvez seja interessante diferençar ato de comunicação/ato de linguagem, *langue/parole,* discurso/enunciado. Tomemos uma situação simples de comunicação: o sujeito X pronuncia uma frase para o sujeito Z, e podemos prever suas possibilidades:

1. Z manifesta na resposta dada ou pelo seu comportamento que compreendeu o que lhe disse X.
2. Z manifesta-se de tal modo que é óbvia a sua incompreensão do que lhe disse X.

Na primeira e na segunda possibilidades, sob o ponto de vista de X, houve "um ato de comunicação" para ambos, X e Z. Na primeira possibilidade está claro que X e Z falavam e compreendiam a mesma língua, com suas convenções complexas, inconscientemente plantadas, arraigadas, tamanha é a sua força de caráter social. Esse conjunto de convenções repousa sobre o princípio de economia da dupla articulação *(parole)*. Há leis para a língua, e se assim não fosse, não estaríamos diante de um código lingüístico ou semiótico *(langue)*. Na segunda possibilidade, apesar de falarem a mesma língua, a dupla articulação do signo em uma ou em outra face não está íntegra em uma dislalia. A moeda de dupla face não tem valor, pois está fora da lei das trocas sociais. O que foi dito por X a Z pertence ao universo do discurso.

Dizemos que pertencem ao universo do discurso os textos escritos e os que serão escritos, as conversas acontecidas entre pessoas e as que ainda vão acontecer. Tudo que virtualmente pode ser dito e escrito pertence ao discurso. A hierarquia *langue – parole – discurso,* nós devemos a SAUSSURE. Os gerativos transformacionais não a aceitam. Propõem a oposição competência/desempenho, que estudaremos adiante.

O discurso entre X e Z poderia ser uma informação objetiva, uma comunicação pura, ou ainda, poderia ser algo subjetivo, uma expressão pura. O discurso do dislálico é expressivo sem ser comunicativo, é subjetivo sem ser objetivo. No universo do discurso os pólos de comunicação ou de expressão se alternam. Pois X quando se dirige a Z leva no seu discurso sua personalidade, seus hábitos verbais, sua cultura, suas experiências sociais, sua origem geográfica, sua classe social, seu emprego e ambiente de trabalho, seu humor do momento, sua atitude em relação ao assunto que fala, suas emoções etc. Então se comunica e se expressa a Z, isto é, usa da *parole*. Do ponto de vista de X há uma síntese que parte das possibilidades gerais da organização da língua a seu dispor, para chegar às particularidades do seu pensamento, realizado no discurso. Do ponto de vista de Z há uma análise que parte das particularidades do discurso realizado, mas se guia pelas possibilidades gerais de organização da língua que domina. Certamente, em uma dislalia fonológica, a organização fonêmica pode estar perturbada, ainda que pareça que o problema seja só fonético. Isso não quer dizer que todo o processo mental de X (da criança) está perturbado, mas significa que não atingiu um nível cognitivo-lingüístico suficiente para organizar o código fonêmico da sua língua.

A diferença entre o enunciado e a enunciação não reside: na quantidade de elementos que os compõem, reside na qualidade e no nível de análise, pois a enunciação é um enunciado já observado e estudado. O enunciado é aquele em estado bruto, sua produção não foi definida, suas unidades não foram separadas ou segmentadas ainda. Diamante sem lapidação, o enunciado é uma produção lingüística que não sofreu observação. O discurso dislálico tipico em uma análise ficaria no nível do enunciado. No plano de enunciação, o discurso seria indefinível pelos valores do código, mesmo pelos valores mínimos como os fonemas, e não poderia ser entendido pela comunidade. Essa "rebeldia" em não se enquadrar na lei social e desfigurar o signo da linguagem tem profundas conotações psicológicas.

A TEORIA GERATIVA TRANSFORMACIONAL E AS DISLALIAS

Se para SAUSSURE a Gramática está ligada ao desempenho da *parole* ao discurso, para CHOMSKY a Gramática Universal é uma outra coisa e está no domínio da "competência".

CHOMSKY fala dessa Gramática Universal como uma metateoria a respeito da criação de regras pela criança, de um sistema interno que é dedutível pela gramática particular que irá construir. *"Faz parte de um conjunto de hipóteses empíricas sobre a faculdade da linguagem ser biologicamente determinada"*, diz ele. Não é uma língua universal, nem uma lógica, nem uma estrutura profunda, nem de superfície. A criança não aprende a teoria, evidentemente... Mas, a aplica, desenvolvendo a sua língua.

A dicotomia *competência/performance* é fundamental para discernimos as diferenças entre dislalia fonológica e dislalia fonética.

Explicar a competência é descobrir o mistério da aquisição da linguagem pela criança, como compreende um número infinito de frases; como cria sentenças que jamais escutou; como organiza sua gramaticalidade com as leis de sua gramática universal; como a partir de um mínimo de tempo de exposição a uma dada língua, por uma aptidão, um saber, adquire rápida e invariavelmente esse conhecimento. Trata-se de um saber inato, inconsciente. São programas da espécie humana universais, presentes na criança ao nascer. A que estruturas biológicas correspondem? CHOMSKY pede respostas aos biólogos e neurolingüístas. Esse LAD – "Language Aquisition Device" – é inato. Não é aprendido, como querem os behavioristas, nem construído, como querem os piagetianos, pensa CHOMSKY. Esse saber talvez não se encontre em grau suficiente em uma **dislalia fonológica**. Eis o ponto fulcral.

Para entender *a performance* podemos deduzir a *competência* em ação. Por atos concretos a criança utiliza o seu saber inato para produzir e entender frases, aceitá-las como gramaticais ou não. Então, subjacente à *performance* a criança deverá possuir *a competência,* um conhecimento implícito, independente de fatores que possam intervir no ato concreto do discurso, no comportamento aberto. Então, o falante sabe o que faz *(performance)* com a ajuda daquilo que sabe *(competência)*. Aquilo que o falante faz, se tratarmos da *performance,* se limita, por aquilo que ele sabe, sua gnosis, sua *competência* – mas também pelos diferentes fatores internos e externos. Os internos se apóiam sobre o aparelho fonador e auditivo, o sistema nervoso que os regula. Os externos se referem ao contexto, aos conhecimentos, à situação, aos pressupostos que o interlocutor domina na realização lingüística. Eis a **dislalia fonética**. A *competência* está sendo estudada pela lingüística, *a performance* pela psicolingüística.

CAPÍTULO 3

FONÉTICA E FONOLOGIA DA LÍNGUA PORTUGUESA

FONÉTICA

A fonética acústica elevou a fonética geral ao encontro da ciência moderna com os sonogramas e espectrogramas. A importância da fonética pode ser bem descrita em uma frase de ANDRÉ CLAS, JEANNE DEMERS e RENÉ CHARBONNEAU, no livro *"Fonética Aplicada: a fala pressupõe a língua e daí o respeito ao seu código e à sua norma"*.

A fonética considera que no português temos 19 consoantes, sete vogais e duas semivogais. Foneticamente articulamos esses elementos. A vogal é um som propagado pelo ar que sai dos pulmões, num fluxo sem interrupção, até a laringe, onde as cordas vibram, por isso é sempre sonora. Chega então à boca e nessa passagem não há obstáculo. As vogais podem ser orais ou nasais. São orais quando o velo se levanta, e o ar sai livremente; são nasais quando o velo se abaixa e o ar escapa ao mesmo tempo pelas fossas nasais e pela boca.

A consoante é um som propagado pelo ar que sai dos pulmões, passa pela laringe e vai até à boca, onde encontra obstáculos. Se o obstáculo for total é oclusiva. Se for parcial é constritiva, com ou sem a fricção percebida nas fricativas. Eis o modo de articular. As consoantes podem ser orais ou nasais. Eis o papel das cavidade envolvidas. Podem ser valorizadas também quando às cordas vocais: surdas e sonoras.

Classificação das consoantes

Consoante surda – características

- Glote aberta.
- Cordas vocais sem vibração.
- Cavidades bucais pouco modificam o som laríngeo.
- A onda sonora faz um movimento aperiódico.
- Um ruído na análise espectrográfica.

Consoante sonora – características

- Glote fechada.
- Cordas vocais vibram.
- Na produção do som laríngeo, as cavidades bucais anterior e posterior entram em vibracão.
- A onda sonora faz um movimento periódico e aperiódico.
- Um som e um ruído na análise espectrográfica.

O papel das cavidades, o papel das cordas vocais, o modo de articular são valorizados pela fonética e pela fonologia. Já o ponto de articulação só é valorizado pela fonética articulatória, posto que a fonologia hoje se baseia muito mais em valores da fonética acústica para distinguir fonemas. Abaixo, o ponto de articulação das consoantes:

- *Bilabiais*: pato – bato – mato – [p – b – m].
- *Labiodentais*: faca – vaca [f – v].
- *Linguodentais*: tato – data – nata [t – d – n].
- *Alveolares*: cena – cinco – saca – massa – cresce – trouxe – desço – exceção – zínea – ala – pêra [s – z – l – r].
- *Palatais*: facho – xadrez – ajo – giro – gesso – alho – unha [ʃ – ʒ – λ – ɲ].
- *Velares*: cobra – queda – galo – guerra – ralo – tenra – carro – amor [k – g – R].

Agora já podemos levantar o quadro fonético das consoantes da língua portuguesa (Quadro 3-1).

Vogais – características (Quadro 3-2)

- Cordas vocais vibram.
- Na produção do som laríngeo as cavidades bucais anterior ou posterior entram em vibracão.
- A onda sonora faz um movimento periódico.
- Um som na análise espectrográfica onde há um formante bem marcado.

Vogais da língua portuguesa: /a/ como em *ave*; /e/ como em *ela*; /ɛ/ como em *ele*; /i/ como em *isso*; /ɔ/ como em *ova*; /o/ como em *ovo*; /u/ como em *upa*.

Podemos classificar as vogais tônicas quanto a:

1. Zona de articulação (critério fonológico).
2. Intensidade (critério prosódico).
3. Posição dos lábios (critério visual fonológico).
4. Timbre (critério acústico).

FONÉTICA E FONOLOGIA DA LÍNGUA PORTUGUESA 53

Quadro 3-1. Quadro fonético das consoantes da língua portuguesa

Papel das cavidades	Consoantes orais								Consoantes nasais	Semivogais
	Oclusivas plosivas		Constritivas						Oclusivas nasais	
			Fricativas		Laterais	Vibrantes				
						Simples	Múltiplas			
Papel das cordas vocais	surdas	sonoras	surdas	sonoras	sonoras	Sonoras			sonoras	
Modo de articulação / Ponto de articulação										
Bilabiais	[p]	[b]							[m]	
Labiodentais			[f]	[v]						
Linguodentais	[t]	[d]								
Alveolares			[s]	[z]	[l]	[r]			[n]	
Palatais			[ʃ]	[ʒ]	[λ]				[ɲ]	[y]
Velares	[k]	[g]					[R]			[w]

Quadro 3-2. Características das vogais

Características	Anteriores palatais não-arredondadas	Central ou média	Posteriores velares arredondadas	Acústicas
Vogais orais tônicas				
Altas	/i/		/u/	Graves /a – o – ɔ – u/
Variante 2º grau	/e/		/o/	
Variante 1º grau*	/ɛ/		/ɔ/	Agudas /e – ɛ – i/
Baixa		/a/		
*Vogais nasais tônicas***				
Altas	/ĩ/		/ũ/	Fechadas ou graves
Médias	/ẽ/		/õ/	
Baixas		/ã/		

*Diante de consoante nasal na sílaba seguinte às vogais variantes de 1º grau são eliminadas na posição tônica. O mesmo acontece nas posições átonas, não há formas variantes do 1º grau.
**Se considerarmos as vogais nasais como fonemas e não como traços distintivos.

  5. Papel das cavidades (critério fonológico).
  6. Grau de abertura (critério fonológico).
  7. Posição da língua (critério fonético e fonológico).
  8. Duração (critério acústico).
  9. Ponto de articulação (critério fonético).
 10. Sonoridade (critério acústico).

  1. **Zona de articulação** (posição do maxilar inferior e da língua horizontalmente mais ou menos recuada):
     • *Anterior*: /i/ – /e/ – /ɛ/.
     • *Central*: /a/.
     • *Posterior*: /ɔ/ – /o/ – /u/.

  2. **Intensidade prosódica:**
     • *Tônica*: /i/ – /e/ – /ɛ/ – /a/ – /ɔ/ – /o/ /u/.
     • *Átona ou reduzida*:
       – Anteriores à tônica: /i/ – /e/ – /a/ – /o/ – /u/.
       – Posteriores à tônica: /i/ – /a/ – /u/.

  3. **Posição dos lábios** (útil à percepção visual do surdo):
     • *Menos arredondada*: /i/ – /e/ – /ɛ/ – /a/.
     • *Mais arredondada*: /ɔ/ – /o/ – /u/.

4. **Timbre:**
   - *Grave*: todas as vogais nasais além de: /a/ – /ɔ/ – /o/ – /u/ – /w/.
   - *Agudo*: /ɛ/ – /e/ – /i/ – /y/.
5. **Papel das cavidades** (se aceitarmos as vogais nasais):
   - *Oral*: /i/ – /e/ – /ɛ/ – /a/ – /ɔ/ – /o/ – /u/.
   - *Nasal*: /ã/ – /ẽ/ – /ĩ/ – /õ/ – /ũ/.
6. **Grau de abertura** (esse traço é pertinente para distinguir /ɛ/ – /e/; /ɔ/ – /o/:
   - *Aberta*: /a/ – /ɛ/ – /ɔ/.
   - *Fechada*: /u/ – /o/ – /e/ – /i/ e todas as vogais nasais.
7. **Posição da língua** (posição da língua verticalmente):
   - *Alta*: /i/ – /u/.
   - *Média*:
   – Do 2º grau: /e/ – /o/.
   – Do 1º grau: /ɛ/ – /ɔ/.
   - *Baixa*: /a/.
8. **Duração:**
   - *Breve*: /y/ (iod) e /w/ (val), as duas semivogais.
   - *Longa*: todas as vogais.
9. **Ponto de articulação:**
   - *Aberta*: /a/ – /ɛ/ – /ɔ/ tônicas, subtônicas.
   - *Fechada*: /e/ – /o/ – /i/ – /u/ tônicas, subtônicas.
   - *Reduzida*: /a/ – /ɛ/ – /o/ átonas e semivogais /y/ – /w/.
10. **Sonoridade:**
    - *Uniforme*: todas as vogais.
    - *Condensada*: as vogais nasais.

Mecanismos da articulação fonética

Três importantes mecanismos correlacionados verificam-se no aparelho fonador durante o processo de articulação das *consoantes*.

1. **Articulação:** as consoantes têm o máximo de articulação e as vogais o mínimo.
   Se ao se articular sonoriza-se a glote, teremos as consoantes sonoras. Caso contrário, teremos as consoantes surdas. Analisaremos a questão da sonorização das cordas vocais adiante.
2. **Obstrução:** visto apenas nas consoantes, usando-se o ar como meio de propagação (com som ou não) e as estruturas próprias da cavidade oral

fazendo uma barreira total, ampla e momentânea, em que o ar explode junto com a oclusão (oclusivas).

Podemos optar por um obstáculo mais parcial, porém mais durável e contínuo, em que escolhemos o lugar onde o ar se esgueira e se fricciona com as diversas estruturas (constritivas). A saída do ar nas fricativas é anterior à audição dos fonemas. Nas vibrantes, ao transpor o obstáculo parcial, há vibração na passagem do ar. Podemos deixar o ar passar sem o fechamento parcial, característico dos ruídos de fricção na cavidade oral. Este simplesmente escapa pelas laterais (laterais).

Podemos escolher uma divisão de caminhos. Deixamos o ar passar um pouco pelas fossas nasais abaixando o palato mole que traz consigo a úvula até a raiz da língua. Deixamos ainda acontecer na boca o mesmo tipo de barreira usada para as oclusivas. O fechamento da boca não é tão brusco e o ar dividido sai antes dessa preparação do fonema e explode de maneira mais fraca na boca. Esse processo dura mais tempo (nasais) e a glote é sonora.

3. **Ressonância:** o reforçamento do tom fundamental da laringe se dá pelo fato de o som propagado pelo ar bater nas estruturas encontradas e refletir-se em ondas sonoras, harmônicas do fundamental. Com a ressonância a capacidade auditiva é aumentada.

Temos três caixas de ressonância específicas: a boca, a faringe e as estruturas nasais. Na verdade todo o corpo ressoa, em geral, sobretudo ossos e cartilagens.

Quanto *à articulação* das *vogais*, dois mecanismos básicos podem modificá-las: *articulação e ressonância.*

1. **Articulação:** o trato vocal fica praticamente desobstruído. As vogais são mais moduladas em sonoridade e moduladoras de consoantes do que articuladas propriamente. A articulação mínima se resume ao movimento horizontal do maxilar inferior, levando consigo a língua para frente ou para trás (vogais anteriores, médias, posteriores). Nas vogais a glote sempre é sonora.

A abertura dos lábios influi auditivamente na manutenção ou não do tom laríngeo fundamental. Trata-se do último obstáculo que temos para modular a sonoridade das vogais. Se o orifício deixado pelos lábios é fechado a freqüência abaixa, se é aberto a freqüência permanece (vogais graves, vogais agudas).

2. **Ressonância:** a posição da língua, movendo-se para a parte superior, medianamente ou para baixo, forma a caixa de ressonância que vai atuar mais na sonoridade dentro da cavidade bucal. Se projetada superiormente, o palato duro amplificará os harmônicos, assim como na posição mediana.

Se inferiormente, os harmônicos serão amplificados pelas estruturas velares do palato mole (vogais altas palatais, medianamente palatais, vogal baixa velar).

Se os mecanismos de ressonância nasal entrarem em funcionamento na divisão do caminho da onda sonora haverá uma ressonância extra (vogais nasais ou traços de nasalidade).

Durante a emissão dos fonemas surdos, as cordas vocais permanecem separadas, abduzidas pela ação dos músculos cricoaritenóideos superiores. Já na emissão dos fonemas sonoros, como vogais e consoantes sonoras, as cordas vocais devem se aproximar e ficar bem aduzidas, contraídas, para então vibrar. Essa aproximação é maior para os ditongos e vogais do que para as consoantes sonoras. Acontece pela ação dos chamados músculos interaritenóideos, o transverso e o oblíquo, que juntam as cartilagens aritenóideas e, conseqüentemente, as cordas vocais. Há ainda uma rotação para frente e para baixo pressionando os processos vocais pela ação dos músculos cricoaritenóideos laterais. A tensão das cordas vocais é dada pela ação dos músculos vocálico e cricotireóideos.

Mecanismos da articulação fonética nas dislalias

VAN RIPER cita os erros mais freqüentes nesses mecanismos:

Nas oclusivas

- Local errado no contato da língua (por exemplo: no /t/).
- Velocidade errada para formar contatos (no /b/).
- Estruturas erradas entrando em contato (no /k/).
- Força ou tensão erradas no contato (no /g/).
- Contato desfeito muito devagar (no /p/).
- Duração pequena demais no contato.
- Direção errada no descontatar e no modo de fazê-lo.
- Direção errada da corrente de ar.
- Sonorização e não-sonorização indevidas.

Nas constritivas

- Uso do lugar errado para soltar o ar (por exemplo: no /f/).
- Uso da abertura errada (no /ʃ/).
- Uso das estruturas erradas na constrição; (no /s/).
- Uso da direção errada da corrente de ar (no /z/).
- Pressão de ar infra-oral fraca (no /ʒ/).
- Pressão de movimentos e contatos desnecessários.
- Sonorização e não-sonorização indevidas.

Nas nasais

- O mecanismo velofaríngeo não funciona a contento.
- O mecanismo velofaríngeo funciona quando não devia funcionar, como para os fonemas orais.

Nas semivogais

- Uso de uma posição e/ou contato inicial errado; uso de uma posição errada final.
- Uso do movimento de transição em termos de velocidade, força ou direção erradas.
- Presença de posições e contatos desnecessários.

Teoria mioelástica aerodinâmica

Para respirar e falar temos que vencer a pressão atmosférica. Temos que modificar a respiração vital, pois os ciclos inspiratórios e expiratórios também se alteram. A inspiração em repouso é de 40% do ciclo, na fala é de 10%. A expiração vital se modifica substancialmente: de 60% vai se alongar para 90% na fala. Se um cantor tem que sustentar um tom, deve manter a pressão de ar nos pulmões por volta de 7 cmH_2O, pois a pressão é medida em quanto uma coluna de água ou de mercúrio se move verticalmente. Pela lei da física de Boyle, se decrescemos o volume, a pressão aumenta; se aumentamos o volume, a pressão diminui. Assim sendo, uma série de fenômenos acontece para se emitir a voz e falar na expiração (Fig. 3-1).

A teoria mioelástica aerodinâmica foi proposta no século XIX por Von Helmholtz, mas foi ampliada por VAN DER BERG em 1958 (*Journal of Speech and Hearing Research,* 1:224-44). É aceita hoje.

Há forças físicas de pressão geradas pela corrente de ar que vêm dos pulmões. Ocorre por contração dos músculos da inspiração (diafragma, intercostal externo) e depois pelos da expiração (intercostal interno e abdominais, como o reto, os oblíquos e os transversais). Essa pressão do ar deve sobrepujar a resistência de espaço glótico, onde estão as cordas vocais. Achando esse espaço estreito e o obstáculo das cordas, a força de pressão do ar positiva vai tentar vencê-los, mas encontrarão uma pressão negativa glótica e supraglótica com o ar rarefeito acima.

Sabemos que as cordas vocais se abrem, se fecham e vibram. Elas são ligamentos elásticos e há músculos ao seu lado, portanto, são de natureza flexível.

As cordas se abrem na inspiração. Como se fecham e vibram? Vamos analisar como isso se dá.

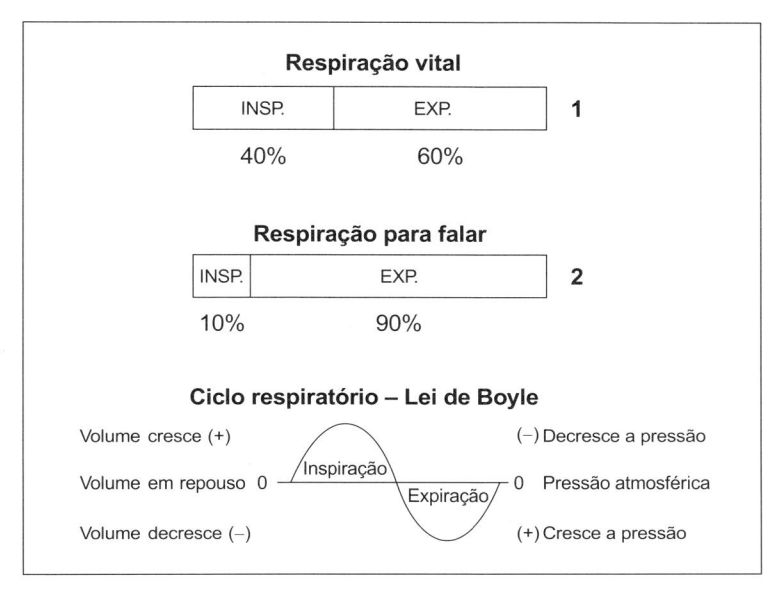

```
              Respiração vital
         ┌─────────┬──────────────┐
         │  INSP.  │     EXP.     │   1
         └─────────┴──────────────┘
            40%          60%

            Respiração para falar
         ┌────┬─────────────────────┐
         │INSP│        EXP.         │   2
         └────┴─────────────────────┘
           10%          90%

         Ciclo respiratório – Lei de Boyle
```

Volume cresce (+)   (−) Decresce a pressão
                        ╱‾Inspiração‾╲
Volume em repouso 0 ──┤   ├── 0 Pressão atmosférica
                        ╲ Expiração ╱
Volume decresce (−)   (+) Cresce a pressão

Fig. 3-1. Teoria mioelástica aerodinâmica, segundo lei da física de Boyle.

Depois de se abrirem pela força de pressão positiva, ficam sujeitas a um fenômeno físico aerodinâmico para vibrarem, efeito da lei de DANIEL BERNOULLI: "*a velocidade do ar em um tubo é inversamente proporcional à pressão em suas paredes, no seu ponto de maior constrição. Se a velocidade do ar é máxima, a pressão é mínima nesse ponto*" (Fig. 3-2).

Lembremos de um tubo, que é a traquéia; do estreitamento, que é o espaço glótico, aberto com os ligamentos vocais; outro tubo acima – a faringe. A velocidade da corrente de ar vai aumentar, uma vez que deve passar pelo estreitamento glótico. Mas, a pressão supraglótica está diminuída; negativa, com o ar rarefeito acima.

Resistindo ao máximo pela sua tensão, as cordas são violentamente sugadas, aspiradas uma contra a outra e fechadas, vibram. Há, então, uma queda de pressão entre elas, um vácuo, como há nas asas dos aviões ao decolar, em uma aplicação do efeito aerodinâmico de Bernoulli. Duas forças agem: a de pressão positiva e negativa em relação à pressão atmosférica e o efeito Bernoulli, sugando as cordas, deixando a pressão cair.

Logo abaixo das cordas a pressão do ar é aproximadamente a mesma que a pressão subglótica traqueal, maior que a pressão atmosférica. Acima da glote a pressão é menor que a pressão atmosférica. A soma da energia cinética das moléculas do ar (por causa da velocidade) e sua energia potencial (por causa da

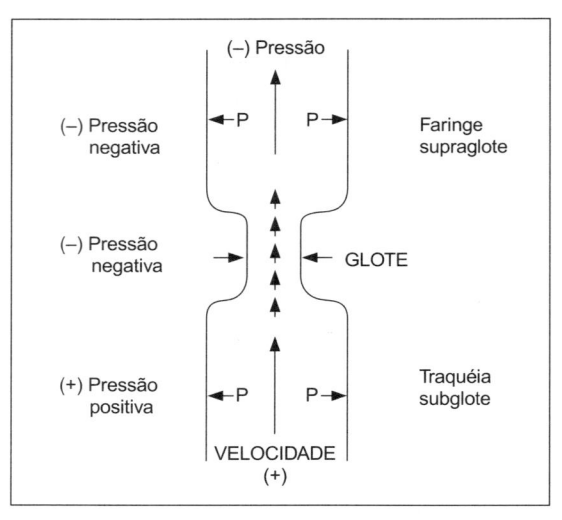

Fig. 3-2. A lei de Bernoulli.

sua pressão) busca ser aproximadamente igual à energia da pressão atmosférica. Então, ao atravessar a glote, a pressão do ar cai continuamente da pressão subglótica inicial maior, para ficar menor que a pressão atmosférica, até a altura da faringe, no fim do ciclo expiratório. Por isso os pulmões reagirão e um novo ar será inspirado. As cordas se abrirão antes do tórax se expandir.

Dissemos que as cordas vocais fechadas, vibram. Para isso acontecer detalhamos que é preciso haver uma aproximação de suas bandas, uma fixação e uma tensão, forçosamente. A vibração das cordas resulta não só da alternação dinâmica das forças de pressão do efeito Bernoulli que aspiram as cordas, como também das forças de tensão muscular longitudinal nas suas bandas elásticas. Essa tensão é o que resiste mecanicamente às deformações dos ligamentos vocais. A força que essa tensão de resistência desenvolve é proporcional à diferença entre os deslocamentos das cordas e vai agir no sentido de fazê-las aproximar-se e juntar-se. Há ainda as forças de impedância, dissipativas, que decrescem a velocidade de deslocamento, assim como a viscosidade dos tecidos conjuntivos, das mucosas frouxas ao lado dos ligamentos. ISHIZAHI (1972) nos diz que para haver vibração é necessário que o efeito da tensão negativa por causa das forças aerodinâmicas de acoplamento seja maior que a força de tensão no acoplamento mecânico.

Um diapasão vibra transmitindo movimento diretamente às moléculas de ar em volta. A vibração das cordas vocais é diferente. O efeito acústico primário da vibração é o rápido movimento valvular do ar pela glote e essa corrente de ar já modulada se constitui de fato, na verdadeira fonte acústica da vocalização. São as lufadas de ar velozes e interrompidas, moduladas, que resultam na voz.

As cordas vocais não se movem, abrindo e fechando como uma unidade rígida. As partes de baixo (em um corte vertical ou coronal), junto às estruturas finais da traquéia e (em um corte horizontal) junto às aritenóides, são as primeiras a se descontactarem, enquanto as partes de cima (junto à faringe verticalmente e junto à tireóide horizontalmente) ainda estão fechadas. As partes de baixo são também as primeiras a se contactarem, enquanto as partes de cima estão ainda totalmente abertas. As partes de cima (junto à tireóide) ficam como que atrasadas no fechar e abrir. Elas são arrastadas nesse movimento pelas forças de tensão longitudinal. Isso faz com que as cordas como um todo fiquem mais tempo juntas e mais apertadas e, conseqüentemente, a pressão subglótica se mantenha por um período de tempo maior e assim possam vibrar.

PERELLÓ propõe que na fonação haja ainda massas de mucosas, frouxas, viscosas que se movem independentemente. Influenciariam a qualidade da fonação e a estrutura harmônica da voz.

Freqüência fundamental

A freqüência fundamental da *voz* se constitui no número de vezes que as cordas abram ou fechem (ou um ciclo) em um segundo de tempo – um ciclo por segundo (cps).

Os fluxos de ar interrompidos que saem da laringe vão se dar mais vezes, portanto terão uma freqüência de onda maior nas crianças e nas mulheres (vozes mais agudas); e vão se dar menos vezes, portanto terão uma freqüência de onda menor nos homens (vozes mais graves).

O tom fundamental, ou laríngeo, ou F_0, depende da massa de vibração; do comprimento (espessura e peso incluídos); da tensão das cordas vocais.

Como se modifica o F_0? Durante um resfriado as massas das cordas inflamadas aumentam e F_0 fica mais grave. O comprimento total das cordas pode ser todo usado ou não, pois para manter a adução as cordas se apertam na linha média e só uma parte vibra. A esse fenômeno denominamos compressão medial. Podemos explanar melhor essa força de apertar só uma parte firmemente ou de compressão medial, com uma guitarra. Colocando uma trave em seu braço só parte das cordas são tocadas e vibram. Finalmente, há a tensão longitudinal.

Com a elasticidade dos ligamentos pode-se esticá-los da cartilagem tireóidea até as aritenóides. Cordas delgadas, finas, vibram mais que as compactas, pesadas, densas. Por analogia pensa-se em dois elásticos em V – as cordas vocais. Com um estiramento ficam mais tensas e emitem um som mais agudo. Esse fato vai acelerar a velocidade de vibração e F_0 fica mais agudo. Com a flacidez emitem som mais grave e menos veloz.

A densidade e a tensão dependem do comprimento das cordas. A massa de vibração, de apenas uma parte das cordas, depende não só do comprimento como da compressão medial.

Ressonância

Ressoar é soar junto e justamente acima da glote estão as estruturas que participarão do fenômeno da ressonância. São os espaços cheios de ar, as massas musculares, as mucosas da faringe, das cavidades nasais e orais. Eles vão ressoar, isto é, se tiverem a mesma freqüência de vibração da onda sonora resultante, produzida pela laringe. Vão reforçar ou ampliar o tom fundamental laríngeo (Quadros 3-3 e 3-4).

Quadro 3-3

A laringe *Ação da laringe*	*O espaço glótico* *Abertura da glote*	*As ondas sonoras** *Tipo de som*
Sem sonoridade	Ampla	Sem som
Com sonoridade	Fechada	Pulsos quase periódicos
Voz sussurrada	Estreita	Ruído
Voz soprada	Muito estreita	Ruídos e pulsos quase periódicos

* Segundo David Broad, 1973.

Quadro 3-4. Variáveis fisiológicas com efeito na freqüência fundamental

Pressão subglótica	Aumenta F_o
Elasticidade das cordas vocais	Aumenta F_o
Tensão longitudinal	Aumenta F_o
Cordas vocais compactas	Diminui F_o
Massa das cordas em vibração	Diminui F_o
Peso das cordas vocais	Diminui F_o

Obs.: Falamos em ondas periódicas na emissão de fonemas, mas na verdade as ondas são quase periódicas.

Esses ressoadores da voz vão desde a glote até os lábios. A onda glótica f_o se bate e rebate e ocupa espaços cheios de ar, como o sinus, cartilagens, ossos, músculos, mucosas, estruturas úmidas, como a língua, válvulas, como a ariepiglótica, as pregas vestibulares, como a da nasofaringe, palato, dentes; enfim, estruturas de diferentes espécies de massa, tamanho, forma e função e em movimento.

A onda sonora resultante não pode ser mais a mesma. O reforço de sobretons de f_o vai se dar. O tom laríngeo sozinho seria inaudível.

A ressonância se aplicou na eletricidade, na mecânica, na acústica. A nós interessam esses princípios: quanto maior a massa, menor a freqüência de oscilação; quanto mais rigidez, maior velocidade de vibração, pensando nos músculos e ossos.

HOUSE e STEVENS pesquisaram o espectro glotal e consideram os principais fatores que determinam o padrão de ressonância:

1. O lugar de maior constrição do trato vocal.
2. O grau de constrição nesse ponto.
3. O grau de arredondamento dos lábios.

Essas três variáveis são importantes para precisar a ressonância acústica durante a produção das vogais.

Nessas três dimensões do trato vocal a ação é como um filtro acústico-mecânico, que modifica o tom da laringe. FANT (1960) relata que as três primeiras ondas de ressonância dependem da geometria das cavidades orofaríngeas e variam bastante. Mas, as ondas de número quatro a seis do espectrograma emanam da laringe e não são suscetíveis a variações.

Resumo

A freqüência fundamental depende:

1. Da vibração da massa das cordas.
2. Da tensão intrínseca e longitudinalmente; do comprimento; da porção que vibra.
3. Da área efetiva glotal.
4. Da ação da pressão subglótica.
5. Da ação dos ressoadores que reforçam sobretons, múltiplos de f_o.

A vibração depende:

1. Da pressão do ar e sua velocidade para abrir as cordas; do efeito Bernoulli.
2. Da elasticidade das cordas vocais e da sua massa.
3. Da manutenção do tônus muscular, dando tensão às cordas.
4. Da regularidade das bandas das cordas, fazendo uma aproximação na linha média de forma precisa.

A intensidade depende:
1. Da força de pressão subglótica inicial.
2. Do volume ou quantidade de ar.
3. Da velocidade com que passa na glote.
4. Da resistência da glote a essa pressão.

A qualidade vocal depende:
1. Do modo de vibrar as cordas vocais (timbre), das freqüências fundamentais diferentes (tonalidade).

A fonação depende:
1. Das forças aerodinâmicas da respiração.
2. Da resistência e elasticidade dos músculos da laringe, basicamente.

Funções da laringe:
1. Atua na respiração
2. Atua na fonação.
3. O ser humano usa-a para a comunicação e pela voz transmite emoções.

Faz uma proteção na deglutição, no fechamento glótico por esforço na tosse, por exemplo, porém as três primeiras são mais primárias.

Respostas da laringe e cordas vocais nas atividades vegetativas

- *Na posição de descanso*: as cordas vocais nunca ficam em uma posição fixa, mesmo na ausência da fonação. Ficam ligeiramente abertas.
- *Na respiração*: na respiração vital ficam bem separadas na inspiração e se aproximam na expiração. Não há vibração nem som. As paredes subglóticas podem gerar alguma turbulência - as fontes de fricção. As pregas vestibulares estão abertas. Na respiração forçada os abdutores se contraem para abrir a glote amplamente, que pode ficar com a mesma luz da traquéia. Os adutores são inibidos na inspiração.
- *No engolir*: o ádito, as pregas vestibulares e as cordas vocais tendem a se fechar. A laringe se eleva em direção à base da língua pela ação do palatofaríngeo, do estilofaríngeo e dos constritores inferiores. A cartilagem cricóide e as aritenóides se deslocam anteriormente.
- *Na tosse, no engasgo, no riso*: as cordas são fechadas abruptamente e são abertas explosivamente. As pregas vestibulares se fecham. Tossir raspando a garganta é extremamente estressante para a laringe.
- *No grito*: há um súbito aumento da pressão subglótica, uma abertura total da glote.

- *Na fonação*: na vibração há um deslocamento horizontal de 4 ms e um deslocamento vertical de 0,2-0,4 ms, do aparato vocal.
- *Na laringe*: basicamente há três principais movimentos a se registrar:

1. A rotação mútua entre a cricóide e a cartilagem tireóidea, determinada pelas juntas cricotireóideas.
2. O deslizamento das cartilagens aritenóideas.
3. O balanço rotativo das cartilagens aritenóideas.

Músculos em ação na vibração das cordas vocais:

1. O músculo cricoaritenóideo posterior abre as cordas vocais antes do tórax se expandir. O ar entra para o pulmão.
2. O interaritenóideo faz a adução das cordas vocais. A pressão subglótica sobe.
3. O cricoaritenóideo lateral faz a compressão medial das cordas vocais.
4. O vocálico age na tensão intrínseca. A pressão subglótica é maior que a pressão supraglótica.
5. O cricotireóideo age na tensão longitudinal. As cordas resistem pela tensão. A resistência da glote é máxima. A partir desse ponto a pressão subglotal abre as cordas vocais, vencendo sua resistência. As cordas são sugadas e há o efeito Bernoulli, com a pressão negativa entre suas bordas laterais. As cordas vocais se separam e a pressão subglótica começa a subir novamente para um novo ciclo inspiratório. Durante esse tempo uma lufada bem pequena de ar é solta depois que a pressão subglótica vence a resistência da glote. Quando as cordas se separam e a pressão subglótica cresce de novo outra lufada de ar é solta. Durante o efeito Bernoulli a velocidade do ar é muito grande e a pressão é negativa entre as cordas vocais (Fig. 3-2).

Impressão vocal

Tanto quanto as impressões digitais, o registro vocal tem valor na identificação de uma pessoa. As ondas sonoras resultantes, impressas em um espectrograma, possibilitam realmente declarar de que pessoa se trata, pois têm características únicas. Gravando-se frases de determinado indivíduo, por motivos de Medicina Legal, por exemplo, os fonoaudiólogos podem fazer uma perícia técnica e afirmar ou negar se é esta ou aquela pessoa pela voz. A impressão vocal é uma marca tão válida e fidedigna quanto a digital.

Músculos da articulação fonética (Fig. 3-3)

Como sabemos, os fonemas orais ressoam nas cavidades orofaríngeas; os fonemas nasais nas velofaringonasais. Para os orais, os mecanismos velofaríngeos devem funcionar selando as câmaras nasais pela ação dos músculos levantador do véu palatino contraídos. Para os nasais, a ação do pataloglosso é responsável pelo abaixamento do velo e elevação da parte posterior da língua. Como veremos depois, o levantador do véu palatino também ajuda a manter a pressão infra-oral em condições para as fricativas /s/. Além disso, nas nasais deve haver uma oclusão oral evitando a ressonância nessa cavidade, que pela sua forma facilita a geração de sons reforçadores. O /m/ se faz nos lábios pela ação dos orbiculares. No /n/ a ponta da língua nos alvéolos impede mais a ressonância oral pela ação do longitudinal. No /ɲ/ o dorso da língua toca o palato, deixando menor câmara ainda, para essa ressonância oral acontecer pela ação do estiloglosso.

Quanto às oclusivas, BORDEN e HARRIS salientam três diferenças básicas em relação às nasais. Primeiramente, as oclusivas precisam de um rápido crescimento de pressão infra-oral para depois explodirem. As nasais não. Os bucinadores certamente tomam parte nessa função. Em segundo lugar, a onda sonora faz caminho oposto ao das nasais, indo pela boca com a elevação do levantador do véu palatino que sela a nasofaringe. Em terceiro lugar, as oclusivas precisam, além de pressão infra-oral, de menos tempo para se articularem, exatamente o oposto das nasais nesses aspectos, cujo caminho mais longo dura mais tempo.

As oclusivas /p/ – /b/ são produzidas pela ação do músculo que circunda os lábios, o orbicular. Já /t/ – /d/ são produzidas pela ação do músculo longitudinal superior que levanta a ponta da língua. Para /k/ – /g/, além da ação do levantador do véu

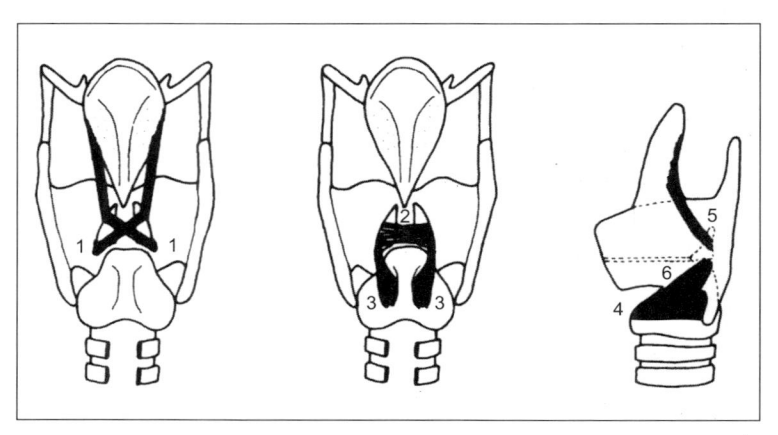

Fig. 3-3. Músculos intrínsecos de laringe. *1.* aritenóideo oblíquo; *2.* aritenóideo transverso; *3.* cricoaritenóideo posterior; *4.* cricotireóideo; *5.* aritenóideo oblíquo; *6.* cricoaritenóideo lateral.

palatino, há a do palatoglosso, elevando a base da língua atrás. A ação dos miloióideos que formam o assoalho da boca também é necessária, uma vez que este precisa se contrair, dando espaço para que o corpo posterior da língua possa recuar. Nas oclusivas sonoras há, além disso, a vibração e sonorização das cordas vocais.

As fricativas são produzidas pela turbulência do ar passando pela constrição de pontos. A fricção é apenas um resultado ouvido. A pressão infra-oral é o maior objetivo, assim o mecanismo velofaríngeo não poderá falhar pela ação do levantador do véu palatino.

Músculos, como o pterigóide fecham a mandíbula, e os elevadores da língua, sobretudo o genioglosso, se posicionam. Se o músculo longitudinal inferior se contrair junto, virando a ponta da língua para baixo, auxiliado pelo zigomático maior nos lábios, haverá, /s/ – /z/. Se junto com o pterigóide houver uma pequena ação de retração da língua pelo estiloglosso – concomitante com a ação do zigomático menor contraindo os lábios, haverá /ʃ/ – /ʒ/.

Evidentemente, nem todas as pessoas fazem esses mesmos movimentos para as fricativas, havendo variação individual. Essas adaptações nas difíceis fricativas são aceitas, com exceção da projeção lingual à frente dos dentes, que distorcerá todas as fricativas na língua portuguesa.

Essa articulação estática da fonética fisiológica não leva em conta a articulação dinâmica, fato que a fonética acústica valoriza. Na realidade, quando articula-se "tu" os movimentos descritos acima para /t/ não terminaram e já estão começando os movimentos para /u/.

O indivíduo cujo organismo percebe as economias de movimentos que pode fazer, não se gastando em posições que terá que desmanchar para a próxima articulação e inteligentemente se ajusta é o melhor "articulador", com mais clareza e inteligibilidade na co-articulação econômica.

Segundo BORDEN e HARRIS, para as vogais a contração do estiloglosso é importante no /u/, puxando a língua para trás. A ação do hioglosso abaixando a língua trabalha para /a/. A ação do genioglosso movendo a língua para frente, elevando-a, trabalha para /i/.

O Quadro 3-5 sumariza as funções dos músculos principais da articulação fonética. Os músculos com asteriscos foram mencionados nos textos anteriores.

Quadro 3-5. Funções dos músculos principais da articulação fonética

Músculos principais	Principais funções na articulação e fonação	Inervação periférica
Língua		
Longitudinal superior*	Encurtar a língua, elevando suas bordas caneladas e sua ponta	XII par – Hipoglosso
Longitudinal inferior*	Encurtar a língua e virar seu dorso e sua ponta para baixo	
Transverso da língua	Alongar e estreitar a língua	
Vertical da língua	Alargar a língua, aumentando seu corpo e aplainando-a	
Genioglosso*	Elevar a língua, abaixar sua porção mediana trazendo-a para trás. Sua ponta vai para cima, para baixo	
Hioglosso*	Abaixar a língua e puxá-la posteriormente. Trabalha junto com o condroglosso	
Estiloglosso*	Retrair a língua e elevá-la	
Obs.: Língua – inervação sensitiva: V par – Trigêmeo; IX par – Glossofaríngeo; VII par – Facial; X par – Vago.		
Palato mole		
Palatoglosso*	Abaixar o palato mole e elevar a base e as bordas da língua. Diminui o espaço entre os pilares	X par – Vago
Levantador do véu palatino	Elevar o palato mole, levá-lo para trás	
Uvular*	Encurtar a úvula levando-a para cima e para trás	
Palatofaríngeo*	Aproximar os arcos dos pilares, abaixar o palato. Elevar a laringe e a faringe e dilatar a tuba auditiva	
Tensor do véu palatino*	Ajudar a elevar o palato e tensioná-lo, abrir a tuba auditiva	V par – Trigêmeo – ramo mandibular
Obs.: Palato – inervação sensitiva: IX par – Glossofaríngeo; V par – Trigêmeo; VII par – Facial.		

Da face		VII par – Facial
Nasal	Dilatar as narinas	
Orbicular da boca	Franzir os lábios, fechá-los e projetá-los	
Canino	Elevar o lábio superior e a comissura dos lábios para o lado	
	Ajuda a fechar a boca junto com o triangular	
Zigomático maior e menor*	Fazer os lábios sorrirem fechados. Sua porção menor trabalha junto com o levantador do lábio	
Risório	Contrair as comissuras dos lábios separados no sorriso	
Mentual	Elevar o lábio inferior	
Abaixador do lábio inferior	Abaixar as comissuras do lábio inferior. As fibras do platisma chegam a esse músculo	
Bucinador*	Empurrar o ângulo da boca lateralmente e posteriormente, inflar as bochechas	
Levantador do lábio superior	Elevar o lábio superior e as comissuras dos lábios	
Triangular	Puxar o ângulo da boca para baixo, fechar a boca	
Mandíbula – Músculos da mastigação		
Pterigóideos medial e lateral	Elevar e fechar a mandíbula e empurrá-la para um lado e para o outro. A porção lateral age nos seus movimentos para dentro e para fora	V par – Trigêmeo
Masseter	Elevar a mandíbula e retraí-la, fazer a mastigação, trincar os dentes	
Temporal	Elevar a mandíbula e retraí-la	
Osso hióide e cartilagem tireóidea		
Músculos supra-hióideos levantadores:		
Digástrico:		
Ventre anterior	Levar o hióide para cima e para frente se a mandíbula estiver fixa	V par – Trigêmeo e

(Continua)

Quadro 3-5. Funções dos músculos principais da articulação fonética *(Cont.)*

Músculos principais	Principais funções na articulação e fonação	Inervação periférica
Ventre posterior ao digástrico	Ajuda a baixá-la. Sua porção posterior ajuda a retrair a língua e elevar a cabeça quando eleva a hióide	VII par – Facial
Miloióideo*	Elevar a laringe, o hióide e conseqüentemente a base da língua Forma o assoalho da boca. Ajuda a abaixar a mandíbula	V par – Trigêmeo
Estiloióideo	Elevar, girar, puxar o osso hióide para trás. A língua pode varrer o palato	VII par – Facial
Genioióideo*	Elevar a laringe, o osso hióide e a língua também, cuja raiz está presa a esse osso. Projeta a língua. Ajuda a abaixar a mandíbula	XII par – Hipoglosso e C_1
M. infra-hióideos abaixadores		
Esternotireóideo	Abaixar a cartilagem tireóidea e o osso hióide imobilizando-o; então a laringe desce	XII par – Hipoglosso e $C_1 - C_2 - C_3$
Tireoióideo	Abaixar o osso hióide	XII par – Hipoglosso
Esternoióideo; omoióideos	Abaixar o osso hióide	
Laringe		
Parte ariepiglótica do m. aritenóideo oblíquo*	Ajudar a fechar o espaço restante da laringe. Trabalha com as pregas interaritenóideas	Nervo laríngeo recorrente – ramo do X par – Vago
Parte tireoepiglótica do m. tireoaritenóideo	Abaixar a epiglote, abrir o espaço laríngeo na parte superior	Nervo laríngeo recorrente
Tireoaritenóideo	Ajudar a fechar a glote, encurtando as cordas vocais. Controlar a adução das cordas para frente, rodar. É o músculo que envolve externamente o ligamento do mesmo nome – as cordas vocais. Suas fibras internas constituem o músculo vocal	
Aritenóideos transverso e oblíquo*	Fazer a adução das cartilagens aritenóideas deixando-as deslizar, mas com rotação e apertando a glote. As cordas se aproximam. São os interaritenóideos em ação	Nervo laríngeo recorrente

Cricoaritenóideo lateral	Fazer a adução das cartilagens aritenóides e a rotação para frente e para dentro, aproximando as cordas vocais e fechando a glote Sinérgico com sua porção posterior mantém as aritenóides imobilizadas, prontas para vibrar	Nervo laríngeo superior
Vocal	Regular a tensão das cordas vocais. Compõe internamente junto com o ligamento *cornu elasticus* da cricóide e a membrana mucosa que os reveste, o chamado processo vocal. É antagonista do cricotireóideo, pois encurta as cordas	
Cricoaritenóideo posterior*	Fazer a abdução das cartilagens aritenóideas, abrindo a glote. Fazer a rotação das aritenóideas e puxar o processo para baixo e medialmente. Único músculo dilatador	Nervo laríngeo recorrente
Cricotireóideo	Rodar a porção posterior, a cricóide, para trás, afastando-a da tireóide, o que resulta no movimento das aritenóides e das cordas, esticando-as e tensionando-as. A porção anterior aproxima a cricóide da tireóide. Regula o tom fundamental da voz. É um músculo tensor	Nervo laríngeo superior – X par – Vago
Faringe		
Estilofaríngeo	Expandir a faringe, ajudar o palatofaríngeo a elevar a laringe e a faringe	XI par – Glossofaríngeo
Constritores	Contrair seqüencialmente a nasofaringe, a orofaringe, a laringofaringe. É ativo na deglutição. Há constritores superiores, médios e inferiores	X par – Vago
Salpingofaríngeo	Elevar a faringe, é ativo na deglutição. Abre a tuba auditiva	XI par – Acessório
Parte cricofaríngea do m. constritor inferior da faringe	Relaxa na deglutição. É o esfíncter da voz esofagiana	

(Continua)

Quadro 3-5. Funções dos músculos principais da articulação fonética *(Cont.)*

Músculos principais	Principais funções na articulação e fonação	Inervação periférica
Pescoço		
Platisma	Abaixar o ângulo da boca, ajuda na depressão da mandíbula	VII par – Facial.
Esternocleidomastóideo	Com a cabeça fixa, eleva o esterno, as clavículas, as costelas. Importante na inspiração	XI par – Acessório C_2 e C_3
Escalenos	Elevar as primeiras costelas	
Músculos da respiração na fonação		
Inspiração		
Diafragma*	Abaixado, aumenta o tórax verticalmente e comprime o abdome	Nervo frênico
Intercostais externos*	Suspender as costelas e alargar o diâmetro do tórax	$T_1 - T_{11}$
Expiração		
Intercostais internos*	Abaixar as costelas	$T_1 - T_{11}$
Abdominais (reto, oblíquos, transverso)	Pressionados contra o diafragma, eleva-o	$T_7 - T_{12}$
Orelha média (m. dos ossículos da audição)		
Estapédio (Músculo dos ossículos da audição)	Empurrar a platina do estribo lateralmente na janela oval, tensioná-la. Reage por reflexo acústico a 80 dB acima do limiar tonal da audição na função de proteção da intensidade sonora excessiva	VII par – Facial
Tensor do tímpano	Levar o cabo do osso do martelo para o interior da caixa timpânica e aumentar a tensão da membrana timpânica. Relaxa-se no silêncio. Protege o ouvido das excessivas amplitudes de onda sonora e facilita a passagem de sons de alta frequência	V par – Trigêmeo
Dilatador da tuba auditiva	Abrir a tuba durante a deglutição	IX par – Glossofaríngeo

Obs.: Músculos da orelha – inervação sensitiva: VIII par – Vestibulococlear.
*Os músculos com asteriscos foram mancionados em textos anteriores.

NERVOS CRANIANOS

XII pares dos nervos cranianos e algumas de suas funções que são importantes na Fonoaudiologia

I par – Olfatório	Nariz – sensorial para a olfação
II par – Ótico	Olhos – sensorial para a retina
III par – Oculomotor	Olhos – motor, movimentos internos e externos dos olhos
IV par – Troclear	Olhos – motor, movimentos externos do oblíquo superior
V par – Trigêmeo	Face – motor para a mandíbula e tensor timpânico. É sensitivo para a face e lábios.
VI par – Abducente	Olhos – motor, m. extra-ocular retolateral
VII par – Facial	Face – motor para m. estapédio, lábios, face, sensorial para 2/3 anteriores da língua
VIII par – Vestibulococlear	Ouvidos – sensorial para a cóclea e aparelho vestibular
IX par – Glossofaríngeo	Faringe – motor para a faringe e sensorial para a parte posterior da língua e tuba auditiva
X par – Vago	Laringe – motor e sensorial para os m. do palato mole, da laringe e da faringe.
XI par – Acessório	Pescoço – motor para o pescoço, ombro e palato mole
XII par – Hipoglosso	Língua – motor para os m. da língua

Cartilagens da laringe: Ligamentos da laringe – intrínsecos:

Tireóidea	Cricotireóideo
Cricóidea	Tireoepiglótico
Epiglótica	Tireoaritenóideo (da corda vocal)
Aritenóide-par	Banda ventricular (das falsas cordas)
Santorini e Morgani-par	Aritenoepiglóticos
Wrisberg-par	Extrínsecos-membranosos:
Hióide (osso ímpar)	Tireóideo
	Hioepiglótico
	Cricotraqueal
	Epiglótico

Tipos de voz: (Behlau M.)

Rouca
Áspera
Soprosa
Comprimida
Hiper ou hiponasal
Monótona
Crepitante
Trêmula
Infantilizada
Presbifônica

FONOLOGIA

Já se pode sentir a diferença de tratamento que a fonética e a fonologia dão aos fenômenos (ver Quadro 3-6).

A fonética clássica é fisiológica quando considera o ato motor como o mais importante para o processo, ignorando o perceptual. Classifica a articulação sob o ângulo de pontos anatômicos e posições restritas ao plano horizontal e vertical, irrealmente fixas. Esses pontos não corresponderam a nenhuma marca específica nos espectrogramas, nem todos os aspectos do ato motor mostraram-se relevantes.

A fonética acústica é a que progride na fonética de hoje, porque leva em conta a percepção que forma a idéia fônica abstraída pelo falante e pelo ouvinte. Assim, lingüistas como FANT e HALLE dela se apossaram.

A fonologia tem o seu interesse centrado naquilo que distingue os fonemas, levando-os a modificar as significações dos vocábulos. Essa preocupação com os fenômenos em níveis bem mais abstratos, como a pertinência das formas fonêmicas e as regras com que os fonemas se sucedem, diferencia basicamente as duas disciplinas. Essas regras morfofonêmicas nada têm de arbitrárias, não são meras justaposições.

A fonologia, além dos fonemas, se interessa pela prosódia (Quadro 3-6). Nisso, também, distingue-se da fonética. Eis como ambas valorizam formas supra-segmentais ou prosódicas: o acento é a forma mínima da prosódia, **e a** sílaba, a unidade máxima. Dizemos que *o prosodema* é a unidade mínima da prosódia, quando é sílaba acentuada, marcada, que mostra o vocábulo fonológico. Não se pareia sempre com o vocábulo morfológico em português.

O acento pode variar em português, funcionando opositivamente (ex.: estímulo-estimulo, bebê-bebe). A pausa também contrasta (ex.: os operários, cansados [todos estão cansados]; os operários cansados [os que estão cansados]). A entonação contrasta: exemplo: Ele já viu isso? Ele já viu isso!... A duração da emissão contrasta e tenta obter valores extras de significação: C... a... l... m... a! Entrada par-ce-la-da!, li-qui-da-ção to-tal!

Podemos dizer que os traços prosódicos, apesar de não se constituírem em fonemas, têm a mesma função de distinguir.

Quadro 3-6. Prosódia na fonética e na fonologia

	Fonética articulatória clássica (baseada na gramática normativa)	*Fonologia (baseada na acústica e na lingüística)*
Acentuação	Tonicidade	Intensidade correlacionada com freqüência e duração. Distingue a forma fonológica da morfológica
Duração	Emissão breve e longa	Duração breve e longa diferencia vogais de semivogais
Pausas	Silêncio e juntura	O silêncio antes da emissão distingue oclusivas das constritivas e consoantes surdas das sonoras. A juntura tem valor distintivo no silêncio, na duração da vogal precedente, na sonorização ou na aspiração
Entonação	Tom alto, baixo, ascendente, descendente em combinações, valorizando a tensão das cordas vocais	Importa a freqüência dos formantes Contrasta segmentos afirmativos de interrogativos e negativos na língua
Sílaba	Uma só emissão vocal intuitivamente cortada	Na formação da sílaba, as consoantes podem pertencer acusticamente à vogal que lhes precede ou sucede. Uma sonorização e uma explosão nos faz perceber uma oclusiva sonora /b – d – g/. Só as distinguiremos pelo formante da vogal que as acompanha
Articulação	O som articulado vale como produto descrito anatomicamente ou acusticamente	A dupla articulação da linguagem é estudada a partir do seu produtor pelos valores da língua
Percepção	Os estímulos são percebidos como elementos acústicos diferenciados	Os estímulos acústicos são reconhecidos pelo conhecimento da língua

Fonemas da língua portuguesa estudados pela fonologia
Classificação das vogais tônicas para o português

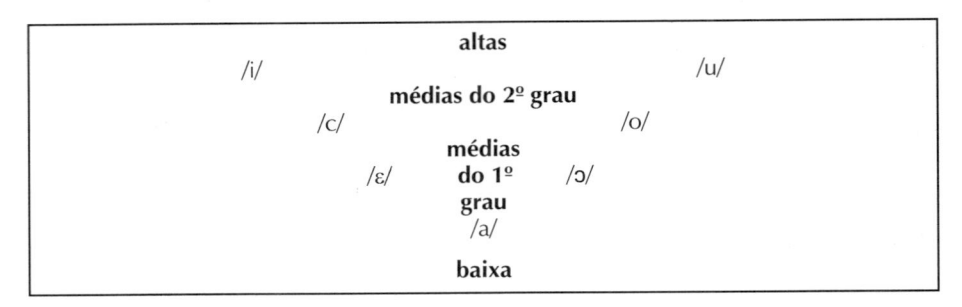

		altas		
/i/				/u/
		médias do 2º grau		
	/e/		/o/	
		médias do 1º grau		
	/ɛ/		/ɔ/	
		/a/		
		baixa		

MATTOSO CÂMARA observa que *"se as vogais tônicas estão diante da consoante nasal na sílaba seguinte, esse quadro se reduz".*

		altas		
/i/				/u/
	/e/	médias	/o/	
		/a/ – /ã/		
		baixas		

"No português do Brasil a posição da vogal tônica diante da consoante nasal na sílaba seguinte (amo, lenha, sono) elimina as vogais médias do 1º grau /ɛ - ɔ/ e torna a vogal baixa central levemente posterior em vez de anterior, o que auditivamente lhe imprime um som abafado."

Classificação das vogais átonas para o português
Constituem formas variantes das vogais tônicas.

• Classificação das vogais pré-tônicas:

altas	/i/		/u/
médias	/e/	/o/	
baixa		/a/	

- Classificação das primeiras vogais átonas pós-tônicas das proparoxítonas:

altas	/i/		/u/
médias		/e/	
baixas		/a/	

Há uma neutralização entre /e/ e /u/. Entre /i/ e /e/ há poucos pares opositórios.

- Classificação das vogais átonas finais diante ou não de /s/ no mesmo vocábulo:

altas	/i/		/u/
baixas		/a/	

MATTOSO CÂMARA não considera que haja em português vogais nasais. Vê a nasalização das vogais *como* um traço distintivo, mas a nível da sílaba. O traço nasal é diferente do processo de assimilação que *na pronúncia levemente nasal da primeira vogal de – ano, cimo, uma, tema etc. – o falante tende a antecipar o abaixamento do véu palatino, necessário a emissão da consoante na sílaba seguinte e emite já nasalada a vogal precedente.*

Distingue das oposições de "junta-juta, cinco-cito, lenda-leda" onde vê traços distintivos de nasalidade na sílaba que serão marcados pelo arquifonema /N/. Para MATTOSO CÂMARA escrevem-se assim as vogais nasais: /aN/ /eN/ – /iN/ – /oN/ – /uN/ em (aNka – eNte – ziNco – soNbra – ʃuNbo).

Classificação das consoantes

SCLIAR CABRAL vê os seguintes traços opositivos sob o ponto de vista articulatório nas consoantes.

1. **Quanto ao modo de articular:**
   a) O traço oclusivo se opõe ao não-oclusivo: oclusivas *versus* fricativas e semivogais: [p-b-t-d-k-g-m-n-ɲ] *versus* [f-v-s-z-ʃ-ʒ] *versus* [y-w].
   b) O fricativo se opõe ao sonante: fricativas *versus* laterais, vibrantes e semivogais: [f-v-s-z-ʃ-ʒ] *versus* [l-λ-r-R-y-w].
   c) O líquido se opõe ao não-líquido: [l-λ-r] *versus* [y-w].
   d) O lateral se opõe ao vibrante: [l-λ] *versus* [r-R].
2. **Quanto à caixa de ressonância suplementar:** as consoantes nasais se opõem a/b-d-g/, pois o traço de nasalidade já as diferencia das demais consoantes, sendo redundante: [m-n-ɲ] *versus* [b-d-g].
3. **Quanto ao papel das cordas vocais:** eis o traço distintivo de sonoridade: [p-t-k-f-s-ʃ] *versus* [b-d-g-v-z-ʒ]. Esse é o traço mais forte de oposição na língua portuguesa.

4. **Quanto ao ponto de articulação**: a posição econômica de MATTOSO CÂMARA é adotada também por SCLIAR CABRAL nas oposições:

Ordem labial	Ordem anterior	Ordem posterior
p	t	k
b	d	g
m	n	ɲ
f	s	ʃ
v	z	ʒ
	l	λ
	r	R
	y	w

Até então, estudamos as consoantes fonologicamente na posição inicial. Quando a consoante é o segundo elemento de um grupo consonantal pré-vocálico temos, segundo MATTOSO CÂMARA: laterais e vibrantes /l-r/ (exemplo: bloco-broco; atlas-atrás). As primeiras consoantes que fazem parte do grupo consonantal são: /p/ – /b/ – /f/ – /v/ – /t/ – /d/ – /k/ – /g/.

Pode parecer, à primeira vista, que para as sílabas travadas as únicas consoantes pós-vocálicas possíveis são as líquidas, as fricativas não-labiais e o traço nasal das vogais que MATTOSO CÂMARA enfatiza não constituir fonema: /r/ – /R/ – /l/ – /s/ – /z/ – /N/. Mas /l/ pós-vocálico é um alofone que não se porta como valor distintivo na língua, vocalizando-se em um /u/ assilábico semivocálico /w/. Já o /s/ e /z/ pós-vocálicos são arquifonemas, pois ficam surdos /s/, diante das consoantes surdas (lista), e sonoros /z/, diante das consoantes sonoras (nesga).

O /R/ é um arquifonema vibrante. Seus traços simples e múltiplos se anulam nessa posição. Eis o quadro das ditas consoantes em sílaba travada: /S/ – /N/ – /R/ – /L/.

Convém relembrar que o alofone é uma variação da pronúncia, que sem individualidade não é um fonema e não prejudica o aspecto da significação.

SCLIAR CABRAL, observando a identidade e classe de sons lingüísticos, mostra as variações dos fonemas na nossa língua:

- /b – d – g/ se realizam fricativos em posição intervocálica
- /k – g/ são variantes conforme a vogal seguinte (anterior – central – posterior)
- /d – t/ se realizam palatais seguidas da vogal /i/
- /s – z – ʃ – ʒ/ em fim de vocábulo e de sílaba e no meio de vocábulo variam
- /m – n/ em fim de vocábulo e de sílaba neutralizam-se no arquifonema /N/
- /l/ em fim de vocábulo e de silaba neutraliza-se na semivogal /w/
- /r – R/ em fim de vocábulo neutralizam-se conforme consoante ou vogal
- /y – w/ antes de vogal o traço consonantal é neutralizado em favor das vogais /i/ – /u/

Todos os fonemas da nossa língua sofrem variações e têm alofones ou são arquifonemas. É resistente /p/ no Brasil. Os fonemas /s/ – /ʃ/ – /z/ – /ʒ/ são os que possuem mais formas variantes. O mesmo acontece com as vogais, sobretudo em /e/ – /i/. As nossas sete vogais ficam reduzidas a cinco pré-tônicas e a três átonas finais, conforme MATTOSO CÂMARA. Mas nossa organização fonológica da sílaba é bem firme e possui características marcantes: a vogal sempre constitui o núcleo silábico. Daí MATTOSO CÂMARA só aceitar o ditongo quando o elemento silábico é tônico, pois dois elementos vocálicos átonos criam variação livre.

O arquifonema varia, não tem individualidade marcada como fonema. O arquifonema é o resultado de uma neutralização e desaparece como valor fonológico. Daí a questão do /R/ final, retroflexo para o caipira, uvular para o carioca, rolado para o paulista, abrandado para o nordestino. Distingue-se bem, no entanto, entre duas vogais, como em "mora e morra". Portanto, /r/ brando e /R/ forte são fonemas diferenciados. Mostram-se arquifonemas só em sílaba travada no português.

Como vimos, há duas semivogais em português: /y/ (iod) e /w/ (val), como em (p-a-s-t-e-y-s) e (p-a-w), ditongos de "pastéis" e "pau". Na verdade, o /y/ é um /i/ assilábico lingual, /w/ um /u/ assilábico labial depois de vogal com que fazem sílaba. As semivogais são sonoras e podem ser orais ou nasais. Seu ponto de articulação depende do ditongo ser crescente ou decrescente, variando entre linguopalatal, velar e buconasal. À luz da análise espectográfica se comportam muito mais como semiconsoantes do que como semivogais. Sob o ponto de vista vocálico /y/ é mais anterior, opondo-se a /w/, mais posterior. Constam na sonografia de traços rápidos, opondo-se às vogais com formantes bem mais longos e duráveis. Sua emissão breve as diferencia das vogais, realmente. Antes de vogal, as semivogais se neutralizam em /i/ – /u/.

Depois de vogal se mostram mais claramente, no meio ou fim do vocábulo. Segundo MATTOSO CÂMARA, podemos enumerar os ditongos decrescentes e crescentes da nossa língua:

- *Ditongos decrescentes tônicos*: A vogal vem em primeiro lugar, a semivogal em segundo. Orais:

/aw/ – mau	/iw/ – riu	/ay/ – pai	/ɔy/ – dói
/ɛw/ – céu	/ow/ – sou	/ɛy/ – anéis	/oy/ – boi
/ew/ – deu		/ey/ – dei	/uy/ – fui

Segundo POITTIER, eis os ditongos decrescentes nasais:

/ãy/ – alemães	/ẽy/ – bem	/ũy/ – muito	/õy/ – põe
/ãw/ – pão			

- *Ditongos crescentes*: a semivogal vem em primeiro lugar e a vogal em segundo. São instáveis e se neutralizam facilmente em /i/ – /u/. MATTOSO CÂMARA vê um único ditongo: a vogal assilábica /u/ depois de plosiva, diante de vogal silábica.

Exemplo: [k-g] w (a-é-ê-i-ó-ô) como em "quadro". Fora desses ditongos há variação livre e neutralização – várias, tábua, mágoa.

Para MATTOSO CÂMARA o ditongo crescente e um ditongo decrescente em uma única sílaba produzem o chamado tritongo.

Orais: /way/ – /wey/.
Nasais: /wãy/ – /wẽy/ – /wõy/ – /wãw/.

A construção de sílaba em português pode apresentar as seguintes estruturas fonológicas, segundo SCLIAR CABRAL:

v = /a/	vcc = /ays/
cv = /pa/	cvcc = /deus/
vc = /aR/	ccvc = /krer/
cvc = /paS/	ccvcc = /treys/
ccv = /kre/	ccvccc = /graNws/

A língua portuguesa é difícil? De acordo com JOHN LYONS, não há para o falante nativo de qualquer das nove famílias de línguas genealógicas existentes no mundo, códigos fáceis ou difíceis. Não há línguas primitivas mais bárbaras, como há sociedades mais primárias e agrícolas e outras industrializadas. Há preconceitos ao estranho, à nossa cultura. Não se conhece comunidade humana que exista ou tenha existido em qualquer época que se tenha privado da capacidade da linguagem regida por um código. As línguas antigas, grego, latim e o sânscrito foram estudadas obsessivamente pelos fonéticos, por toda a Idade Média até o século XIX. Foi impossível ver sinais de evolução das línguas de um estado primitivo até um mais avançado. As línguas crioulas têm uma gramática simples, semântica reduzida, se comparadas à protolíngua, ou língua-mãe de que provêm. Grupos sociais miscigenados costumam usá-la para comércio e negócios. Mas, o que se observou foi seu incrível e rápido crescimento em vocabulário. A gramática se desenvolveu em complexidade pelas necessidades de comunicação desses povos. Para nenhum falante sua língua natal é difícil, basta ver com que facilidade e sem aprendizado maior as crianças do mundo inteiro adquirem sua língua natal...

Inventário dos fonemas da língua portuguesa

1. Vogais:
   - *Vogal A: Fonema* /a/ – oral, aberto, baixo, central, sonoro. A vogal A tem quatro representações fonêmicas: tônica aberta, nasal tônica, nasal, átona.
   AFI* = /a/ como em para.
   Realização acústica:** F_1 750 Hz – F_2 1.350 Hz.
   Timbre: grave.
   Abertura da boca: bem aberta.
   - *Vogal E: Fonema* /e/ – oral – variante do 2° grau anterior, palatal sonoro. *Fonema* /ɛ/ – oral – variante do 1° grau anterior, palatal sonoro. A vogal E tem cinco representações fonêmicas: tônica fechada, tônica aberta, nasal tônica, nasal, átona.
   AFI = /e/ como em me, /ɛ/ como em fé.
   ***e = /e/ ou /ɛ/ em sílaba tônica não-seguida de nasal (ex.: cedo); /i/ em sílaba final livre ou travada por fricativa; em posição inicial de sílaba átona travada por nasal ou fricativa (ex.: pote, encontro, estranho); /y/ em posição final, precedido de vogal e seguido de /n/ – /~/ (ex.: põe).

---
*AFI = alfabeto fonético internacional.
**Delattre. *Comparing the phonetic features of English, French, German and Spanish,* 1965.
***Margarida Basílio. In: *Cadernos da PUC/RJ,* (Letras e Artes). Rio de Janeiro, 1974.

Realização acústica: F_1 550 Hz – F_2 1.800 Hz para /ɛ/; F_1 375 Hz – F_2 2.200 Hz para /e/.
Timbre: agudo.
Abertura da boca: não-arredondada.

- *Vogal I: Fonema* /i/ – oral, fechado, anterior; palatal, sonoro. A vogal I tem quatro representações fonêmicas: tônica fechada, nasal tônica, nasal, átona.
AFI = /i/ como em bica.
i = /i/ em centro de sílaba, (ex.: vida, parti); /y/ em margem de sílaba (ex.: pai, glória).
Realização acústica: F_1 250 Hz – F_2 2.500 Hz.
Timbre: agudo.
Abertura da boca: não-arredondada.

- *Vogal O: Fonema* /o/ – oral, variante do 2º grau, posterior, velar, sonoro. *Fonema* /ɔ/ – oral, variante do 1º grau, posterior, velar, sonoro. A vogal O tem cinco representações fonêmicas: tônica fechada, tônica aberta, nasal tônica, nasal, átona.
AFI = /ɔ/ como em pó, /o/ como em gota.
o = /o/ ou /ɔ/ em sílaba tônica não-seguida de nasal (ex.: posso, poço); /u/ em sílaba átona pós-tônica livre ou travada por fricativa (ex.: livro, átomo); /w/ precedido de /a/ e seguido de /~/ – /n/ em posição final (ex.: mão).
Realização acústica: F_1 550 Hz – F_2 950 Hz para /ɔ/ F_1 375 Hz – F_2 750 Hz – para /o/.
Timbre: grave.
Abertura da boca: arredondada.

- *Vogal U: Fonema* /u/– oral, fechado, posterior, velar, sonoro. A vogal U tem quatro representações fonêmicas: tônica fechada, nasal tônica, nasal, átona.
AFI = /u/ como em uva.
u = /u/ em centro de sílaba (ex.: urubu); /w/ em margem de sílaba (ex.: cacau, água).
Realização acústica: F_1 250 Hz – F_2 750 Hz.
Timbre: grave.
Abertura da boca: arredondada.

2. Consoantes
A) Oclusivas orais:
- *Consoantes P – B* (abertura zero em ambas):
 Fonema /p/ oral oclusivo bilabial surdo.
 Fonema /b/ oral oclusivo bilabial sonoro.
 MATTOSO CÂMARA: (ex.: roupa – rouba).*
 Realização acústica: ruído característico de uma explosão, liberando bruscamente a coluna de ar retida pela oclusão dos lábios. Haverá ou não sonorização da glote.
 b = /bi/ seguido de consoante com a qual não forme grupo (ex.: abdome); p = /pi/ seguido de consoante com a qual não forme grupo (ex.: rapto); /p/ – /b/ nos demais ambientes.

- *Consoantes T – D* (abertura zero em ambas):
 Fonema /t/ oral oclusivo linguodental surdo.
 Fonema /d/ oral oclusivo linguodental sonoro.
 MATTOSO CÂMARA: (ex.: rota – roda).
 Realização acústica: é um ruído de explosão, mas não praticado pelos lábios e sim pela ponta da língua a nível dos dentes e alvéolos. Haverá ou não sonorização da glote.
 t = /ti/ seguido de consoante com a qual não forme grupo (ex.: atmosfera); d = /di/ seguido de consoante com a qual não forme grupo (ex: admitir); /t/ – /d/ nos demais ambientes.

- *Consoantes C – G* (abertura zero em ambas):
 Fonema /k/ oral oclusivo velar surdo.
 Fonema /g/ oral oclusivo velar sonoro.
 MATTOSO CÂMARA: (ex.: roca – roga).
 Realização acústica: ruído de explosão, a nível do palato duro ou do mole. Haverá ou não a sonorização da glote.
 c = /s/ diante de vogal anterior (ex.: cedo, ciclo, vice); c = /ki/ diante de consoante com a qual não forme grupo (ex.: acne); g = /ʒ/ diante de vogal anterior (ex.: geral, girafa); gui diante de consoante com a qual não forme grupo (ex.: digno); qu = /k/ (ex.: líquido, quase); /g/ – /k/ nos demais ambientes.

---

*Os exemplos foram retirados de MATTOSO CÂMARA, em Princípios de Lingüística Geral, 1973

B) Nasais:
- *Consoantes M – N – NH* (abertura dois em todas):
  Fonema /m/ nasal bilabial sonoro.
  Fonema /n/ nasal linguodental sonoro.
  Fonema /ɲ/ nasal palatal sonoro.
  MATTOSO CÂMARA: (ex.: amo, ano, lanha).
  Realização acústica: ruído de explosão mais fraca que /p/ – /b/ para /m/ e mais fraca que /t/ – /d/ para /n/. O ar passa também pelas fossas nasais e deixa marca. A explosão bucal é mais pré-ponderante na emissão que a ressonância oral. Está bem caracterizada a ressonância mais nasal no /ɲ/. Há a sonorização da glote.
  m = /n/ em posição final (ex.: trem, fim, bom); /mi/ seguido de consoante nasal (ex.: amnésia); /m/ nos demais ambientes; n = /n/ (ex.: nata, canta, líquen); nh = /ɲ/ só participa de início de sílaba medial e final.

C) Constritivas:
- *Consoantes F – V* (abertura um em ambas):
  Fonema /f/ oral constritivo fricativo labiodental surdo.
  Fonema /v/ oral constritivo fricativo labiodental sonoro.
  MATTOSO CÂMARA: (ex.: mofo – movo).
  Realização acústica: ruído de sopro continuado, mais marcado no /v/. Como /v/ é muito sonoro, quando em posição intervocálica, leva as características da vogal adjacente consigo. Haverá ou não a sonorização da glote.
  f = /fi/ seguido de consoante com a qual não forme grupo (ex.: afta); v = /vi/ seguido de consoante com a qual não forme grupo, em posições pós-vocálicas de palavras de empréstimo (ex.: ovni); /f/ – /v/ nos demais ambientes.

- *Consoantes S – Z* (abertura um em ambas):
  Fonema /s/ oral constritivo fricativo alveolar surdo.
  Fonema /z/ oral constritivo fricativo alveolar sonoro.
  MATTOSO CÂMARA: (ex.: selo - zelo).
  Realização acústica: ruído sibilado contínuo mais marcado em /s/ que em /z/. Como /z/ é muito sonoro na posição intervocálica, leva as características da vogal adjacente. Haverá ou não a sonorização da glote.
  o fonema /s/ causa muitas dúvidas na grafia, e merece estudo profundo grafêmico; s = /z/ em posição intervocálica (ex.: liso, casa) ç usado com /a/ – /o/ – /u/, (ex.: caça, aço, Iguaçu); ss na posição intervocálica; nos demais ambientes vale por ç – x – sc – xc – sç; ou então s em posição pré-vocálica inicial, (ex.: sala, cansa); z = /z/ em posição pré-vocálica (ex.: zebra); /z/ em posição pós-vocálica (ex.: paz, luz).

- *Consoantes X – J* (abertura três em ambas):
  Fonema /ʃ/ oral constritivo fricativo palatal surdo.
  Fonema /ʒ/ oral constritivo fricativo palatal sonoro.
  MATTOSO CÂMARA: (ex.: queixo – queijo).
  Realização Acústica: ruído de chiado contínuo mais marcado no /ʃ/ que no /ʒ/. Como o /ʒ/ é muito sonoro na posição intervocálica, leva as características da vogal adjacente. Haverá ou não a sonorização da glote.
  x = /s/ em posição intervocálica ou pós-vocálica medial (ex.: extremo, máximo); /ʃ/ em posição pré-vocálica (ex.: xícara, chá); /z/ em posição intervocálica quando a sílaba anterior for /e/ (ex.: êxito); /ks/ ou /kis/ em posição intervocálica, em posição pós-vocálica final (ex.: léxico, córtex); j = /ʒ/ (ex.: jato, veja).

D) Laterais
- *Consoantes L – LH* (abertura três em ambas):
  Fonema /l/ oral constritivo lateral alveolar sonoro.
  Fonema /ʎ/ oral constritivo lateral palatal sonoro.
  MATTOSO CÂMARA: (ex.: mala – malha).
  Realização acústica: ressonância vocálica sobressai na posição final. O ruído é de uma expiração na consoante. No /ʎ/ ao ruído de expiração junta-se a ressonância característica da vogal. Há a sonorização da glote.
  l = /l/ em posição pré-vocálica (ex.: lata, pala); (/ʎ/ só participa no início de sílabas mediais e finais); /w/ em posição pós-vocálica. (ex.: sal, caldo).

E) Vibrantes
- *Consoantes R – RR* (abertura três em ambas):
  Fonema /r/ oral constritivo vibrante simples (linguodental ou alveolar) sonoro.
  Fonema /ʀ/ oral constritivo vibrante múltiplo velar sonoro.
  MATTOSO CÂMARA: (ex.: era – erra).
  Realização acústica: /ʀ/ ruído de rolar mais forte e marcado, velar ou faríngeo, devido a grande flexibilidade dos órgãos articulatórios posteriores; /r/ ruído brando, devido a um golpe rápido ou dois, um contato de batida entre a ponta da língua e os alvéolos. Ambos têm ressonância vocálica e sonorização da glote.
  O "r" forte é "rr" em início de sílaba medial e final. Se inicial é velar do tipo forte, mas grafado como "r" fraco. Este último está presente no grupo consonantal, em início de sílaba medial e final de palavra em posição intervocálica.

Além disso, o sistema gráfico do português apresenta vários dígrafos (entre barras estão os fonemas a que correspondem):

ch – /ʃ/ – ex.: *chamar*
lh – /λ/ – ex.: *olhar*
nh – /ɲ/ – ex.: *ninho*
qu – /k/ – ex.: queda
gu – /g/ – ex.: *guerra*

rr – /R/ – ex.: *ferro*
sc – /s/ – ex.: *descer*
ss – /s/ – ex.: *passo*
xc – /s/ – ex.: *exceto*

Obs.: **h** – não apresenta referência fonêmica quando aparece isoladamente.

Restrições de ocorrências na sílaba da língua portuguesa*

A) As vogais médias abertas só ocorrem com o fonema - quando em formas combinadas com os morfemas (-iñu) e (-isimu) e, eventualmente, (ista).
B) As vogais médias abertas não ocorrem diante de consoante nasal.
C) A vogal média fechada anterior não ocorre em posição inicial de sílaba átona travada por nasal ou fricativa.
D) A vogal média fechada posterior não ocorre em sílaba livre em posição átona pôs-tônica.
E) Em sílaba livre átona final só ocorrem as vogais /i – u – a/.

A sílaba poderá apresentar margem pré-vocálica e/ou pós-vocálica, ocupadas por consoantes. Todas as consoantes podem ocorrer em posição intervocálica. Em outros ambientes, observamos as seguintes restrições de ocorrência:

A) Só ocorrem em posição pós-vocálica a fricativa anterior surda, a nasal anterior, a vibrante posterior e as semivogais.
B) As semivogais e a nasal posterior não ocorrem em posição pré-vocálica se a sílaba precedente for travada por consoante.
C) A vibrante anterior só ocorre entre vocóides.

As margens da sílaba podem ser constituídas de grupos de consoantes, havendo as seguintes restrições de ocorrência:

A) Só há grupos formados de dois ou três segmentos.
B) Nos grupos pré-vocálicos, só podem ocorrer como segundo elemento a vibrante, a lateral e as semivogais.
C) À exceção dos grupos /kw – gw – ly/, todos os grupos cujo segundo elemento é uma semivogal só ocorrem em sílaba átona.

---
*Margarida Basílio, op. cit. p. 18-9.

D) Os grupos /tl – vr/ não ocorrem em sílaba inicial e o grupo /vl/ em sílaba medial.
E) Nos grupos de três segmentos, um deles deverá ser semivogal; este será o primeiro elemento nos grupos pós-vocálicos e o último elemento nos grupos pré-vocálicos.
F) Os grupos de três segmentos só ocorrem em sílaba final.
G) Os grupos pré-vocálicos de três segmentos só ocorrem em sílaba átona.
H) Nos grupos pós-vocálicos de três segmentos, o último será a fricativa anterior surda /s/.

Sinonímia

Podemos encontrar em livros estrangeiros outras nomenclaturas para as consoantes:

apicais = /t – d – n – ʃ – ʒ/
ásperas, fortes = surdas
doces, brandas = sonoros
chiantes = /ʃ – ʒ – z/
contínuas = constritivas
plosivas, momentâneas = oclusivas orais
dorsais = /k – g – R – ʒ – ɲ – s – z
homorgânicas = articuladas com o mesmo órgão articulador = /p – b/.
líquidas, laterais = /l – λ/
molhadas = /ɲ – λ/
sibilantes = /s – z/
breves = /p – t – k/
alongadas = /v – z – ʒ/
uvular = /R/
vibrantes = /r – R/
guturais = velares
alveolares = /t – d – n – s – z – l – r/
dentais = /t – d – n – s – z/
expirantes = /f – v/
sonantes = laterais, vibrantes, semivogais
bemolizados = fonemas graves
prolongáveis = /f – v – s – z – ʃ – ʒ/
africadas = oclusiva mais fricativa (Djalma, atchim, Djavan). São raras no português.
glotais = mais posteriores que os velares, inexistem no português, a não ser na patologia e na aquisição da linguagem.

Descrição dos traços distintivos de Jakobson no português (Segundo Scliar Cabral)

1. **Consonantal – não-consonantal:** todas as consoantes da língua *versus* vogais e semivogais.
2. **Vocálico – não-vocálico:** vogais, consoantes líquidas *versus* semivogais e todas as outras consoantes restantes.
3. **Contínuo – interrupto:** fricativas líquidas laterais *versus* oclusivas e líquida vibrante simples.
4. **Compacto – difuso:** oclusivas velares, líquida lateral, vibrante múltipla, fricativas palatais, vogais abertas *versus* oclusivas bilabiais e dentais, fricativas alveolares e labiodentais, vogais fechadas.
5. **Grave – agudo:** bilabiais, constritivas expirantes, vibrantes, semivogal /w/, vogais de timbre grave *versus* oclusivas dentais, fricativas alveolares e palatais, semivogal /y/, vogais de timbre agudo.
6. **Tenso – lasso:** oclusivas surdas, fricativas surdas, vogais fechadas *versus* oclusivas sonoras, fricativas sonoras, vogais abertas.
7. **Nasal-oral:** nasais *versus* oclusivas sonoras.
8. **Surdo-sonoro:** oclusivos e constritivos surdos *versus* os sonoros. É o contraste mais forte da língua portuguesa.

> **Obs.:** Segundo HALLE, para a língua inglesa, o traço surdo/sonoro é redundante ao tenso/lasso. SCLIAR CABRAL observa que o traço de JAKOBSON obstaculizado/não-obstaculizado inexiste no português e refere-se aos sons glotais. O traço bemolizado/não-bemolizado é redundante em relação ao grave/agudo. O estudante pode depreender os fonemas pela descrição dos traços; no sétimo item, nasais *versus* oclusivas sonoras: /m/ /n/ /ɲ/ *versus* /b/ /d/ /g/, por exemplo.

A Dra. SCLIAR CABRAL analisa as particularidades acústicas dos traços distintivos da língua portuguesa:

1. **Consonantal – não-consonantal:** as consoantes não apresentam formantes claros, as vogais, sim, com uma proporção constante entre F_1 e F_2. As líquidas têm no primeiro formante o traço vocálico e no segundo o mais consonantal. As vogais têm harmônicos de alta intensidade, bem distintos do traço nasal condensado considerado de baixa intensidade. Os *glides* não têm traço vocálico, nem consonantal, mas um deslizamento pelo espectro característico e rápido. Eis como se diferenciam.
2. **Vocálico – não-vocálico:** a presença *versus* a ausência de formantes os diferencia bem. No caso do traço vocálico observa-se que há vibração das cordas vocais sem obstáculos e no traço não-vocálico ou coneonantal há obstáculos.

3. **Contínuo – interrupto:** a interrupção abrupta das oclusivas se diferencia da continuidade das constritivas, onde há fricção. No caso /b/ *versus* /v/, ambos sonoros, /b/ é menos abrupto e delineado; vê-se a fricção no /v/. No caso /p/ *versus* /f/, o plosivo é abrupto e não-delineado e a fricção aparece no /f/.
4. **Compacto – difuso:** no caso do traço compacto o primeiro e o segundo formantes estão juntos, aproximados /ɔ/. No caso do difuso esses mesmos formantes estão longe um do outro /i/.
5. **Grave – agudo:** os fonemas têm seus traços caracterizados pela freqüência em que se imprimem mais. Graves são (abaixo de 500 Hz): /p – b – m – n – ɲ/. Agudos são (acima de 1.000 Hz): /s – z – ʃ – ʒ – t – d – f – v/.
6. **Tenso – lasso:** as consoantes surdas são tensas nos seus traços. Quanto às vogais /e/ – /o/, o traço tenso é diferente de /ɛ/ – /ɔ/ com traço lasso. As tensas têm mais duração.
7. **Nasal – oral:** acusticamente nas nasais há uma redução da intensidade do som; /m/ tem uma condensação maior que /b/; /n/ é mais compacto que /d/, em uma comparação com as orais.
8. **Surdo – sonoro:** há presença de menor intensidade nos sonoros, em relação aos surdos que são mais graves. A sonoridade da vibração, e a duração nas surdas são importantes.

Fonética acústica

Há nomes importantes na fonética acústica de hoje, como DELATTRE, STRAKA, MALMBERG, GRAMMONT, YAMAMOTO, JESPERSON, LIBERMAN, HARRIS, COOPER, DENNES, PINSON etc. que estudaram a fundo a parte acústica do fonema. Pelos seus trabalhos nas análises espectrográficas, sabemos hoje que os padrões acústicos dos sons complexos da linguagem estão em mudança permanente de zona freqüencial, de duração, de intensidade. Na fonética ficou provado que apenas os dois primeiros formantes são importantes para a percepção humana. O terceiro formante tem ainda alguma utilidade. O contexto lingüístico é fundamental para decodificar na mensagem os elementos pertinentes. O discurso é percebido como um *continuum* sonoro onde o ouvinte não percebe os fonemas um a um, mas percebe, na verdade, *a síntese silábica,* isto é, a transição de um segmento a outro. *O locus* freqüencial dessa transição é importante no reconhecimento das consoantes, assim como a presença de harmônicos é fundamental no reconhecimento das vogais. As vogais têm sempre as marcas mais fortes e nítidas de ressonância – os formantes.

O que é um formante? É uma zona onde se vêem as marcas freqüenciais mais fortes de ressonância. As vogais os têm bem delineados, já as consoantes não, sobretudo as oclusivas surdas, as que deixam menos marcas delineadas. Consoantes liquidas ou laterais têm também seu aspecto vocálico bem marcado, comportam-se quase como as vogais. As nasais deixam suas características de reduzir e condensar as intensidades nas freqüências.

As fricativas deixam marcas de sua fricção como os ruídos de alta freqüência. As sonoras deixam sua vibração. Enfim, são pistas acústicas que o espectrograma detecta e sabemos que o ouvinte recebe. Por elas vai identificar o que ouviu. É por elas também que o falante se guia para saber o que produziu por retroalimentação. Valorizamos mais as vogais, pois influenciam o antes e o depois das consoantes fricativas, junto com a sua longa fricção.

As principais características acústicas dos fonemas são:

- *Nas vogais:* as zonas formanciais ou formantes harmônicos são padrões obtidos pela ressonância do trato vocal desobstruído. A sua freqüência é baixa comparada à freqüência das consoantes. Conforme a vogal é mais grave (posteriormente) os dois formantes são mais próximos.
Conforme é mais aguda (anteriormente) os dois formantes distanciam-se. DELATTRE concluiu que dois formantes são necessários para se perceber as vogais anteriores e um só para as vogais posteriores Os formantes são fáceis de se perceber pela sonoridade, a alta intensidade, a duração de 100 milisegundos (ms). A bem dizer, só as vogais produzem formantes nítidos, claros. As consoantes deixam sempre marcas dos ruídos. São influenciadas pela vogal que vem antes e depois. É a co-articulação na transição fonêmica.

- *Nas semivogais:* segundo as pesquisas, não há mais do que um deslizamento contínuo que não tem traço vocálico ou consonantal. Diferenciam-se por isso das consoantes líquidas mais vocálicas /l/ – /r/, pelo fato de terem seu F_1 vocálico e seu F_2 consonantal. As semivogais mostram suas transições rápidas, ao contrário dos formantes mais estáveis das vogais, em duração de tempo e bem delineados na forma.

- *Nas consoantes nasais:* segundo MALÉCOT, a divisão de ressonância entre as cavidades oronasais dá o decrescimento de intensidade típico das nasais. Sua freqüência fica abaixada. Seus formantes são de baixa intensidade ou ausentes. A transição dá pistas sobre o ponto articulatório pela sua condensação. A sonoridade fica marcada pela vibração vista no espectrograma nos 300 Hz.

- *Nas oclusivas:* a interrupção do formante pelo silêncio é uma pista importantíssima na percepção das oclusivas surdas. Essa interrupção tem vibração nas oclusivas sonoras. Depois o ar explode; é ouvido como um transiente mais ou menos abrupto, que serve como pista pela sua zona de freqüência. O *locus* é o ponto de convergência para onde se dirigem as transições do F_2. Por esse critério, as labiais têm seu *locus* a mais ou menos 700 Hz; as dentais a mais ou menos 1.800 Hz; as velares por volta de 3.000 Hz. O VOT *(voice onset time)* é uma espécie de silêncio, o tempo em que a vocalização demora a sair. Esse VOT dá indicações para essas oclusivas serem percebidas como surdas/sonoras. Resumindo: o ponto de articulação é decidido na base da freqüência usada e a sonorização na base do padrão de tempo e duração. O VOT aparece bem nitidamente nas oclusivas surdas, porque é mais longo. Há um declive abrupto-silêncio e um aclive abrupto. Segundo LISKER e ABRAMSON, o VOT das oclusivas sonoras é breve, menos abrupto, mais delineado do que as surdas. O VOT negativo significa que a vocalização começa antes da lufada de ar, que se ouve, (em espanhol) por exemplo.

- *Nas fricativas:* o barulho de fricção é muito importante para a percepção dessas consoantes. O ruído de mais baixa intensidade, espalhado, parece continuar com o de alta intensidade. Eis um fator vital na percepção de /f/ – /v/ de mais baixa freqüência *versus* /s/ – /z/ de mais alta freqüência. No entanto, o ruído /s – z/ se dá a mais de 4.000 Hz e o de /ʃ/ – /ʒ/ a mais ou menos 2.500 Hz. Essas parecem ser pistas bem indicativas das fricativas. Tão relevante quanto o ruído de fricção característico, deixando marcas de turbulência é a vogal precedente na sua duração.

As Dras. BORDEN e HARRIS fazem um resumo interessante dos achados dos laboratórios Haskins, de Nova York, em fonética acústica.

Para o modo de produção, a percepção baseia-se na eventualidade do som ser periódico com harmônicos (vogais, semivogais, nasais) ou de conter ruídos de elementos aperiódicos (consoantes oclusivas, constritivas surdas). Outra possibilidade é o som ser periódico e aperiódico (consoantes oclusivas, fricativas sonoras). A onda sonora periódica com harmônicos apresenta energia de baixa freqüência sem ruídos, e sua fonte é a corda vocal em vibração. Já os sons aperiódicos com energia de alta freqüência e ruídos de turbulência têm sua fonte no trato vocal.

O ponto de articulação depende da freqüência, basicamente. A distância entre os formantes F_1 e F_2 serve para indicar nas vogais sua compactação (nas graves), sua difusão (nas agudas). Nas consoantes há transições com as vogais vizinhas e as freqüências do ruído são importantes informações de *locus* articulatório.

No português, surdo/sonoro é um traço bastante pertinente. Para sabermos se a consoante é surda ou sonora, dependemos mais da duração do tempo no VOT (maior nas surdas e menor nas sonoras), da duração da vogal precedente (maior nas surdas e menor nas sonoras), da duração de ruído de aspiração (maior nas oclusivas surdas e menor nas oclusivas sonoras) e duração da fricção (maior nas fricativas surdas e menor nas fricativas sonoras).

Harmônicos periódicos ou não, freqüência, duração, parecem ser muito pertinentes na percepção. Mas não são os únicos. Podemos dizer que esses são aspectos segmentais. Há ainda os supra-segmentais ou prosódicos. É importante o silêncio antes da emissão das oclusivas – VOT *(voice onset time)*.

Na acentuação, a freqüência, intensidade e duração são importantes. Na juntura, o silêncio ou a aspiração são também. Mas não vamos nos esquecer do contexto que nos situa no tempo/espaço e no ambiente: a língua.

O contexto é o pano de fundo do discurso. Dá muitas informações extras desses aspectos citados anteriormente, porque o nosso cérebro pode inferir relações, distinguir padrões, adaptar-se a mudanças, enfim, generalizar e abstrair. Se não estudamos a percepção do ouvinte dessa forma, isto é, valorizando sempre o contexto, reduziremos a linguagem à percepção de traços distintivos, sem a força do signo, o que não está correto.

A nossa percepção nos faz categorizar eventos, mas muitas questões permanecem em aberto. Como a transformação de *percepts* auditivos em *percepts* fonéticos se dá? Qual a natureza de operação, pareamento cognitivo? Deveriam ser mais acústicos ou mais fonéticos os traços distintivos? Psicologicamente, percebemos primeiro as outras pessoas para depois nos apercebemos da **nossa** própria produção? São perguntas de BORDEN e HARRIS, ambas com doutoramento em fonoaudiologia, em *"Speech Science Primer"*.

Resumindo: Na leitura de um espectrograma, se o estudante observar um *som periódico com harmônicos* saberá que é uma **vogal**. Se o som é *aperiódico* saberá que é uma **consoante surda**. Se o som é *periódico e aperiódico* saberá que é uma **consoante sonora**. As marcas dos harmônicos de F_1 e o traço consonantal de F_2 querem dizer uma **líquida**. Um *deslizamento* quer dizer uma **semivogal**, muito mais breve que uma vogal. Caso haja condensação *em baixa freqüência*, estará diante de uma **nasal**. Se houver um *VOT*, um declive – silêncio – aclive, no espectrograma em freqüência média, estará diante de uma *oclusiva*. Finalmente, caso perceba uma *fricção* em alta *freqüência*, estará diante de uma *fricativa*.

Sugere-se que o estudante pratique nos sonogramas e espectrogramas para aprender a perceber as diferentes marcas acústicas dos fonemas.

---

*Consultar os livros: Percepção da Fala: análise acústica do português brasileiro, das fonoaudiólogas IÊDA RUSSO e MARA BEHLAU, Lovise, 1993 e Acústica e Psicoacústica Aplicadas à Fonoaudiologia, IÊDA RUSSO, Lovise 1993.

CAPÍTULO 4

ABORDAGEM NEUROFISIOLÓGICA

Neste capítulo vamos procurar estudar, por uma neurofisiologia bastante compacta, as bases estruturais envolvidas nos processos lingüísticos: no ouvinte, no cérebro do ouvinte e do falante, no falante e na realimentação.

O OUVINTE
Divisões do sistema auditivo (Quadro 4-1)

1. Cérebro não-auditivo: todo o cérebro, menos o córtex auditivo no giro de Heschl.
   - *Cérebro auditivo:* recepção no córtex auditivo.
   - *Tronco cerebral alto*: inclui as estruturas do tronco cerebral mais superiores e os colículos inferiores, sem dúvida.
   - *Tronco cerebral baixo*: inclui as estruturas do tronco cerebral mais inferiores e possivelmente os núcleos cocleares e os complexos olivares superiores já é SNC.
   - *VIII par*: estruturas periféricas e nervo vestíbulo-coclear.
   - *Orelha interna:* estruturas cocleares.
   - *Orelha média:* estruturas timpânicas e da orelha média.
   - *Orelha externa:* estruturas da orelha e do meato acústico externo.
   - *Cerebelo*: está incluído por causa da incerteza quanto à sua participação.

   Caso ocorra na audição questionamos ainda de que tipo será exatamente.
   Obs.: Os lados D e E estão mencionados neste item, pois na recepção é admissível que os dois hemisférios participem, apesar de dominância cerebral esquerda.
2. É uma classificação muito geral. Sabemos que os lobos occipitais não pertencem ao sistema auditivo, mas estão representados nas regiões de não-recepção auditiva.
3. A junção do tronco cerebral está demarcando aquilo que é periférico e que é central. As relações infra e inter-hemisféricas estão subentendidas no sistema central. As relações de autocorrelação e correlação cruzada estão subentendidas no sistema periférico.
4. As repartições são maiores. Há problemas neurais e o termo sensórioneural inclui o VIII par e o tronco encefálico inteiro, podendo incluir o cerebelo.

Quadro 4-1 Divisões do sistema auditivo

1	Orelha direita	Orelha externa	Orelha média	Orelha interna	VIII par	Tronco cerebral baixo	Tronco cerebral alto	Cerebelo	Área de recepção auditiva (Heschl)	Área não auditiva
	Orelha esquerda	Orelha externa	Orelha média	Orelha interna	VIII par	Tronco cerebral baixo	Tronco cerebral alto	Cerebelo	Área de recepção auditiva (Heschl)	Área não auditiva
2	PERIFÉRICO				SISTEMA AUDITIVO			CENTRAL		
3	PERIFÉRICO							CENTRAL		
4	CONDUTIVA		SENSORIAL OU COCLEAR		NEURAL OU RETROCOCLEAR			CEREBELAR	CENTRAL	
5					TRONCO CEREBRAL				CENTRAL	

Fonte: Katz. *Handbook of Clinical Audiology*.

5. A divisão do cérebro é feita em termos de seções cerebrais e cerebelares.
6. Possui estágios sinápticos no bulbo, ponte, mesencéfalo, diencéfalo, córtex, com grande número de cruzamentos das fibras nervosas (Fig. 4-1).

Audição

A audição é um dos sensórios mais desafiantes e interessantes de se estudar na sua funcionalidade, porque possui mais neurônios que os outros e parece ser um sensório amplo e cognitivo ocupando os mais diversos níveis do sistema nervoso. A orelha externa capta e faz seu papel na localização inicial do som. O meato acústico externo conduz e aumenta a pressão das ondas que aproximam da sua freqüência de ressonância. O tímpano vibra como pele de tambor, há a impedância mecânica da orelha média e a sua reatância. A orelha média transmite os sons através da cadeia de ossículos e, pelo efeito de alavanca, junto com o efeito da redução de área, amplifica os sons. Há o efeito de prensa hidráulica, na cóclea. Há inversão de fase nas ondas sonoras; que vão da janela oval à redonda pela perilinfa. Tudo isso faz com que a membrana basilar, onde repousa o órgão de Corti, ondule inversamente e que as células ciliadas, em contato com a membrana basilar e com a membrana tectória, captem esses deslocamentos. Então, a orelha interna transforma a onda sonora de mecânica em eletrofisiológica. As fibras de baixa freqüência do ápice e de alta freqüência da base desse órgão já mostram capacidade analítica de seletivar o som por freqüência. O órgão de Corti rebate o que vem instantaneamente do córtex e há o fenômeno da microfonia coclear. É tonotópico aos sons puros e recebe eferências para inibição.

Hoje a teoria de VON BÉKÉSY é a mais aceita para explicar o fenômeno da audição. Em 1961 recebeu o prêmio Nobel estudando a tonotopia. Junto com a teoria das salvas busca-se explicar a discriminação tonal, hoje.

Súmula

- Orelha externa e CAE localiza o som inicialmente e o conduz.
- *Membrana timpânica*: vibra e transmite.
- *Orelha média*: há a impedância e a reatância.
- *Cadeia de ossículos*: os três ossículos amplificam a pressão sonora: efeito de prensa hidráulica, de alavanca e de redução de área.
- *Há 3 ossículos:* bigorna, martelo e estribo.
- *Músculo tensor timpânico:* inervado pelo V par – trigêmeo; empurra o cabo do martelo para dentro, em conseqüência tensiona o tímpano.
- *Músculo do estribo*: inervado pelo VII par – facial; faz o movimento de vai-e-vem com a platina do estribo na janela oval. Os músculos têm ação

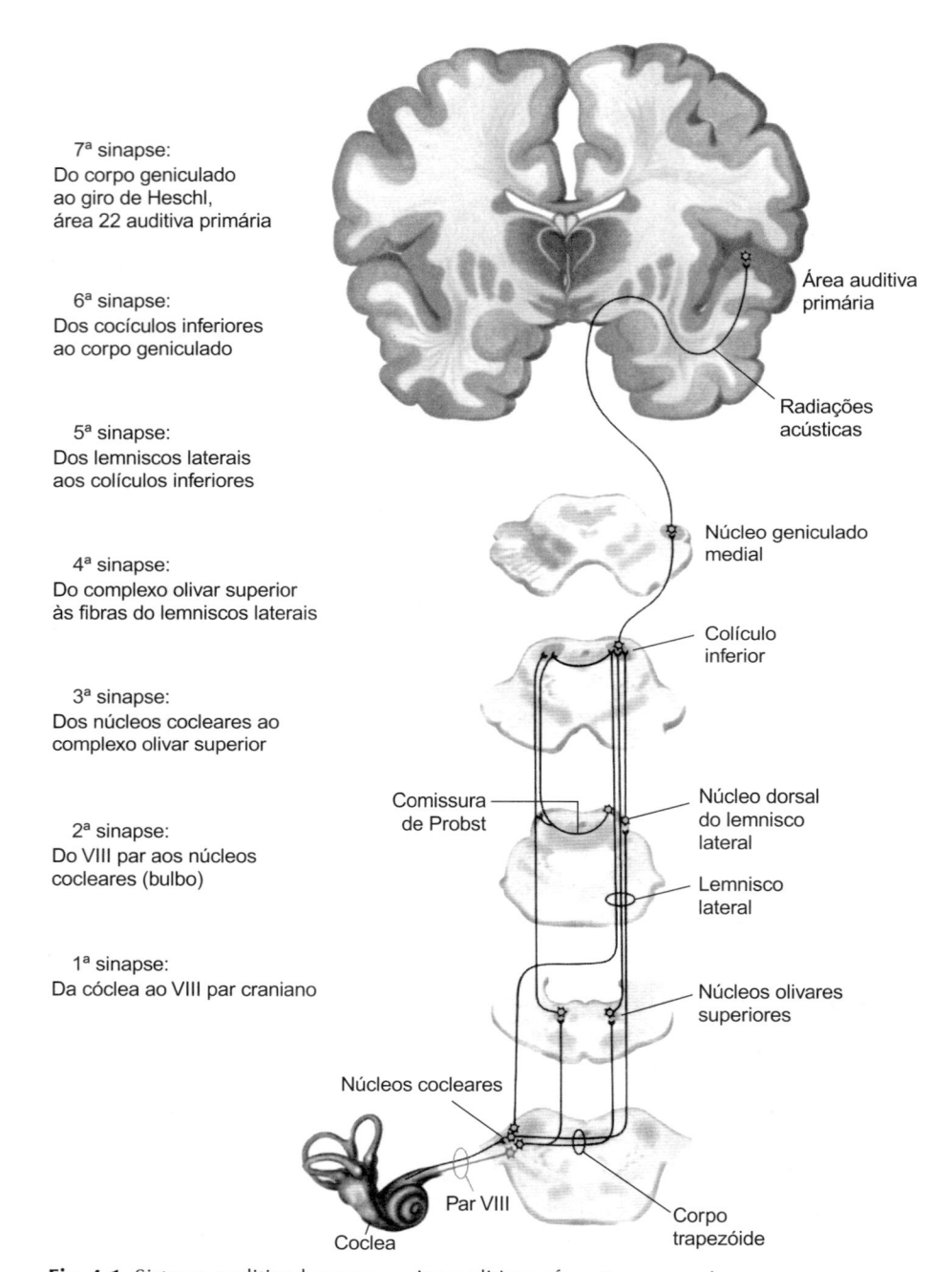

7ª sinapse:
Do corpo geniculado
ao giro de Heschl,
área 22 auditiva primária

6ª sinapse:
Dos cocículos inferiores
ao corpo geniculado

5ª sinapse:
Dos lemniscos laterais
aos colículos inferiores

4ª sinapse:
Do complexo olivar superior
às fibras do lemniscos laterais

3ª sinapse:
Dos núcleos cocleares ao
complexo olivar superior

2ª sinapse:
Do VIII par aos núcleos
cocleares (bulbo)

1ª sinapse:
Da cóclea ao VIII par craniano

Área auditiva primária

Radiações acústicas

Núcleo geniculado medial

Colículo inferior

Comissura de Probst

Núcleo dorsal do lemnisco lateral

Lemnisco lateral

Núcleos olivares superiores

Núcleos cocleares

Par VIII

Cóclea

Corpo trapezóide

Fig. 4-1. Sistema auditivo humano – vias auditivas aferentes e suas sinapses. Adaptado de "Cem bilhões de neurônios" de Dr. R. Lent – Ed. Atheneu, 2002.

simultânea e reflexa acima de 90 dB do limiar tonal para proteção contra sons intensos.
- *Tuba auditiva*: equaliza a pressão atmosférica entre o meio externo e a orelha média; drena secreções.
- *Rampas:* 1) vestibular, onde a platina do estribo se articula com a janela oval; 2) timpânica, que tem comunicação com a rampa vestibular pelo helicotrema. A perilinfa circula em ambas. A janela redonda está paralela; 3) canal coclear com endolinfa onde repousa o órgão de Corti no chão da membrana basilar e tem como teto a membrana tectória. O canal coclear na escala média divide as duas rampas e a membrana de Reissner junto da tectória separa a rampa vestibular da escala média.
- *Cóclea*: fica no labirinto anterior. A perilinfa é bombeada no interior da cóclea por meio da movimentação do estribo na janela vestibular ou oval. Há um deslocamento da membrana basilar, cuja maior excursão corresponde à freqüência principal do som recebido.
- *Órgão de Corti*: situado no interior da cóclea no canal coclear, possui células ciliadas que interagindo com a membrana basilar e com a tectória, analisam esses deslocamentos, decodificando-os, para em seguida reproduzi-los instantaneamente em impulsos nervosos. É tonotópico aos sons puros. Origina os potenciais microfônicos cocleares e os potenciais de ação. Faz a análise freqüencial, separando as ondas sonoras em seus componentes (análise de FOURIER) na membrana basilar.
- *Canais semicirculares*: a endolinfa dentro dos canais semicirculares é comprimida no sentido da rampa vestibular, dando mais movimento à membrana basilar e assim contribuindo para a audição. Ficam no labirinto posterior.

A partir do órgão de Corti as células se juntam às do gânglio espiral. Mais ou menos 30.000 fibras nervosas começam a constituir o nervo coclear. Muitas fibras eferentes já descem.

As fibras auditivas juntam-se ao nervo vestibular e passam a ser o VIII nervo, reunindo audição e equilíbrio por um certo percurso. O VIII nervo sobe à medula oblonga, já dividido em porção homolateral e heterolateral, e penetra no bulbo protuberancial.

No bulbo há dois núcleos cocleares, um ventral e outro dorsal. Os núcleos cocleares recebem eferências vindas do córtex, que aí terminam, segundo TOBIAS. Fibras vão descer das olivas superiores na altura da região pontina pelo feixe oliva-coclear. Vão à membrana basilar na cóclea. As células ciliadas externas eferentes são as que apresentam as emissões otoacústicas. Se destruídas produzem o recrutamento típico dos idosos.

Súmula

VIII nervo – no órgão de Corti: análise de Fourier decompõe as ondas sonoras.

Os núcleos cocleares, se cruzam pelo corpo trapezóide, no bulbo. As aferências múltiplas até os núcleos fazem a única surdez unilateral do sistema.

- *Medula oblonga*: há autocorrelação: análise, codagem pela freqüência e pela intensidade.

Temos cinco eventos:

1. Cruzamento de fibras para os dois lados, aferentemente.
2. A organização por freqüência permanece em todo o sistema até o córtex.
3. Há neurônios de inibição nos núcleos cocleares dorsais para os ruídos de fundo.
4. Há neurônios de auto-regulação, do bulbo ao órgão de Corti, do córtex ao órgão de Corti, eferentemente.
5. Há a primeira sinapse de SN central ascendente.

O VIII par chega à ponte por dois fascículos: um ventral, outro dorsal. A maioria das fibras ventrais se cruza para o outro lado e se dirige ao corpo trapezóide, atingindo bilateralmente as olivas superiores, seguindo em direção ascendente até o lemnisco lateral. Nas olivas, portanto, a audição bilateral já existe, pois as fibras se cruzam lado a lado nesses pontos. O outro fascículo dorsal sobe contralateralmente até as olivas, passando antes pelo assoalho do quarto ventrículo, formando as estrias acústicas mas não há a sinapse nas olivas. Assim, seguem porção ventral e dorsal em direção aos lemniscos laterais, como dissemos. Nas olivas superiores estão os centros dos reflexos estapédicos. As fibras dorsais que não se cruzam ascendem também aos lemniscos laterais, só que pelo mesmo lado, o complexo olivar superior localiza a fonte sonora e compara os sons, detectando as diferenças de fase.

Súmula

- *Tronco cerebral baixo*: (ponte inferior), núcleo das olivas superiores; centro de reflexos estapédicos. Recebe fibras das duas orelhas. 95% das fibras cruzam-se e vão ao córtex esquerdo; poucas fibras sobem ipsilateralmente até o córtex direito, por volta de 5%.

Pode-se comparar o recebido por uma e outra orelha. A audição binaural é *fundida, lateralizada e localizada. Há uma correlação cruzada*, na sinapse pontina.

No lemnisco lateral vêem-se fibras que sobem ao córtex e outras que terminam lá mesmo ou nos colículos inferiores. As fibras colaterais se dirigem à formação reticular que faz papel de filtragem. Pelas suas eferências essa ativa e inibe estímulos. Nas olivas o grupo de fibras ventrais dos dois lados forma os núcleos dos lemniscos laterais.

Há fibras que vão ao cerebelo. Este, por sua vez, manda eferências que regulam as respostas motoras.

As fibras nos colículos inferiores se cruzam para o outro lado e respondem aos sons de frequência modulada. A densidade destes aumenta e no córtex é 100 vezes maior do que nos núcleos cocleares. Acima do tálamo nenhuma fibra nervosa se cruza.

Súmula

- *Tronco cerebral alto*: (ponte mediana e mesencéfalo).
  - Lemniscos laterais, sinapse do mesencéfalo.
  - Colículos inferiores: lá se cruzam para o outro colículo, na altura do tubérculo quadrigêmio. Há conexões com o cerebelo.
  - Formação reticular desperta a atenção auditiva e filtra.
  - Cerebelo: *eferências de controle motor.*
  - Recodificação dos estímulos nos colículos inferiores que pode mapear a posição da fonte sonora.
  - No córtex dorsal está o centro dos reflexos audiomotores.

Aproximam-se finalmente, como duas vias ascendentes, a nível do mesencéfalo, vindas dos colículos inferiores e vão à grande central talâmica, estação das vias sensoriais. Vão até os corpos geniculados mediais, na parte posterior do tálamo, ligados pela comissura de Gulden – o que dá análise e representação bilateral do sistema auditivo também nesse nível. Os corpos geniculados ventrais são os únicos exclusivamente auditivos. As outras duas divisões se espalham pelas regiões intratalâmicas. Quando as lesões ocupam o tálamo conjuntamente com o córtex, a perda funcional do cérebro é maior, pois as regiões talâmicas são muito necessárias às atividades sensoriocorticais. As fibras mediais formam as radiações acústicas, que pela cápsula interna vão às estruturas corticais. Essas quase todas dentro do sulco lateral recebem fibras talâmicas sendo consideradas áreas de projeção primária no lobo temporal, o chamado giro de Heschl ou córtex auditivo, onde o estímulo é reconhecido. Essa área 22 de Brodmann está associada a discriminação fonêmica – Luria – 1974.

Súmula

- *Estruturas subcorticais*: (diencéfalo) corpos geniculados mediais, onde há uma *recodificação dos estímulos percebidos como monoaurais ou binaurais.* Há ligações córticocortical e córticotalâmicas. O tálamo como estação da sensibilidade pode *pedir preferência na passagem dos estímulos auditivos* para o sistema mais baixo. A mesma *organização tonotópica do Órgão de Corti* persiste nas áreas de projeção primária. Ocupa área unidimencional e responde à vocalizações e a padrões temporais mais complexos. As estruturas auditivas centrais primárias se dividem em colunas com neurônios de somação excitados por ambos os ouvidos e os de supressão excitados por um ouvido e inibido por outro. São colunas binaurais, que nos níveis subcorticais estavam misturados.

O córtex auditivo dominante também tem funções gnósicas e se liga às regiões homólogas, no hemisfério oposto, pelo corpo caloso. Há representações auditivas corticais bilaterais para o reconhecimento de sons agudos nas porções mediais e de graves nas laterais. A atuação do córtex auditivo não é necessária à audição de sons puros, analisados nas vias subcorticais, mas é indispensável na discriminação e tradução dos sons complexos da linguagem, carregados de significações semânticas. O último neurônio é cortical. Intrigantemente, havendo a destruição de 75% dos neurônios corticais do nervo auditivo perdem-se 40 dB no audiograma (segundo MARION DOWNS, citando KRYTER e ADES); já a remoção dos colículos inferiores gera uma perda de 15 dB nos puros. Havendo a representação cortical bilateral, mesmo lesionado o córtex dominante, o outro homólogo intacto assume e nota-se o aumento do limiar auditivo nesse ouvido contralateral ao dominante (LURIA).

Súmula

- O córtex auditivo no giro de Heschl está a área de recepção primária, que passa informações à área secundária, do córtex associativo fazendo a sua armazenagem. Os estímulos atingem a área de Wernicke, que podemos qualificar como uma área secundária. Restringe-se essa ao terço posterior do giro temporal superior esquerdo e inclui-se a parte ocultada no assoalho do sulco lateral de Sylvius, o chamado plano temporal. Sua função é identificar palavras, mas para compreendê-las vai precisar de outras áreas terciárias funcionais para a palavra.

Neurolingüística

LURIA, um dos maiores estudiosos da neurolingüística, vê as áreas de associação primária como extrínsecas, isto é, são projeções receptivas das estruturas subcorticais, conectadas com o sensório auditivo periférico, o órgão de Corti. O que se ouviu não só é transmitido ponto a ponto a essas áreas, como prolongado e estabilizado bilateralmente, uma vez que a audição se mostra com representação cortical bilateral, mas o córtex esquerdo é o dominante. Seus neurônios possuem uma especificidade modal.

As áreas de associação secundária são gnósicas e sintéticas, pois as informações recebidas e analisadas são sintetizadas e estocadas na memória. São intrínsecas pelas suas relações com as áreas primárias, com zonas de memória e com zonas de giro frontal anterior e giro pré-central. Sua especificidade tem grau menor. Fazem a síntese da fala e a retêm pela memória audioverbal. Organiza, elabora o que vai à área da Bracá.

As áreas de associação terciárias são intrínsecas também, pelas suas relações com outras áreas terciárias de outros sensórios. São retificadoras da atuação desses sensórios trabalhando em concerto. Situadas na fronteira dos córtices temporoparietocipitais, elas convertem todas as percepções já codificadas na compreensão das mesmas. Junto as áreas límbicas e as áreas pré-frontais essas participam levando suas informações necessárias na elaboração do pensamento abstrato e na "memória de trabalho". São áreas supramodais não-específicas.

LURIA concorda com VYGOTSKY que, na criança, essas áreas associativas desenvolvem-se das primárias em direção às secundárias e, finalmente, em direção às terciárias, funcionalmente. Eis como funciona a linha de interação. Já no adulto, acontece o oposto. A linha de interação é das zonas terciárias em direção às primárias, funcionalmente. São portanto as zonas associativas terciárias que controlam as funções neuropsicológicas.

LURIA vê o cérebro dinâmico do ser humano trabalhar regidos por três leis: 1) da especificidade decrescente; 2) da lateralização progressiva de funções; 3) da estrutura da interação hierárquica.

Áreas de associação auditiva no cérebro

As áreas de associação no cérebro têm seu caminho bem definido. Se o canal de entrada da linguagem é o auditivo, eis o que acontece: 1) recepção pela área auditiva primária dos sinais sonoros que codificam as palavras; 2) interpretação das palavras na área de Wernicke; 3) nessa mesma área a determinação dos pensamentos e palavras a serem faladas; 4) transmissão desses da área de Wernicke até a área de Brocá pelo fascículo arqueado; 5) ativação dos programas motores dessa área que realizam o controle da formação das palavras. 6) transmissão desses programas para o córtex motor voluntário que ativa os músculos necessários à fala, monitorados pelo cerebelo, ganglios de base e o córtex sensorial com os seus *feed-back*.

Se o canal de entrada (pela leitura) é o visual, eis o que acontece: 1) o córtex visual primário recebe o sinal; 2) esse é interpretado pela região do giro angular; 3) atinge seu reconhecimento na área de Wernicke. Se a resposta é com a leitura em voz alta o caminho é o mesmo do canal auditivo, a partir de então.

Nas porções mais laterais do lobo ocipital e do temporoparietal posterior existe uma área para dar nomes aos objetos. Essa nomeação foi captada e sendo aprendida pela audição e a parte física dos objetos foi captada e sendo aprendida pela visão. Essa área está localizada um pouco abaixo da área de Wernicke e não se sabe muito sobre ela ainda. Situa-se na área de associação temporo-parieto-ocipital. Essa área de associação junto com as duas outras, como a área de associação pré-frontal (que elabora o pensamento), e como a área de associação límbica (que elabora as emoções, a motivação, o comportamento) se constitue na principal zona das funções intelectuais exclusivas do cérebro humano.

As áreas associativas constituem grande parte do córtex humano. Têm a característica de não responderem aos potenciais evocados nem reagirem à estimulação elétrica, pois elas são silenciosas. São também multisensoriais, isto é: capazes de uma percepção multimodal mais complexa. Depois que os E chegam as áreas primárias de cada sensório seja auditivo, visual, somestésica etc, as áreas secundárias e terciárias contíguas se ampliam e se mostram abertas como um leque às conexões de outras percepções e às zonas menmônicas. Esses neurônios muito especializados, organizados, diferentes, numa hierarquia com alto grau de conhecimento, foram chamados de gnósicos, porque as agnosias acontecem quando há lesões nessas estruturas associativas. A atenção bem seletiva, focalizada e a memória estudadas pelos psicólogos desde a Teoria da Forma, a Gestalt (escola alemã) ajudaram a compreender as percepções, sua constância como algo que se vai construindo para se reconhecer em uma forma, por exemplo nas áreas visuais. Quanto à audição, temos células tonotópicas que respondem seletivamente à fala humana, à sopros, cliques, gritos de defesa e ataque etc. Pouco se sabe desses neurônios ainda, mas os do cérebro humano ocupam territórios muito mais amplos do que os dos outros primatas, pois cataloga, arquiva, pesquisa, tudo ao mesmo tempo.

Robert Keith – 1982, junto com outros pesquisadores do calibre de Katz e Willeford, enumera as habilidades auditivas centrais:

1. **Localização sonora**: localizar a fonte sonora pela audição binaural.
2. **Síntese binaural**: integrar Ec. incompletos apresentados simultaneamente ou alternadamente para ambas as orelhas.
3. **Figura fundo**: identificar a fala na presença de outros sons competitivos de forma monaural ou binaural.
4. **Separação binaural**: escutar com uma orelha e ignorar o E para a orelha oposta. É escuta dicótica para E diferentes apresentados simultaneamente às duas orelhas.

5. **Discriminação:** determinar se os E são iguais ou diferentes e reconhecer diferenças sutis entre os fonemas e entre padrões temporais.
6. **Fechamento:** fazer o completamento do E quando algumas partes foram omitidas.
7. **Atenção:** escutar o E por um período de tempo e seletivá-lo.
8. **Memória:** estocar e relembrar o E pela sua duração e um número de E consecutivos que podem ser guardados pela memória sequencial na ordem exata da sua apresentação.
9. **Associação:** estabelecer correspondência entre um som não linguístico e a sua fonte sonora.

Submodalidades auditivas e seus correlatos físicos:

Submodalidades	Correlato físico	Mecanismo neural
1. Determinação da intensidade	Amplitude	Amplitude de vibração da membrana basilar e n° de fibras auditivas recrutadas na cóclea
2. Discriminação tonal	Freqüência	Sincronia de fase e tonotopia em todo o sistema auditivo
3. Identificação de timbre	Composição harmônica	Padrão de vibração, análise de Fourier na membrana basilar
4. Localização espacial do som (vertical)	Diferença de reflexão auricular	Localização e direcionamento pelo pavilhão auricular
5. Localização espacial do som (horizontal)	Diferença interaurais de fase e de intensidade	Detecção de diferenças no complexo olivar superior
6. Percepção musical cerebral		Interpretação de padrões musicais no córtex (H. direito)
7. Percepção da fala		Interpretação de significados na área de Wernicke no córtex (H. esquerdo)

Fonte: R. Lent. Cem bilhões de neurônios – 2002.

Poderíamos enumerar as funções dos integradores mais baixos as seguintes responsabilidades (MYSAK):
1. Pela localização do som, vai orientar cabeça, olhos, orelhas em direção à fonte sonora.
2. Vai estimular os mecanismos de alerta do organismo, que fica pronto para selecionar o estímulo pertinente (formação reticular).
3. Gera impulsos eferentes para regular a resposta do sistema auditivo a qualquer nível das vias ascendentes.
4. A resposta ao som pelo movimento reflexo dos olhos é mediada pelos ramos do nervo auditivo que se conectam ao troclear, oculomotor, abducente, em seus núcleos, na altura da ponte.
5. Tem a característica de sua atividade ser modificada nas respostas aos estímulos de qualquer parte do sistema auditivo, pois há uma prioridade dada ao estímulo auditivo sobre outros tipos de estímulos, facilitada pela sua própria organização de representação bilateral em todos os níveis.
6. O labirinto, pelos seus canais semicirculares e pelo vestíbulo, atua como eferente sobre a musculatura extra-ocular. Isto significa que o VIII par atua sobre a visão.
7. O sistema auditivo eferente tem reflexos para a proteção da orelha dos sons fortes e que tem utilidade diagnóstica audiométrica nas patologias da orelha média e cocleares. O E que irá precipitar o reflexo acústico de Metz segue o seguinte caminho:
    * Do nervo acústico ao núcleo coclear central.
    * Desse último do complexo olivar superior medial.
    * Desse último ao núcleo motor do nervo facial contralateral – VII par.
    * Desse último, VII par, ao músculo estapédico contralateral, que se contrai bilateralmente.

Pelas habilidades auditivas centrais e dos integradores mais baixos, pode-se calcular nas dislalias audiógenas o que o surdo pode fazer apoiado nos restos auditivos e com benefícios dos implantes cocleares.

Processamento auditivo central – PAC – Seu *locus*

O processamento auditivo central tem lugar no SN periférico (orelha externa, média, interna e VIII par), no SN central (tronco encéfalo vias subcorticais, córtex auditivo, lobo temporal, corpo caloso) e áreas não-auditivas centrais (lobo frontal e interconexões temporoparietocipitais). O SN periférico faz a análise dos códigos linguísticos e o SN central os integra e os armazena na memória sensorial de *flash*, ultra-rápida, que dura segundos ou menos. Além da memória sensorial, temos também a memória de curta duração, dura minutos. Portanto, duas memórias rápidas e uma de longa duração, dura horas, anos. Essas são estudadas quanto a sua capacidade de retenção no tempo. Quanto à natureza temos a memória explícita, que descrevemos e evocamos por palavras; é de longa duração; a implícita que não descrevemos por palavras, de hábitos, regras em geral, aquilo que aprendemos de forma não consciente; a operacional, de informações necessárias ao raciocínio imediato para resolver problemas, um arquivo "on line" – R Lent e col. Essa última nos interessa. É subsidiada por um apoio visoespacial, e outro apoio da dita alça fonológica. Os doentes não conseguem reter seqüências de palavras faladas e repeti-las (lesões na área 40). Ambas são controladas por uma espécie de filtro para a atenção, decidindo qual informação se reterá. Atenção e memória são fundamentais no PAC.

As áreas pré-frontais tem capacidade de reter muitos aspectos de uma informação simultaneamente e organizá-los, em seqüência. Pode recuperá-los instantaneamente para formar os pensamentos. Essas áreas elaboram o pensamento e o armazena em diversos tipos e áreas de memória. Se a meta for motora haverá a meta de sua execução, se não, as metas serão do tipo intelectual. Essa capacidade chama-se memória de trabalho das áreas pré frontais associativas. São as nossas incríveis funções inteligentes que combinam fragmento da memória de trabalho e por ex, planejam o nosso futuro.

Definição

O PAC é definido por Katz: entender o que se ouviu. A definição da ASHA é: trata-se de uma série de mecanismos, processos realizados pelas vias cognitivas responsáveis pelos comportamentos de:
- detecção localização e lateralização sonora.
- reconhecimento de padrões auditivos.
- performance auditiva decrescida na presença de sinal acústico degradado.
- discriminação auditiva.
- aspectos temporais da audição como resolução, mascaramento, integração, ordenação.

Vamos analisar a recepção auditiva na detecção do som.

1. Inicia-se com a energia vibrátil e acústica do som.
2. Passa-se para a energia mecânica do tímpano.
3. Passa-se para a energia hidráulica do estribo na perilinfa.
4. Passa-se para a energia química das células ciliadas.
5. Passa-se para a energia elétrica na excitação do SNC.

Em seguida, tem-se a percepção, que deve discriminar características do som, quanto ao tempo, freqüência, intensidade, timbre, localização. Em seguida, tem-se a organização dos componentes que começa com a associação buscando o reconhecimento pela atenção, as memórias diversas.

Em seguida, tem-se a conceituação do conteúdo, sua interpretação. Por último a formulação da idéia. onde se faz uma seleção do que se vai articular, planejar o movimento e controlá-lo na emissão final. Nesse caso, podemos conjecturar nas falhas possíveis de acontecer na transformação das diversas energias acima citadas nas análises da intensidade, freqüência, localização e timbre dos sons na fusão, no tempo da latência, nas relações sinápticas transformadoras dos neurônios quando da dupla conversão de seus códigos, na sensibilização das memórias, pela facilitação das vias neurais ou inibição. Podemos conjecturar também, como são complexos os processos auditivos centrais desde o seu início até a sua finalização e como estão ligadas às aprendizagens e à linguagem.

Desde os anos 50 (Fairbanks, Brodbent, Bocca e Quiroz) estes autores se preocupavam com os problemas centrais e as aprendizagens. Carthart e seu entalhe famoso foi dos pioneiros nos anos 40. Mas, as provas logoaudiométricas só serviam como medida para confirmar o limiar tonal, até então.

Em 1977 na América em célebre simpósio, Willeford, Katz, Beasley, Lynn, Keith, Jerger, apresentaram baterias de testes para avaliar o que chegava ao canal auditivo desde da entrada do E até a sua análise e interpretação nas estruturas cerebrais centrais relacionando-as com os problemas de aprendizagem. Keith definiu como: inabilidade de atentar, discriminar, reconhecer, recordar ou compreender informações auditivas, na ausência de déficit intelectual, visual e problemas na audição periférica. Eis o "link" audição-linguagem. Pois são justamente essas habilidades que se mostram necessárias à fala, à linguagem, à leitura, ao ditado, enfim ao rendimento escolar. Os fonoaudiólogos logo se interessaram por esses problemas e perceberam que deviam fazer não só a avaliação da linguagem e a clássica avaliação audiológica como a do processamento auditivo central. Se o seu paciente não desenvolvesse a habilidade de retirar conhecimento daquilo que ouviu, os déficits já o denunciavam, sobretudo se vinha com um histórico de risco neo-natal, apresentando dificuldades com a linguagem receptiva e expressiva. Apesar de uma perda condutiva leve, mas com otites repetitivas, memória curta, atenção também, distração na terapia, reação desproporcional ao som intenso, tendência ao isolamento etc, esse paciente seria um candidato a essa avaliação central – o PAC.

Pesquisadores brasileiros não só traduziram como validaram para o Brasil os testes para avaliar o processamento auditivo central (PAC). A obra dos Prof. Dra. L. Desgualdo Pereira e Prof. E. Schochat no Manual de Avaliação do Processamento Auditivo Central, S. Paulo 1997 faz a abordagem passo a passo, deve ser consultada para o estudante se inteirar dos testes para o PAC em português. Já no nosso foco – as dislalias, seria muito interessante indicar o teste de Consciência Fonológica de Santos M.T.M. e Desgualdo Pereira L. 97, com 30 itens avaliando: síntese silábica, síntese fonêmica, rima, segmentação fonêmica, deleção fonêmica, transposição fonêmica. A consciência fonológica é definida por Pinheiro 94, como a habilidade de dividir palavras em segmentos separados da fala e seria função da área 22, área auditiva primária – Luria.

O processamento auditivo central não deve ser confundido com percepção auditiva ou com outras percepções. Trata-se de um processo inconsciente, ao passo que as percepções precisam da experiência consciente dos E. As Dras. Jacob Alvarenga e Zeilgelboim da Universidade Tuiuti, USP – Bauru, sublinham esse fato, além de lembrar que desde a entrada do E na orelha externa até o córtex não há uma réplica direta, mas uma representação construída pela experiência de vida do sujeito, a importância psicológica que dá ao E etc. Sem dúvida é um processo auditivo, mas também é gnósico e vai influenciar as aprendizagens.

A Dra. Prof. L. Desgualdo Pereira refere-se a três categorias quanto ao tipo de prejuízo no PAC:

1. Decodificação ou gnosia acústica. Esse processo está prejudicado pela inabilidade de integrar auditivamente o evento acústico, realizando uma análise do sistema fonológico da linguagem relacionando-o com a memória sensorial e depois com a primária.
2. Codificação ou gnosia integrativa. Esse processo está prejudicado pela inabilidade de integrar as informações auditivas com outras não-auditivas, realizando uma transformação dessas contidas na memória secundária, que retém aspectos da fonologia, sintaxe, semântica para a memória primária, que busca fazer a análise semântica e lexical dos significados das palavras.
3. Organização ou gnosia auditiva sequencial temporal. Esse processo está prejudicado pela inabilidade de sequenciar eventos auditivos no tempo, relacionado com a memória audio-verbal – Luria 74, e determinado pelo conhecimento das regras de uma dada língua.

Bellis T-2003 refere-se a 3 sub-perfis primários – decodificação, prosódia, integração auditiva e a 2 sub-perfis secundários, associação auditiva, organização de saída. Considera a decodificação como o único verdadeiro transtorno do processamento auditivo, atingindo a discriminação, o processo temporal, a separação e a integração binaural. Na classificação de Katz (autor do SSW) a decodificação foi a categoria mais prejudicada seguida da memória de curto prazo – Central Auditory Processing – 1992. Parece estar em acordo com o estudo de Terri Bellis, que aponta para cada sub perfil da avaliação as falhas comportamentais. São essas:

- *Na decodificação:* (integrar eventos acústicos) déficit bilateral ou na orelha direita nos testes dicóticos, mau desempenho nos testes monoaurais de baixa redundância, limiares elevados na detecção de intervalos de silêncio.

- *Na prosódia:* (disfunção do Hemisfério direito) déficit na nomeação e na imitação de padrões temporais, mau desempenho na orelha esquerda em testes dicóticos com E verbal.

- *Na integração auditiva:* (disfunção na transferência interhemisférica – corpo caloso) déficit na nomeação de padrões temporais, melhor performance com as respostas do tipo imitação, mau desempenho na orelha esquerda em testes dicóticos com E verbal e os testes de complexidade lingüística maior – SSW, por exemplo:

Já nos subperfis secundários são: na associação auditiva (inabilidade para aplicar regras da língua), mau desempenho nas duas orelhas nos testes dicóticos com E verbal, sendo a orelha direita a de pior resposta.

Na organização de saída (sequênciar, planejar e organizar às informações vindas pelo canal auditivo na transferência do E do lobo temporal para o frontal e as suas eferências). Mau desempenho no teste de fala com ruído, pois não faz bem a gestalt-figura-fundo, e nos testes com relato de vários elementos. Em geral há ausência ou anormalidade no reflexo acústico contralateral.

A professora Dra. L. Desgualdo Pereira relacionando os distúrbios do PAC com a terapia fonoaudiológica recomenda na:

- *Decodificação:* a terapia fonoaudiológica deveria enfatizar o trabalho das habilidades auditivas de consciência fonológica pela análise/síntese ou seja, lidar como elementos separados os sons lingüísticos dentro da palavra.

- *Codificação:* trabalhar a compreensão da linguagem na presença de ruído, isto é o uso da figura/fundo e integrando a informação auditiva com a de outros sensórios, como o visual e usando da sua fonologia, sintaxe e semântica nas frases.

- *Organização:* focar-se na memória para sons em seqüência lógica temporal usando o conhecimento da gramática e da estrutura da língua, como também, o uso de sons não verbais e sua sequenciação no tempo-espaço.

As funções mentais fundamentais para o PAC seriam a atenção seletiva ou a capacidade de seleção dos E relevantes (formação reticular, lobo pré-frontal) e as memórias (hipocampo, amigdalas). Para se entender o que nos chega pelos ouvidos e vai ao cérebro, precisa-se da integridade biológica do sistema auditivo periférico e central, e o fato de ter sido estimulado acusticamente no meio social.

Foi elaborado um resumo pelos professores para os estudantes, respondendo-lhes perguntas que fariam nessa nova área de estudos – o PAC.

QUAL A IMPORTÂNCIA DO PAC?

O processamento Auditivo está intimamente ligado ao desenvolvimento da linguagem e ao raciocínio verbal. Através do uso das habilidades auditivas tais como: detecção sonora, localização sonora, figura-fundo auditiva, fechamento auditivo, atenção seletiva e memória seqüencial, e outras, somos capazes de lidar com os sons da fala e entendermos a mensagem recebida, assim como nos expressarmos seja através da fala ou da escrita. Katz diz bem: o PAC é entender o que se ouviu.

EM QUE CONSISTE A AVALIAÇÃO DO PAC?

Primeiramente, é imprescindível estar avaliando a audição periférica através de um exame de audiometria tonal liminar. Em seguida, são avaliadas as habilidades auditivas através de testes especiais sendo necessário, para tal, um equipamento específico e que deve ser realizado dentro de uma cabina acústica. Por meio da análise dos resultados encontrados, podemos categorizar as alterações e assim, orientar a família e a terapia fonoaudiológica.

QUANDO SE DEVE AVALIAR?

Para que Processamento Auditivo seja avaliado é necessário que o paciente mantenha um nível de atenção suficiente para interagir com o examinador, bem como um certo grau de compreensão, pois a bateria de testes é comportamental. Crianças a partir de 4 anos, com ou sem queixa auditiva podem ser avaliadas, visto que se encontram em fase crítica de desenvolvimento da aprendizagem.

QUAL A RELAÇÃO DO PAC COM A BAIXA DE AUDIÇÃO?

A maioria das crianças que realizam a avaliação do Processamento Auditivo tem a sua audição dentro dos limites de normalidade. Não é obrigatório existir uma baixa de audição. As dificuldades que, possivelmente, possam vir a aparecer, estão intimamente ligadas às habilidades auditivas centrais. Estas só podem ser detectadas através de testes específicos.

É FÁCIL PERCEBER OS PROBLEMAS DO PAC?

A maior causa de alteração do Processamento Auditivo em crianças está relacionada à perdas auditivas leves, geralmente causadas por problemas na orelha média e que não apresentam sintomas como dor ou febre. Os sintomas mais comuns são a falta de atenção e problemas na fala. Desta forma, estas crianças fazem parte de um grupo difícil de ser percebido pelo leigo e, normalmente, tende a retardar o seu diagnóstico e, conseqüentemente, o seu tratamento adequado.

COMO AVALIAR O GRAU DO PROBLEMA DO PAC?

Pelos resultados dos testes de fala com ruído branco e/ou do teste SSW – teste dicótico de dissílabos. Se a alteração for severa pode-se pensar no problema oriundos do PAC. Esses e outros testes audiológicos podem ser usados na população escolar pelos fonoaudiólogos, como a imitanciometria e a audiometria que vão selecionar os alunos candidatos ao PAC.

Processamento Auditivo Central – PAC – Testes em português

Teste	Habilidade auditiva	Topo diagnóstico	Classificação PAC
1. Localização	Localização de Fonte Sonora	Complexo Olivar Superior	Decodificação
2. Memória sequencial para sons verbais e não verbais	Seqüencialização	Córtex auditivo	Organização
3. PSI/SSI	Figura–fundo para frases • (PSI – sem leitura p/crianças Ex: Mostre o gato – aparece a figura com estímulo auditivo da estória) • (SSI – com leitura para adulto. Aparece a frase com estímulo auditivo da história)	Córtex Tronco encefálico	Codificação
4. Dicótico e monótico	Dicótico – (frase no OD/história no OE) Monótico – (frase e história na mesma orelha)		
5. Fala com ruído branco	Fechamento atenção seletiva (closura auditiva) o ruído vai mascarar os aspectos da fala pela habilidade de fechar. Cr. decodifica que palavra é. Para isso, atenção seletiva é pano de fundo	Cóclea Tronco encefálico Córtex	Decodificação

Teste	Habilidade auditiva	Topo diagnóstico	Classificação PAC
6. Dicótico de Dígitos	Atenção dividida – integração binaural. (Dígitos entram ao mesmo tempo pelas 2 orelhas. Dividir a atenção/integrar a informação/repetir todos os números que escutou. Figura/fundo p/sons verbais	Corpo caloso Córtex	Decodificação
7. Dicótico não-verbal e sons competitivos	Figura-fundo p/sons ñ verbais Associação auditiva-visual (sons da natureza) associado à figura (2 sons ≠ ao mesmo tempo – 1 em cada orelha)	Áreas de associação de ambos os hemisférios, mais indicativa do H. direito	Prosódia
8. SSW	Figura-fundo para palavras e seqüencialização Palavras dissílabas. Ex: joga – fora chute – ouve junto bola	Lobo temporal Lobo frontal Lobo parietal Vias subcorticais Corpo caloso	Codificação Decodificação Organização
9. Fala filtrada e fusão binaural	Fechamento auditivo. Monossílabos com passa-baixa p/tarefas monótica; dicótica para a síntese binaural	Córtex auditivo e corpo caloso	Organização Decodificação

Testes em português – autores e estudos feitos

1. Localização sonora em 5 direções – Desgualdo Pereira L. 93.
2. Memória seq. verbal e não verbal – Desgualdo Pereira 93; Toniolo e outros 94; Zanchetta e outros 94; Cruz e Pereira 96.
3. PSI – Almeida C.I.R., Campos, Almeida R. 88; Almeida, Ziliotto, Kalil 96; Desgualdo Pereira L. 93.
4. SSI – Almeida e Caetano 88 – Aquino A.M., Almeida C.I.R., Oliveira J.A. 93, Kalil, Ziliotto, Almeida 97.
5. Fala com ruído branco – Pen e Mangabeira Albernaz 73; Pereira L. 93; Zuliani 94; Shochat 94; Dibi; Resende; Pereira L. – 96; Gordo A. – 94; Marques A, Iorio – 95.

6. Dicótico de dígitos – Santos M.F.C.; Pereira L. – 96. Dicótico/consoante/vogal, Tedesco M.L.F. 95; Maiorino 93.
7. Dicótico não verbais. Ortig 95; Resende, Dibi, Costa e al 96; Dicótico sons verbais e não verbais Ortiz L. 95.
8. SSW – Há duas versões: A) Machado S.F.O. 93; B) Borges, Schineider 96
9. Fala filtrada e de fusão binaural – Pereira L.; Gontile; Costa e outros 93; Câmara, Iorio, Pereira 95 em crianças.

O CÉREBRO DO OUVINTE E DO FALANTE
Córtex lingüístico

A literatura é vasta e boa. Não faremos um estudo profundo, mas apenas um apanhado geral do que se mostra mais pertinente.

PENFIELD se refere aos córtices lingüísticos no sentido de diferençá-los do córtex auditivo propriamente dito, mais centrado no evento auditivo não associado a eventos vindos de outros sensórios, e das áreas préfrontais, mais novas e criativas, no ser humano. Estudou-os por eletroestimulação.

Chegando ao córtex auditivo, como vimos, os estímulos são reconhecidos na área primária-22 no giro de Heschl. Há ligações intra-hemisféricas entre as segundas áreas auditivas e inter-hemisféricas pelo corpo caloso. A maioria das fibras de recepção primária, passa as informações para as secundárias. Essa última é atingida pela minoria das fibras de forma direta, mas nela as fibras da área 41 se separam e são transferidas a outras áreas 42, 43. As áreas temporais posteriores e anteriores são importantíssimas para a linguagem, pois se encarregam da diferenciação de grupos de estímulos auditivos apresentados simultaneamente ou a síntese dos sons da fala (LURIA). Estas áreas têm conexões com o córtex frontal, parietal, occipital e com a insula. Um grupo de fibras vai ao hipocampo que está implicado na memória auditiva, outras dirigem-se às amigdalas vindas da 42. A área de Wernicke, responsável pela linguagem, faz uma tradução de padrões em sons lingüísticos. Outras fibras vão aos giros angular e supramarginal, atrás da veia de Labbé. Todas essas estruturas mencionadas e os dois giros citados constituem o córtex lingüístico posterior de Penfield. (Fig. 4-2).

O giro angular também é conhecido como *área da associação das associações*, pois estabelece relações entre sensações auditivas e todas as outras áreas somestésicas visuais, táteis etc. O giro supramarginal é chamado área de *planejamento espaço-temporal*. Na área 40 um grupo de fibras vindas da 41 conectam-se nas circunvoluções frontais com a face pré-central, dita área de Brocá, responsável pela *expressão da linguagem,* conhecida também como córtex lingüístico anterior de Penfield. Há conexão com as áreas suplementares motoras

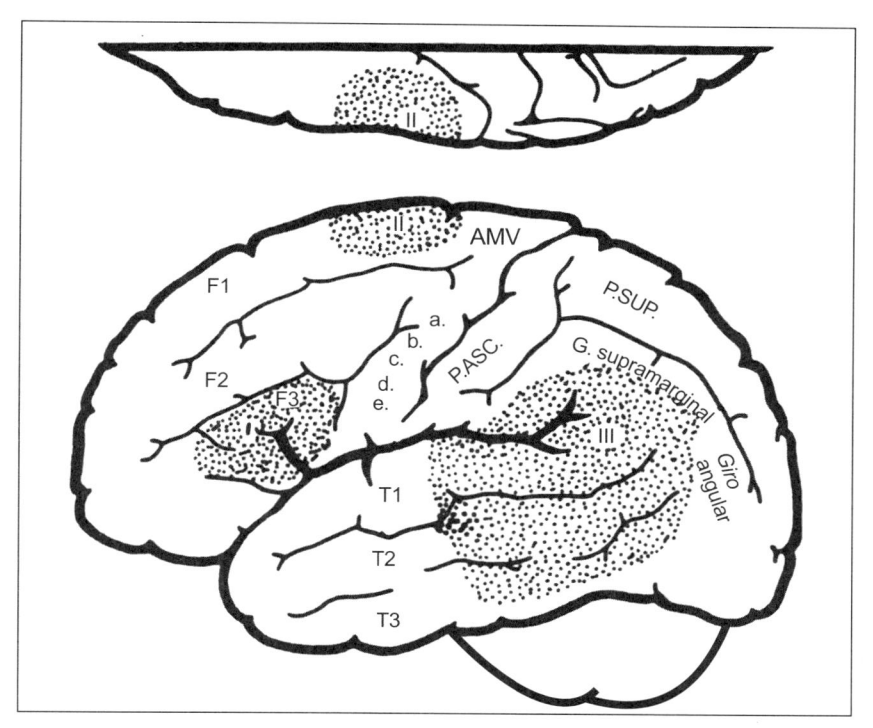

Fig. 4-2. O Córtex lingüístico de Penfield e Roberts. I – Córtex lingüístico anterior; II – Córtex lingüístico superior; III – Córtex lingüístico posterior (sem as áreas auditivas). AMV — Áreas Motoras Voluntárias ou Frontal Ascendente. *a)* Vocalização. *b)* Lábios. *c)* Língua. *d)* Mandíbula. *e)* Garganta.

responsáveis pela *formulação da linguagem,* conhecidas como córtex lingüístico superior de Penfield. (Fig. 4-3).

O córtex temporal conecta-se com o frontal, indo pelo trato em arco do final posterior da fissura de Sylvius, conhecido conto fascículo arqueado, responsável pela *repetição*. Os três giros do lobo frontal respondem pelo *discurso espontâneo*. Os três giros do lobo temporal respondem pela memória verbal. A junção dos três lobos, temporal, parietal, occipital, responde pela leitura e escrita. Há evidências de numerosas conexões entre as áreas do lobo pré-frontal com todas as áreas do cérebro e do diencéfalo e com as áreas temporoparietal posteriores, tanto com aferências como com eferências, o que confirma o seu importante papel em todas as atividades conscientes no ser humano na regulação da atenção, da memória, da atividade intelectual, racional no planejamento, no psiquismo. O lobo pré-frontal relaciona-se com os núcleos talâmicos, os núcleos de base, a amígdala, o hipocampo, o tronco encéfalo, o cerebelo. A

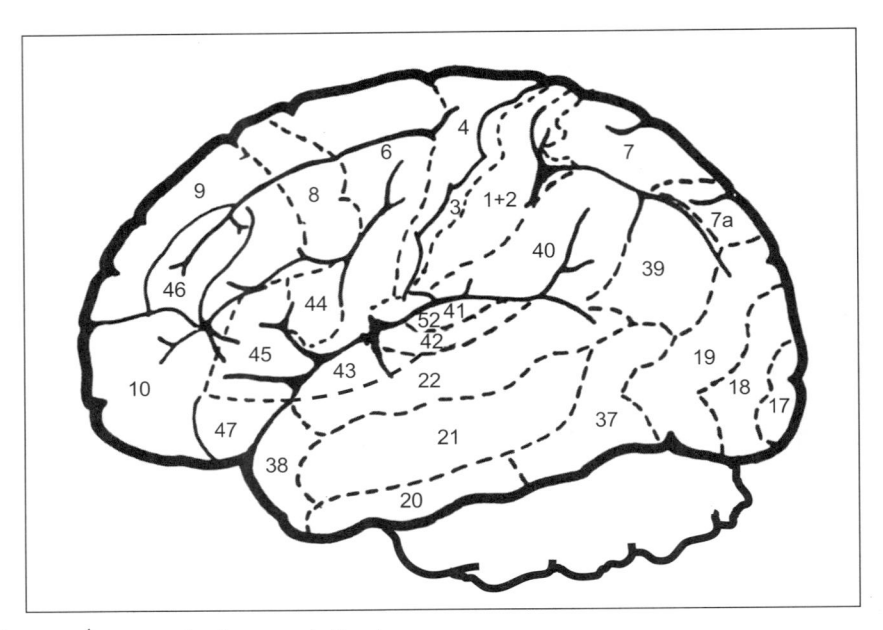

Fig. 4-3. Áreas cerebrais segundo Brodmann.

atenção cognitiva seria começada no córtex cingulado que modula o córtex préfrontal nas atividades lógicas e da razão. Está ligado ás emoções.

Mysak resume os papéis neurodinâmicos do cérebro em ação da seguinte forma: a compreensão do discurso é o resultado da recepção dos diversos estímulos vindos de ambos os hemisférios e do tronco cerebral alto durante a interação entre as áreas talâmicas e o córtex lingüístico posterior (Wernicke) no hemisfério esquerdo.

O discurso no aspecto motor resulta da interação entre o córtex esquerdo anterior, a área de Broca e o tronco cerebral alto e a transferência dos impulsos produzidos por essas interações para o chamado córtex motor de ambos os hemisférios e o dominante assume o comando. Finalmente vai aos neurônios motores baixos que enervam a musculatura específica do discurso articulado.

Seria interessante fazer uma projeção um pouco especulativa, de como os eventos se passariam: as áreas de projeção primária fazem uma interpretação geral – É um latido? É um som da fala? As segundas áreas de associação podem avaliar o som já decodificado – reconhecendo a sua significação e retendo-a. As terceiras áreas de associação decidem se ouvem uma tal e qual seqüência de palavras de uma voz humana, pelas conexões com outras áreas associativas. Antes, a formação reticular já teria despertado o córtex auditivo para a vocalização. Com a participação do lobo préfrontal e de áreas associativas de outros lobos do córtex temporoparietoccipital a palavra é integrada num processo cognitivo: conheço e sei a significação de tal estímulo que acabei de ouvir, mas só o hemicórtex esquerdo faz isso. A resposta motora é executada.

O hemicórtex direito teria certamente seu papel nesse processo, sobretudo um papel receptivo mais prosódico do discurso, elaborando e operando aspectos visuais e espaciais construtivamente e mais concretamente. É possível que forneça ao sujeito aspectos mais globais, enquanto o hemicórtex esquerdo trabalha com mais especificidade.

Há muito a ser pesquisado ainda nesses papéis. É possível que as relações inter-hemisféricas sejam sobretudo de inibição do hemisfério dominante lingüístico sobre o não-lingüístico. É provável, ainda, que as relações subcortical/cortical sejam de assincronia e paralelismo, isto é, a formação reticular mantém o tono cortical ativado, mas faz também a inibição pela influência do próprio córtex (LURIA). Seriam concorrentes e contingentes, mas teriam um tempo de demora, de latência menor que as funções corticais para se realizarem.

Dizemos que no córtex temporal a fala articulada é "computada". Usamos esta expressão por analogia com os computadores, mas o cérebro humano é muitíssimo mais competente que a máquina que ele inventou. Sem especulações, GESHWIND explica o porquê. O ser humano pode fazer associações não-límbicas de modalidades sensoriais cruzadas (o sistema límbico é aquele responsável pela sobrevivência do indivíduo). Assim, a pessoa, ao contrário do animal, forma associações auditivovisuais ou tátil-auditivas. Isto lhe permite associar a visão e o tato proporcionado por um objeto com seu nome, percebido auditivamente. Já o macaco, por exemplo, forma associações viso-límbicas, auditivo-límbicas, tátil-límbicas etc. e não é capaz de fazer associações não-límbicas. A fala é organizada na sua significação emocional pelo sistema límbico e a parte mais intelectual com a participação do córtex pré-frontal (LURIA).

Para explicar nossa competência lingüística, ainda podemos citar a especialização para a função simbólica de um hemisfério inteiro (esquerdo) como se a filogênese quisesse garantir à espécie a característica de se entender lingüisticamente. Isto porque, no ser humano, a assimetria estrutural no plano temporal vem desde antes do nascimento (GESHWIND). DAMÁSIO e pesquisadores reportam que há um "CLD – *Cerebral Language Device*", um dispositivo inato para a linguagem (como Chomsky intuiu), nas áreas ditas do plano temporal basicamente. São maiores no hemisfério esquerdo desde a 16ª semana, segundo GESHWIND. Vão se preparar posteriormente, para futura especialização na função de interpretação, associação semântica, fazer relações, isto é: a gramática.

O quadro das afasias clássicas, de Brocá ou de expressão e de Wernicke ou de compreensão, foram revistas quanto às áreas que ocupavam. Ultimamente, a área de Brocá foi considerada restrita ao terço posterior do giro frontal inferior esquerdo. Já a área de Wernicke foi considerada restrita ao terço posterior do giro temporal superior esquerdo. Além disso os neurocientistas inseriram uma parte do assoalho do sulco lateral de Sylvius, ou seja, o chamado *planum temporale*. Nas afasias de Wernicke clássicas pelas pesquisas atuais trata-se de área de surdez verbal e não de compreensão, mas junto com as áreas dos giros angular e supramarginal mostram a não-compreensão das palavras são as chamadas transcorticais sensoriais. A anomia com disartria além de lesões na área de Brocá vê-se áreas motoras e pré-motoras atingidas mais posteriores a essa. O agramatismo evidencia regiões mais anteriores à Brocá lesadas.

A artéria silviana média pode ser chamada de "artéria da linguagem". Irriga o cérebro lingüístico, caso o sangue esteja bem comportado nas paredes arteriais. Havendo hemorragia, oclusão ou obstrução parcial, o sangue extravasor vai causar desastres como o envenenamento e morte das células nervosas – as lesões. Os sintomas são mais importantes nas hemorragias e decrescem em ordem nos outros acidentes vasculares cerebrais citados anteriormente. A artéria cerebral média supre a insula, as faces laterais dos lobos frontais, parietais, temporais, occipitais e a cápsula interna. Pelo seu trajeto podemos calcular os danos que pode causar às zonas da linguagem.

A existência de "engramas" na memória, localizados foi uma hipótese levantada. Hoje, pensa-se em variações de sensibilidade sináptica no córtex – os traços de memória. Armazenados no hipocampo, memórias verbais e simbólicas são a base da inteligência humana.

A mielinização do sistema auditivo na altura do tronco cerebral está totalmente pronta no nascimento da criança; já as áreas de associação, sobretudo a temporoparietal posterior, são as últimas a se mielinizar. Isso explicaria a ordem funcional de desenvolvimento dos processos da linguagem? Primeiro percebe as vogais harmônicas e depois as reconhece, junto com os padrões de sons complexos dos ruídos das consoantes, em rápida mudança freqüencial LÉCOURS, (1975). Constituindo palavras formam conceitos mais tarde. Isso explicaria boa parte dos processos, mas não todos. É preciso salientar que os lobos frontais são os últimos a se desenvolverem quanto à maturação, por serem novos e menos organizados no ser humano. Há projeções científicas de que o apêndice vai desaparecer na humanidade, e de que o lobo frontal tenderá a se expandir no ser humano do futuro.

O que faz o córtex auditivo esquerdo com os estímulos que chegam do orelha esquerda não-dominante? MILNER, WADA e RASMUSSEN vêem esses estímulos serem bloqueados, ensurdecidos no caminho até o córtex esquerdo diretamente pela passagem preferencial dos estímulos da orelha direita dominante. Assim, iriam ao hemisfério direito e seriam transmitidos pelo corpo caloso ao hemisfério esquerdo. Nesse entretempo, os estímulos da orelha direita dominante chegariam primeiro ao córtex esquerdo dominante.

As estruturas centro-encefálicas são as que integram relações inter-hemisféricas e infra-hemisféricas. O papel inibitório e/ou facilitatório dessas estaturas merece, ainda, um estudo maior. No entanto sabemos da sua importância na correlação dos processos receptivos e expressivos da linguagem. Segundo PENFIELD e ROBERTS (1959) há um nível de integração maior nessas estruturas centro-encefálicas do que no córtex cerebral. Nesse caso, o córtex anterior frontal e muito do temporal seriam elaborações dos núcleos do tálamo, de substância cinzenta, e de seus tratos, que se projetam, e nada mais.

Há cem anos, JACKSON descreveu as funções do hemisfério direito como automáticas, que é válido até hoje. Certamente participa de processos conscientes como o da compreensão da linguagem. Atualmente, FALCONER continua esses estudos das funções automáticas. HECAEN e LURIA et al., vêm estudando as funções do hemisfério esquerdo e GESHWIND e SPARKS, as relações inter-hemisféricas. Houve pesquisas importantes, como a de Sperry *(split brain)*, a de LHERMITTE do lobo pré-frontal, a de BRODMANN, que mapeou o cérebro citoarquitetônico, e PENFIELD e ROBERTS, que estudaram o cérebro por eletroestimulação. MILNER, HARDY, LÉCOURS, GAZZANIGA, DAMASIO continuam na pesquisa. Hoje a tomografia *scan* é o melhor meio de estudar, como tem sido feito na América, no Canadá e na França, com a ressonância magnética, o PET etc.

Podemos conjecturar, especulativamente ainda, se aquilo que o tálamo representa para a sensibilidade, a cápsula interna com as suas ligações com o lobo frontal, cerebelo, representaria para a motricidade – isto é, a grande rua preferencial de muitas vias do córtex motor aos centros mais baixos motores. Por aquilo que já sabemos sobre a substância reticular ser uma espécie de filtro, de sensor ou secretário de sensórios, poderíamos analogicamente estender ao cerebelo esse papel no sistema motor. Representaria a função de predizer resultados, assessorar o proprioceptivo na filtragem dos ritmos motores, semelhantemente a um secretário, inibindo e modulando. Como a formação reticular é responsável pelo estado de alerta do organismo, perguntamos: seria responsável por uma espécie de preferência aos estímulos vocalizados enviados pelo nervo auditivo do ser humano? DUANE menciona essa função (*Central Auditory Dysfunction,* 1977). Os estudos parecem confirmar essa hipótese. Regida pelo córtex frontal medial, a formação reticular parece nos "ligar".

O hemisfério não-dominante não tem o papel passivo que se pensava inicialmente; mudou-se esse conceito. Na decodagem da mensagem não-verbal, fornece uma análise concreta, reage aos sons do ambiente. Tem um certo grau de entendimento, mas não consegue relacionar palavras. O hemisfério direito é especializado em tarefas de percepção global, como o reconhecimento facial e de categoria de pessoas e objetos, a percepção de padrões, a visualização de relações espaciais, a captação da fala emocional, a música. Mas não conhece relações sintáticas entre sujeito, verbo e objeto, nem voz ativa e passiva. Enfim, não tem gramática (SLOBIN, 1980). No entanto, a prosódia e sua compreensão é sua especialidade. É mais global, enquanto que o esquerdo é mais específico.

Há "lexicons" mentais? Há um "lexicon" fonológico?

Hoje, psicolingüistas e médicos trabalham juntos e vêm pesquisando estruturas, como um "lexicon" mental, uma espécie de dicionário, uma memória das palavras. A ressonância magnética funcional e a tomografia por emissão de pósitrons – PET – têm sido usadas. A prosódia, a inflexão das línguas, parece deixar mesmo ativo o hemisfério direito nas regiões posteriores. Essas regiões junto com as do hemisfério esquerdo, passando pelos circuitos inter-hemisféricos ficam trabalhando com a música e com as entonações de cada língua. Já o "lexicon" fonológico faz "acender" a área de Wernicke no hemisfério esquerdo nos homens e, surpreendentemente, no hemisfério direito também nas mulheres para identificar palavras como tal. Para compreendê-las as áreas em torno do sulco lateral silviano – regiões perisilvianas – parecem estar envolvidas e ainda o córtex temporal superior, a região motora na face do giro pré-central, o córtex parietal inferior, os giros angular e supramarginal (entre os lobos parietal e ocipital) e o córtex frontal lateral inferior. Como os fonemas – quase todos – são universais lingüísticos se mostrariam como um acervo inato, uma potencialidade a ser usada pelo ser humano no aprendizado de todas as línguas que ele desejar falar.

O "lexicon" sintático sobretudo pelos estudos das disartrias, teria boa probabilidade de estar situado no córtex frontal, anterior à área de Brocá e suas regiões pré-motoras e motoras no hemisfério esquerdo, para a grande maioria das pessoas. Já a articulação pode ser sediada na área 4.

O "lexicon" semântico seria um dicionário mais complexo, muito dependente do contexto, envolvendo regiões do lobo temporal anteriores do hemisfério esquerdo e regiões ínfero-temporais posteriores do mesmo hemisfério.

Faltam pesquisas infelizmente, mas o John Hopkins Hospital, as universidades de Harward, de Wisconsin, da Califórnia trabalham hoje, nessas hipóteses.

Idéias antigas e novas do século XX

Quais idéias devemos reformular e quais mitos derrubar em relação ao cérebro no século XXI?

A primeira idéia, quase um dogma, até os anos 70 do século passado seria que a célula nervosa adulta, uma vez lesada não se regeneraria. Sabemos que o corpo celular lesado se perde, mas os dendritos e os axônios podem crescer, evidentemente muito mais na criança que no adulto. É a plasticidade ontogenética. Certamente já se conhecia a degeneração e morte das células nervosas na velhice, mas as células do hipocampo, dos ventrículos laterais e de outras regiões telencefálicas podem se proliferar no adulto. Dependem da nossa programação genética e de algumas variáveis, como atividades físicas, atividades que nos são prazeirosas, treinos para a memória, cérebro ocupado feliz. Esse residual de crescimento abre possibilidades do uso de células-tronco para se repor por transplante, mas faltam muitas pesquisas ainda.

A segunda idéia diz respeito à plasticidade cerebral ou à capacidade de se alterar funcionalmente, mudar a sua representação cortical. Nas lesões, áreas corticais vizinhas são chamadas para suprir o trabalho das lesadas. Os dendritos podem se desenvolver até em laboratório. Os axônios periféricos crescem, se seus alvos não estiverem distantes e se não houver a interrupção total do nervo. O mesmo não acontece com os axônios do SNC. As células-tronco crescendo e se diferenciando constituem provas da neuroplasticidade, a medula óssea formando novas células a serem usadas, eis outro exemplo.

Uma característica importante na funcionalidade dos neurônios é a sua variação conforme a idade da pessoa. O cérebro muda vida afora.

O cérebro infantil se modela pela sua herança genética e pelas influências do meio. Entra no chamado período crítico, que Lenneberg estudou, quando sua organização se dirige a determinados objetivos: motricidade 2 a; aprendizagens até os 5, 6 anos. Aos 10 e 12 anos o número de conexões se amplia muito no lobo frontal, que se mostra pronto para julgamentos e controle de impulsos. Aos 20 anos as conexões inter-hemisféricas crescem e o cérebro como que se reorganiza. Os lobos tomam uma organização madura, sobretudo o frontal e o corpo caloso. Assim, o chamado período crítico é uma espécie de prontidão. Se não houver aproveitamento, toda essa disposição se perde.

O que nos tem maravilhado na neuroplasticidade são as células tronco-embrionárias, encontradas nos tubos de ensaio das clínicas médicas de fertilização. São células que serão descartadas pois têm um curto período de validade, e portanto jamais serão embriões, a não ser se implantadas no útero.

A potencialidade dessas células é enorme. Encontramos uma certa quantidade nos cordões umbilicais dos recém nascidos, que também são descartadas. Ainda indiferenciadas poderiam servir às doenças daquela pessoa se fossem devidamente conservadas, caso precisasse delas na velhice.

A terceira idéia identifica o modo como olhamos os dois hemisférios. Hoje, o conceito de dominância foi revisto. O que se vê é a especialização. Não há mais o predomínio, há processamentos diferentes. Mas, a lateralização de funções – como é o caso da linguagem, permanece. O hemisfério esquerdo trabalha de forma analítica e sequencial; o direito de forma holística e espacial. A assimetria estrutural do cérebro esquerdo no plano temporal foi observada nos fetos humanos. A cissura silviana esquerda e o opérculo são maiores no lado esquerdo (Geshwind), o sulco lateral mais longo no direito.

Assim, a pergunta é: a assimetria anatômica não sugere assimetria de funções? A resposta afirmativa evidencia a divisão de tarefas. Exemplo: a linguagem é do hemisfério esquerdo, sem dúvida, mas a prosódia, as entonações afetivas do discurso são tarefas do direito, um sem o outro não operaria bem.

Atualmente classificamos os neurônios das áreas da linguagem como os tipo projeção e os tipo associação. Esse último divide-se em zonas de associação específica e zonas de associação não-específica (Luria).

As zonas com fibras de projeção primárias recebem informações do meio exterior. São os córtices primários do giro de Heschl, do córtex visual calcarino, de regiões motoras como a área 4 e no giro pós central a área somestésica primária no parietal.

As zonas associativas específicas estão junto às de projeção, como a 1ª temporal (Wernicke) e a 3ª circunvolução frontal (Brocá). São secundárias.

As zonas associativas não-específicas não se contactam com as zonas primárias diretamente, são as do giro angular e supra marginal. São terciárias.

As fibras dos neurônios associativos ligam as duas regiões clássicas da linguagem em um e em outro hemisfério: as zonas pré-rolândicas às pós-rolândicas, o frontal ao parietal ascendente, o córtex primário ao associativo específico, o lóbulo parietal inferior ao córtex associativo específico. São fibras curtas ou longas que analisam e sintetizam; armazenam e, por fim, programam e executam, não sem antes verificar e corrigir pelos sistemas de controle cerebelar.

O FALANTE

As vias eferentes

Basicamente há 4 áreas motoras corticais:

1. Área motora primária, no giro pré-central do lobo frontal – área 4.
2. Área motora suplementar – área 6 de Brodmann.
3. Área pré-motora na frente da área 4 de Brodmann.
4. Área motora cingulada acima no corpo caloso e está vinculada ao sistema límbico e às emoções.

Com os estudos por imagem de ressonância magnética e por PET, se o indivíduo move um dedo a área motora primária e a somestésica primária são ativadas. Se move diversos dedos em seqüência, então além dessas são ativadas a área motora suplementar e regiões do córtex pré-frontal. Se ele apenas imagina o movimento sem mover os dedos só a área motora suplementar se "acende", com a idéia do movimento, apenas. Foi uma experiência realizada por neurofisiologistas ingleses e relatada por R. Lent em Cem Bilhões de Neurônios, Atheneu, 2002. As velhas classificações, piramidal, extrapiramidal já estão obsoletas e imprecisas segundo o autor.

Características das zonas clássicas motoras eferentes

1. **O sistema corticoespinhal (piramidal):** corresponde à área cortical primária (4) na frente da cissura de Rolando e faz a manutenção do tônus, é responsável pelos movimentos finos voluntários. Suas lesões geram uma espasticidade no tônus, ausência de reflexos abdominais, sinal de Babinski. Seus neurônios vão pela cápsula interna e as pirâmides bulbares, ao fascículo geniculado e aos nervos cranianos após terem cruzado a linha média. Trata-se de um sistema ordenador (mas regula os reflexos que são involuntários).

2. **O sistema extrapiramidal:** suas estruturas são os gânglios basais, o núcleo subtalâmico e a substância negra, o estriado, o pálido. As eferências vão pelo pálido, a formação reticular, o núcleo vermelho e chegam ao motoneurônio inferior. Suas lesões no hemicorpo contralateral faz aparecerem os movimentos involuntários e perde-se o automatismo dos movimentos. Há o tremor do parkinsoniano, a rigidez, a distonia. Por falta de inibição do córtex motor temos a hipercinesia e os movimentos coreicos. O sistema lida com movimentos involuntários (mas os núcleos de base são os que iniciam os movimentos, inclusive os voluntários).

3. **O sistema cerebelar:** o cerebelo regula o movimento iniciado na córtex motora, prediz, corrige os erros, inibindo, modulando a atividade. Controla a precisão, a amplitude dos movimentos, as alterações na marcha, no equilíbrio. Suas lesões mostram a hipotonia das ataxias, observa-se o nistagmo, a lentidão geral e a palavra escandida. O cerebelo tem acesso a somestesia, aos comandos motores do córtex e das estruturas subcorticais o tempo todo, assim faz ajustes que transmite ao córtex motor primário, dando ao último a certeza de que os movimentos ordenados foram controlados e bem cumpridos. Existe a lateralização de funções, também no cerebelo, o que significa que o hemisfério cerebral esquerdo está conectado ao hemisfério cerebelar esquerdo processador de melodias e do ritmo da fala. Tanto o sistema dito extrapiramidal como o cerebelar são controladores, mas não ordenadores, como o piramidal.

UM PROGRAMA NEUROLINGÜÍSTICO EM AÇÃO (SEGUNDO DARLEY; ARONSON; BROWN, 1975)

1. **Ideação:** trata-se do desenvolvimento de uma concepção, idéia ou proposição, elaborada por todo o cérebro que pede uma execução. O ato motor

vai ser executado a partir de uma ideação; pode tratar-se da idéia de amarrar um sapato, cumprimentar alguém.

A proposição que vai ser traduzida em ação precisa das áreas da amígdala, do hipocampo, (memória), retendo a concepção até a sua finalização. O córtex motor primário, sozinho, não é suficientemente capaz de conceber, planejar, programar a execução dos atos motores. Precisa ainda do auxílio das estruturas corticais, das fibras do tronco encéfalo, do hipotálamo, do sistema límbico e dos núcleos talâmicos. Lesões degenerativas, como na demência senil, prejudicam essas funções de ideação, (na apraxia ideacional).

2. **Planejamento espaço-temporal:** planejar a integração do esquema corporal com a necessária noção espacial e seqüência temporal do movimento é o que vem a seguir. A percepção torna-se muito importante nas subetapas desse planejamento, sobretudo a área do giro supramarginal (lobo parietal dominante).

Subetapas:

A) O *input* do ato desejado deve integrar-se com o *input* do esquema corporal total do indivíduo e também no *input* da organização espacial. Lesões no hemisfério dominante esquerdo parietal (esquema corporal) e lesões no hemisfério não-dominante direito parietal (organização visoespacial), prejudicam essas funções.

B) O plano geral que deverá ser adaptado ao meio ambiente antes percebido ou que ainda se percebe. O *input* da atitude do corpo é fornecido pelas áreas parietais do córtex somestésico primário e secundário dos hemisférios. *O input* concernente ao ambiente é fornecido pelas áreas occipitais do córtex visual primário e secundário dos hemisférios: O *input* auditivo vem dos lobos temporais, incorporando os sons lingüísticos aos do ambiente. *Inputs* olfativos e gustatórios podem vir. São funções dos dois hemisférios e de suas áreas associativas.

C) As instruções possivelmente serão processadas pelas fibras de projeção do córtex parietal até o córtex frontal. Haveria comunicações pelo corpo caloso entre os dois hemicórtices. Essas instruções seriam tanto infra-hemisféricas, quanto inter-hemisféricas. Lesões das áreas atrás da cissura de Rolando prejudicam a tradução de uma idéia em comportamento (apraxia ideoquinética).

3. **Programação motora:** presume-se que a programação detalhada do ato seja responsabilidade do córtex frontal, área de Brocá. Por causa da grande quantidade de eventos envolvidos, pensa-se que haja etapas de pré-programação nas áreas pré-motoras que receberam *inputs* das pós-rolândicas.

A programação entraria em ordem seqüencial e temporal correta para a consumação do ato motor desejado pelo córtex motor voluntário ou piramidal. Lesões no córtex frontal dominante (afasia de Brocá, apraxia do discurso); nas áreas pré-motoras (apraxia quinética); nas áreas pós-rolândicas prejudicam essas funções programadoras. (Nas apraxias em geral, as funções vegetativas estão normais, mas a articulação é inconsistente).
4. **Desempenho motor**: o desempenho motor ou a ação motora como comportamento aberto já pode ser iniciado. Não podemos esquecer que na eferência as etapas pré-programadas foram concebidas pela ativação dos neurônios motores das zonas primárias, secundárias em direção às zonas terciárias. Levam ordens específicas motoras, dos dois hemisférios, que desembocarão no subcórtex para o desempenho do ato motor final a ser executado. (No disártrico vêem-se funções árticas e vegetativas desarranjadas, os erros são consistentes e ele não mastiga nem engole bem).
5. **Realimentação**: o *feedback* se faz contendo informações concernentes ao desempenho do ato motor em diferentes níveis do sistema. O cerebelo não inicia movimentos, mas vai regulando o ato motor antes e durante os eventos, predizendo e modulando. A incoordenação e a falta de automaticidade mostram problemas cerebelares. O cerebelo tanto pode ativar quanto inibir, segundo esses 3 autores.
6. **Efetuação motora**: a efetuação motora de toda concepção ideacional, planejamento e decisão de falar vai agora sair dos níveis mais altos do SNC para os mais baixos que correspondem ao SN periférico e autônomo. Seria oportuno lembrar os nervos cranianos que inervam os órgãos periféricos da fala articulada nessa fase final (paralisias, disfagias, anestesias podem acontecer, mas serão ipsilaterais).

Só estão relacionadas as funções dos nervos cranianos periféricos relativas à fala e à audição. O estudante deve estudar a que músculos inervam e suas inserções.

- *Importante na fonação e deglutição*: X par craniano – vago.
- *Importante na ressonância*: V par – trigêmeo; XI par – acessório.
- *Importante na articulação*: V par; X par; XI par e, ainda, VII par – facial; IX par – glossofaríngeo; XII par – hipoglosso.
- *Importante na audição e equilíbrio*: VIII par vestíbulo coclear.

Os nervos espinhais importantes para a respiração e a fala:

- C_1 a C_8 – cervical – pescoço (C_3 – C_5 – nervo frênico para o diafragma).
- T_1 a T_{12} – torácico – tronco (T_1 – T_{11} – para os músculos intercostais e T_2 – T_{12} – para os músculos abdominais).

As raízes dorsais emergindo da parte posterior da medula espinhal são sensitivas. As raízes ventrais emergindo da parte anterior são motoras.

No programa neurolingüístico mencionamos os nervos cranianos; PERKINS (1977) descreve como suas principais lesões afetam a fala.

O V par-trigêmeo leva sensações da face e da boca e impulsos motores para a mastigação. Paralisias na porção da língua, na musculatura da mandíbula com desvio para o lado afetado sinalizam dano no seu segmento motor.

O VII par-facial é basicamente motor para os músculos da face, mas leva sensações, como o paladar na parte da frente da língua. Se há lesão, um lado da face fica paralisado (paralisia de Bell) e pode se estender ao canto da boca ou há ptose na pálpebra e tanto um quanto outro caem.

O VIII par-vestíbulo coclear tem na sua parte vestibular o equilíbrio, na coclear a audição. A doença de Menière é um dos problemas se há lesão, como também o neurinoma do acústico, muitíssimo menos freqüente que a Menière.

O IX par-glossofaríngeo sensitivo e motor inerva a língua e a faringe. A neuralgia com graves dores na garganta e na orelha precipitadas pelo ato de engolir pode acontecer se houver lesão.

O X par-vago com fibras motoras e sensitivas serve à laringe, à faringe e ao palato mole. Conforme o caso, pode haver paralisia desses órgãos. Como um ramo seu, o recorrente passa perto da tireóide, acidentes cirúrgicos podem causar paralisia da laringe na remoção da glândula.

O XI par-acessório é um nervo motor que inerva alguns músculos do palato mole, pescoço e tórax. A neurite pode acontecer se houver lesão e o palato mole perde seus movimentos.

O XII par-hipoglosso é um nervo basicamente motor servindo à língua e tem algumas fibras sensitivas. Sua lesão paralisa a língua que fica protendida para o lado afetado.

REALIMENTAÇÃO

Podemos sumariar os sistemas de controle, segundo BORDEN e HARRIS (1980) em *"Speech Science Primer"*, pela rapidez de resposta da seguinte forma:

1. Teoricamente são velocíssimos os sistemas internos do próprio SNC, capazes de antealimentação neural ou predição antes do início do comando motor efetivo. Trata-se de função cerebelar.
2. A propriocepção, bastante rápida no sistema nervoso periférico, capaz de dar conta, na hora, por realimentação, do movimento e posição dos músculos no controle háptico do ato motor.
3. O menos rápido de todos, a retroalimentação feita pela audição, pelas variações de pressão e tato e os articuladores tocando um no outro depois

do ato motor. A única vantagem da audição é que o córtex auditivo é vizinho às áreas da linguagem. E não há nada gratuito na perfeição do organismo.

Antealimentação, realimentação, retroalimentação – assim poderiam ser classificados os sistemas de controle nos processos articulatórios.

O cerebelo recebe informações proprioceptivas quanto à coordenação voluntária dos músculos e o tempo de seus impulsos, regula e coordena a respiração, a voz, as pausas, os gestos, o "contínuo" da co-articulação, cujo ritmo temporal é chamado "diadococinesia". Enquanto falamos, mantém o equilíbrio do corpo pelas informações que recebe da sua postura vindas dos canais semicirculares na orelha. Manda eferências à formação reticular de caráter inibitório para haver o equilíbrio enquanto se anda e fala. O cerebelo controla movimentos acurados e rápidos, facilita por realimentação contínua a ação do córtex motor. Avalia e julga os movimentos pela sua extensa recepção proprioceptiva. Dando essas informações ao cérebro, este modifica sua ação. Seu controle sobre a coordenação dos músculos e da propriocepção é de forma não-consciente. Quando o córtex motor voluntário inicia uma ação motora, o cerebelo excita ou inibe os centros mais baixos, pois desce por eferência aos moto e interneurônios laterais e mediais. O cerebelo atua antes e durante o ato motor. É o grande centro proprioceptivo. Modula o ato motor.

Alguns autores referem-se à propriocepção como receptores do chamado "sistema háptico". Esse sistema, além da "sensação da posição" dada pelos receptores contidos nas juntas e tendões, inclui mecanismos pelos quais se percebe a menor contração ou relaxamento dos músculos. Por eles estamos nos contactando o tempo todo com o nosso corpo reflexa e voluntariamente. "Os sensores de movimento" estão em toda parte do corpo, encapsulados nos tendões dos músculos (fusos musculares). Como fusos, se enrolam e se embebem nos músculos com aferências. É interessante notar que recebem a eferência pelos motoneurônios gama, ao mesmo tempo, que o músculo principal recebe-a pelos motoneurônios alfa. Impulsos de 120 ms os tornam aferentes-eferentes de maior eficiência para o controle rápido de atividades motoras. Estamos bem providos deles em todos os músculos da laringe, no genioglosso, nos músculos intrínsecos da língua, nos intercostais e, mais esparsamente, nos faciais. Alguns autores consideram que fazem parte do sistema háptico os sensores do tato, além dos de posição e movimento do corpo em relação ao espaço físico.

Reconhecemos formas pela boca, onde a língua tem mais fibras sensoriais de tato que qualquer parte do corpo. É a estereognosia. Reconhecemos objetos, movendo-os oralmente, e aí se dá a cinestesia. O osso hióide faz 30 movimentos por segundo enquanto falamos. Quando a língua se move, move a mandíbula e o palato mole. Os músculos dessas estruturas movimentam o hióide, que movimenta a base da língua ancorada nele. A cada mudança de vetor de força há um rebalanceamento nessas estruturas tátil-cinestésicas, quando os articuladores se tocam. A informação dada pelo tato chega como um resultado do movimento muscular, mas não fornece *feedback* direto da atividade do músculo. Seu *feedback* é mais lento e menos eficiente do que o dos fusos musculares (FROMKIN, 1968).

LADEFOGED foi um dos que estudou como isso se dá. Informações aferenciais dos músculos estriados e dos fusos musculares, as do tipo cinestésico das juntas, as táteis dos receptores superficiais, sobem para se coordenarem no cerebelo e no tálamo. Voltam por eferências aos músculos e fusos. O fato das fibras irem ao cerebelo e não diretamente ao córtex é paradoxal, como também o fato de haver poucos receptores que informem sobre os movimentos e posições articulatórios no trato vocal mais profundo, ou faringe, onde deveria havê-los. A atividade muscular é inconsciente em geral, mas pode ser tornada consciente.

A neurofisiologia faz prever que a antealimentação é muito mais rápida, e importantíssima, em face das conexões entre áreas motoras do córtex, do cerebelo, do tálamo. Seria uma antealimentação interna neural do SN. Forneceria informações dos comandos motores mais altos, e não da resposta motora em si mesma. Essas informações podem voltar ao cerebelo vindas do córtex motor para sabermos se os motoneurônios foram ativados como planejados, antes da resposta muscular. Pelas pesquisas sabe-se que o cerebelo está em atividade 100 ms antes do movimento; LADEFOGED, 1967. Suas descargas não são diretamente relacionadas com nenhum sistema de *feedback* conhecido. Pelas aplicações desses conhecimentos, explicam-se os movimentos habilíssimos de um pianista, e das pessoas habituadas ao discurso por esse tipo de auto-regulação neural interna, que prediz os padrões dos movimentos. As pesquisas com o neocerebelo indicariam, se confirmadas, que seria a estrutura responsável pela previsão dos movimentos no espaço físico e aquela que poderia fazer cessar um ato motor em curso.

GIBSON (1967) coloca o sistema cinestésico em destaque, chamando-o de perceptual sem ser sensorial, pela ubiqüidade de seus receptores. Distingue a cinestesia articular (movimentos das juntas), vestibular (movimentos da cabeça), cutânea (movimentos nos pêlos e na pele), visual (movimentos dos olhos), auditiva (movimentos para localização do som binaural).

JOHN LAVER, do Departamento de Lingüística de Edimburgo, vê os chamados *lapsus linguae* na fala normal como "lapso cerebral ou de pensamento", pois a primeira concepção subentende que o lapso constitui um erro de articulação, quando na realidade, a articulação consiste de ações musculares resultantes de um programa neurolingüístico de controle neural. Vê, ainda, faculdades revisoras do cérebro se manifestarem antes ou depois da articulação, o que apontaria para duas funções diferentes: a detecção (na programação antes do erro, e a correção (no controle) depois do erro.

PERKINS enfatiza que a "fluência" ou ritmo do discurso é uma espécie de barômetro para todo o sistema funcional da linguagem. Semanticamente, quando as idéias não se relacionam, depois, quando nossa frase é agramatical, fonemicamente, quando a idéia é mal-articulada, prosodicamente, quando a inflexão não é boa para a idéia. A fluência mostra, sem dúvida, todos os sistemas, inclusive a realimentação em ação.

MYSAK menciona a dismetria articulatória e a disautomaticidade como problemas dos sensores tátil-cinestésicos presentes, em geral, nos quadros cerebelares. A dismetria seria o movimento pobre da articulação, fraco, distorcido, lasso. A desautomaticidade seria a mensagem deficiente mandada ao SNC sobre os contatos articulatórios. Nesse caso, o discurso não seria automaticamente corrido. O discurso disrítmico entrecortado com bloqueios tônicos seria característico desses quadros cerebelares.

Como se dá o *"feedback"* auditivo, quando falamos?

Quando falamos nos escutamos pela via óssea, pois os sons complexos da linguagem repercutem em todo o crânio até as células ciliadas do ouvido interno, na cóclea.

As aferências do núcleo do VIII par vão aos núcleos do X par e ao nervo recorrente, que nada mais é do que o ramo motor do próprio X par.

Na parte cortical, o fascículo arqueado ligando o córtex temporal (que analisa a fala) aos centros do córtex frontal (que a programa) faz o controle auditivo operar.

Como se dá o *"feedback"* proprioceptivo do sistema fonatório?

As mucosas da laringe são inervadas pelo nervo laríngeo superior, que é o ramo sensitivo do X par e chegam ao nervo recorrente, justamente o ramo motor do X par – vago-mantenedor do tom das cordas vocais.

As aferências sensitivas da parte oral, nasal e faríngea vêm através do V par – trigêmeo ao núcleo do X par chegando ao seu ramo recorrente.

Na parte cortical o controle sensitivo-motor (frontal e parietal ascendente – localizado na frente e atrás da cissura de Rolando, respectivamente faz o controle proprioceptivo se dar. A ordem de execução parte da área motora primária para os ajustes necessários na fala.

Veja, a seguir, o esquema das conexões cocleorrecorrenciais (Peña Casanova Capítulo 3, p. 40 – Artes Médicas, Porto Alegre 1992).

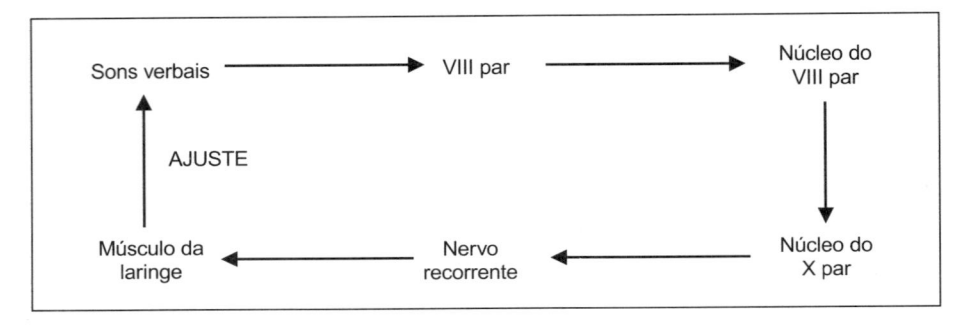

```
Sons verbais ─────────► VIII par ─────────► Núcleo do
                                             VIII par
        ▲
        │
      AJUSTE                                     │
                                                 ▼
Músculo da ◄───────── Nervo ◄───────── Núcleo do
  laringe             recorrente          X par
```

DISARTRIAS E APRAXIAS

Em um livro sobre articulação e dislalias sem a presença de patologias com lesões cerebrais, poderia ser útil examinarmos as divisões de DARLEY, ARONSON e BROWN (1975) sobre esses problemas com as lesões cerebrais para os diferenciarmos bem.

- *Neurônios motores altos: disartria espástica* – sinal de Babinski, fraqueza, limitação e lentidão dos movimentos, voz áspera, monótona, hipernasalidade, hiper-reflexia. Exemplo: paralisia pseudobulbar, esclerose amiotrófica lateral.
- *Neurônios extrapiramidais:* a) *disartria hipoquinética* – rigidez, perda da automaticidade dos movimentos, hipocinesia, tremor, voz monótona. Exemplo: Parkinson; b) *disartria hiperquinética* – movimentos involuntários mioclônicos (balismo, tiques, espasmos) e, ou, distônicos, com voz rouca, áspera. Exemplo: coreoatetose, distonia.
- *Neurônios motores baixos: disartria flácida* – fraqueza muscular desde a paralisia até a hipotonia, hipernasalidade com voz soprada, inspiração ruidosa. Exemplo: paralisia bulbar.
- *Neurônios cerebelares: disartria atáxica* – movimentos não-acurados e lentos, hipotonia, nistagmo, voz áspera, incoordenação articulatória, tremor. Exemplo: ataxia.

A apraxia designada por muitas formas denota um distúrbio na transmissão motora e na programação do movimento articular. Não é um problema afásico, uma vez que os processos centrais e integrativos da linguagem estão intactos. O paciente pode selecionar as palavras que quiser, a gramática para a sua idéia, mas não a seqüência correta de sílabas e palavras. A fala sai do seu controle, pois a voluntariedade do discurso se perde e a automaticidade articulatória também. Percebendo seus erros inconsistentes, usa de hesitações, repetições, inversões de sílabas para se autocorrigir. Ou então, move os articuladores com cautela e deliberação e leva um tempo tão exagerado em cada sílaba que não se faz entender. Já na disatria é a execução desse programa que está prejudicada pela desordem neuromuscular evidente. Não é o programa em si.

A sinonímia da apraxia é: afasia de Brocá, afasia motora pura, anartria de Pierre Marie, desintegração fonética, disartria cortical, disartria apráxica, dispraxia articulatória, distúrbios sensorimotores na afasia, afasia fonemática, apraxia do discurso, apraxia oroverbal.

BROCÁ foi um dos que mais se esforçou para diferenciar apraxia de afasia.

Hoje se sabe que as zonas da afasia de Brocá compreendem não só o território de Brocá, mas também o opérculo, a insula e as zonas irrigadas pela parte superior da artéria média cerebral esquerda. Funcionam na encodagem.

Por afasia entende-se os distúrbios na compreensão, formulação e expressão da linguagem. Assim sendo, as apraxias do discurso, apesar de aparecerem em quadros afásicos, são entidades diferentes. Eis o que postulam os autores acima, da Clínica Mayo, consultores em fonoaudiologia.

Um afásico pode ter distúrbios em ouvir um ditado (surdez verbal), em ler (alexia), em escrever (agrafia) e em nomear (anomia). O apráxico do discurso revela que na modalidade de falar é muitíssimo mais prejudicado do que na de ouvir, na de ler e na de escrever. Foi justamente esse fato que chamou a atenção de Brocá: o prejuízo na linguagem articulada, a que ele se refere como amnésia verbal e afemia.

SCHUELL também menciona que vê uma independência da apraxia do discurso em relação à afasia: os distúrbios sensorimotores. WEPMAN vê que o tratamento fonoaudiológico na reabilitação dos afásicos é ineficiente na apraxia do discurso. Na escola espanhola, BARRAQUER BORDAS distingue as duas patologias bem claramente.

Quanto a uma diferenciação da apraxia do discurso e da disartria, é fácil constatar que nesta última evidencia-se lentidão, fraqueza, incoordenação, mudança de tônus nos músculos da fala, que são típicos pelas alterações dos núcleos motores baixos até os mais altos. Já na apraxia não há disfunção muscular percebida e, se houver, não explica a quantidade de erros na articulação por uma espasticidade residual e fraqueza, pois o problema é na programação motora e no controle das seqüências da fala.

Na disartria, todos os processos, como respiração, fonação, ressonância, articulação, prosódia (substratos da fala) estão envolvidos. Na apraxia, são especificamente a má articulação e a prosódia lenta que sobressaem. Na parte articulatória, os erros consistentes do disártrico são substituições, imprecisão pelas paralisias e paresias. É uma característica de *simplificação*. Mas, no apráxico do discurso, o mais comum é a inversão, a confusão sem relação na escolha de traços distintivos, adições, repetições, prolongamentos absolutamente aleatórios, sem método, inconsistentes. Certamente a característica apráxica é de *complicação*. A variação articulatória é tão grande que não se pode obter um padrão típico nos fonemas, nas palavras, nas frases, de cada paciente e dos pacientes entre si. As dislalias, com a ausência de lesão cerebral estão facilmente diferenciadas das apraxias do discurso. Mas podem haver lesões mínimas, e nesse caso a articulação inconsistente é um elemento apráxico na dislalia fonológica.

Didaticamente, DARLEY dá uma definição da apraxia do discurso. *"Desordem articulatória resultante de lesão cerebral que prejudica a capacidade de programar a posição da musculatura da fala para a produção voluntária de fonemas e para a seqüenciação dos movimentos dos músculos na produção das palavras".*

CONCLUSÕES

LENNEBERG nos diz que várias áreas estão envolvidas quando há problemas de linguagem oral. É o quadrilátero de Pierre Marie: junção dos córtices frontal, temporal, parietal. Ao mesmo tempo há outras áreas que nunca estão envolvidas quando há esses problemas na fala: as zonas primárias ocipitais (LURIA).

O que vemos é que a linguagem como sistema funcional não é analisável em movimentos musculares, mas baseada em processos integrados que envolvem o cérebro inteiro. Suas perturbações expressam os termos de muitas variáveis dessa atividade altamente complexa, que é a linguagem humana. HUGHLINGS JACKSON há 100 anos lembrava: *"qualquer mutação afásica apresenta duplo aspecto – primeiramente um déficit, em seguida uma compensação. Perde-se aquilo que é mais voluntário e menos organizado, mais novo, para se ter o mais automático, mais organizado e antigo. Os processos mentais superiores devem ser abordados pela construção e não sob o ponto de vista de mera localização de funções".*

O que valorizar nos processos?

O que nos desafia é o fato de algumas funções parecerem muito localizadas e outras não. Uma área cortical pode participar em diferentes aspectos do comportamento lingüístico e das operações do pensamento abstrato e das emoções geradoras desse comportamento lingüístico. A natureza do sintoma que se segue à lesão contribui para se compreender o que aquela determinada área realiza dentro do todo. Sabemos que há a quebra da lei de dominância cerebral e o surgimento das compensações de áreas vizinhas, infracorticais ou do outro hemisfério. E isso é tudo, por enquanto e precisamos saber mais.

PERKINS faz uma súmula interessante:

1. As experiências, idéias e sentimentos governam o pensamento.
2. O repertório semântico, as regras sintáticas e morfofonêmicas governam a linguagem de uma dada língua.

3. As regras neumotoras, miomotoras e articulatórias governam o ato de falar. Este se constituirá, finalmente, no comportamento aberto, isto é, nos sons articulados fonéticos.

Os trabalhos dos argentinos Drs. QUIRÓS e SCHRAGER sobre as perturbações da não-lateralização cerebral enfatizam a importância do sistema postural reflexo em relação às atividades inteligentes, como a linguagem e às aprendizagens da criança. Esses autores argentinos nos falam das "potencialidades corporais". São construções do esquema corporal que devem procurar se automatizar para que se possa introduzir atividades simbólicas como a linguagem. O programa e as informações posturais devem estabelecer-se no hemisfério não-dominante. De outra forma interfeririam no hemisfério dominante e simbólico, prejudicando sobretudo a linguagem. Conclui-se que a "competição" entre os dois hemisférios é uma possibilidade que vamos encontrar na patologia da linguagem, onde há lesões ou uma não-lateralização de funções cerebrais bem definidas e as disfunções cerebrais mínimas.

Assim, sempre que pensarmos na atuação do falante ou do ouvinte deveremos levar em conta que o estudo das nossas ciências biológicas não bastará. O estudo da lingüística se faz necessário, sem nos esquecermos do pensamento abstrato e da psiquê do indivíduo, que comandarão esse processo cognitivo-lingüístico maravilhoso e exclusivo do ser humano, estudado pela psicologia. A fonoaudiologia entra em cena quando as estruturas e seus processos são patológicos.

Falamos com o cérebro esquerdo. Porém, não esqueçamos que para falar temos que: pensar, depois conceituar, formular algo e emitir as palavras ou articular. Para conceituar precisamos de um "lexicon" semântico. Para formular é indispensável um "lexicon" sintático e um "lexicon" fonológico. Para articular necessitamos ter uma programação motora e sua execução. Todos esses "lexicons" são gerados pelo sistema nervoso central e o plano fonético é monitorado pelo sistema de controle motor. Esse modelo conexionista pode e deve incluir a atuação do cérebro direito que fornece ao esquerdo apoios complementares na prosódia e do cerebelo no ritmo temporal da palavra.

Não esqueçamos que a ciência é uma só; nós a dividimos em campos de conhecimento para nos aprofundarmos e não desanimarmos diante da nossa ignorância...

CAPÍTULO 5

ABORDAGEM PSICOLÓGICA DA AQUISIÇÃO DA LINGUAGEM

LINGUAGEM RECEPTIVA E EXPRESSIVA

As crianças adquirem a linguagem, obviamente. A questão agora é a que tipo de linguagem nos referimos quanto dizemos que só aos 24 meses a criança "tem" linguagem. Referimo-nos à linguagem expressiva, ouvida e percebida pelos familiares, ignorando a compreensiva, invisível, mas dedutível? Pensamos que, desde os primeiros choros e interações com a mãe, a linguagem começa a despontar como um todo.

Sem dúvida, a linguagem compreensiva, ou receptiva não se expõe à análise, como a expressiva. Essa última é "visível" aos dois anos apenas, mas isso não quer dizer que a compreensiva não lhe anteceda em tempo e já seja linguagem. Então, a linguagem nasce junto com a criança.

BZOCK estabeleceu alguns princípios para a linguagem receptiva:

1. A linguagem receptiva precede sempre a linguagem expressiva.
2. O vocabulário receptivo ultrapassa sempre o expressivo.
3. A linguagem receptiva é semidependente da expressiva.
4. A linguagem receptiva parece estar ligada mais diretamente ao desenvolvimento cognitivo do indivíduo e, menos diretamente, às influências dos fatores ambientais sociais.
5. Quando o desenvolvimento da linguagem receptiva se distancia da expressiva podemos aventar e supor uma dependência maior dos fatores genéticos constitucionais ou os da integridade dos sistemas nervoso central e periférico.
6. A linguagem expressiva, por sua vez, pode se mostrar atrasada ou estacionada devido a influências do meio ambiente, àquilo que é ou não aprendido e adquirido. Costuma estar mais diretamente relacionada a esses fatores.
7. Teoricamente estimulamos a linguagem expressiva porque contamos com o apoio da compreensiva como base ou alicerce. Os princípios dos itens 5 e 6 são importantes para os atrasos de linguagem e sua terapia, assim como para as dislalias.

Adquirir língua e linguagem

O que dizemos, então, quando afirmamos que a criança adquire linguagem? Dizemos e atentamos para a língua: há o contexto sociocultural, o código a que está exposta e em que está inserida; para a linguagem há integridades neurológicas, psicológicas e físicas essenciais.

1. **Adquirir uma língua:** um código social com regras. Este se compõe de fonemas – fonologia, que se relacionam por regras morfofonêmicas formando palavras. Regendo o léxico para formar frases há regras sintáticas e semânticas. Esse processo de desenvolvimento constitui a aquisição de uma língua ou formas com significações onde há relações a se analisar o tempo que o indivíduo levar para dominar as regras do seu código. A língua é seu ambiente sociocultural, onde formará conceitos, pois terá experiências sobre os quais criará sua linguagem individual, sua forma de expressão.

2. **Adquirir uma linguagem:** o domínio de fonemas encadeados em uma co-articulação, com um conteúdo (o dislálico tardará, mas adquirirá). Em primeiro lugar domina a linguagem perceptualmente sob o ponto de vista receptivo-auditivo (o surdo fracassará). Na realidade, aprende-se a reconhecer, reter, associar certos padrões acústicos significativos (o oligofásico e o psicosofásico fracassarão), reorganizando um código. Enquanto isso, há mudanças de posições articulares, cada vez com maior perícia e velocidade, ou melhor, domina-se neurofisiologicamente uma co-articulação (o disfásico, o apráxico, o disártico e o lesionado cerebral fracassarão). Conforme foi seu desenvolvimento valoriza aqueles sons, encadeando-os e formando um léxico. Naturalmente isso é feito porque o organismo interagindo com o meio está maturado para tanto (enfoque construtivista) ou porque houve uma pré-programação genética para receber e articular sons lingüísticos pelas características evolutivas do sistema nervoso da espécie humana (enfoque inatista). O primeiro enfoque é de PIAGET, o segundo de CHOMSKY.

3. **Características do código:** BERNSTEIN, em 1973, nos dá uma visão sociolingüística interessante para um país com grande desnivelamento socioeconômico como o Brasil. O autor não faz julgamentos de valor, se há códigos melhores ou piores, apenas constata que os valores sociais são transmitidos pela língua e na mesma língua pode-se usar códigos diferentes, segundo a classe social a que se pertença: o código restritivo e o código elaborado.

   - Características do código restritivo:
     – A linguagem não transmite mensagens importantes e o nível vocabular é restrito.

- A linguagem é usada rotineiramente para aspectos da vida diária baseada na informação concreta imediata.
    - As mensagens mais fortes são não-verbais.
    - As significações são particularistas e devem ser entendidas implicitamente pelo contexto imediato, não admitindo distância entre o emissor e o receptor nessa língua "fechada", introvertida.
    - Recorre-se a símbolos condensados, metáforas para se exprimir.
    - Não há diferenças nas regras básicas da gramática, mas há diferenças quantitativas em relação ao outro código, o elaborado.
  - Características do código elaborado:
    - A linguagem transmite, mensagens importantes com bom nível vocabular.
    - A linguagem é usada liberta dos aspectos concretos do contexto, baseada nas associações feitas e os relatos extrapolam a situação presente.
    - As mensagens mais fortes são verbais.
    - As significações são universalistas e podem ser entendidas explicitamente fora daquele contexto, admitindo distância entre o emissor e o receptor nessa língua "aberta", extrovertida.
    - Usam-se símbolos articulados para cada conceito e racionalização na expressão de idéias.
    - Não há diferenças nas regras básicas da gramática, mas há diferenças qualitativas em relação ao outro código.
    a criança do código restrito "fala", sem dúvida. A criança do código elaborado "fala" e "diz". Devemos entender e pensar nesses aspectos quando avaliarmos uma dislalia, mas sem julgamentos de valor.
4. **Níveis da língua**: segundo JAKOBSON, ARAN e NATION, há diferenças na organização do menos complexo ao mais complexo, no código lingüístico a ser adquirido: fonológico, semântico, sintático. Pelo que está se desenvolvendo podemos dizer em que etapa a criança se encontra na sua aquisição lingüística. Estas etapas se sobrepõem e só podemos separá-las teoricamente. Devemos, porém, opô-las salientando as muitas influências nesses desenvolvimentos.
   - *Fonológico:* distinção de um sistema prosódico percebendo que por ele chegará a uma comunicação. Percepção e estabelecimento de um sistema de sons fonêmicos codificados que levam a uma significação.
   - *Semântico:* começa a retirar significação da linguagem recebida, tentativas de produzir sua própria linguagem que deve ser significativa a outros. Há uma intencionalidade clara nas expressões categoriais amplas do seu mundo. Tem uma função semiótica que usa com criatividade e de forma autônoma.

- *Sintático:* há objetos, ações, seres vivos no mundo circundante que correspondem a determinados sons com uma forma. Essas formas encadeadas por determinadas regras exprimem relações que não são um reflexo das regras do adulto inicialmente. Há uma lógica nessas regras primitivas que são usadas e podemos deduzi-las pela sua gramática universal, no sentido de CHOMSKY.

Aquisição da linguagem

Conceitos básicos na teoria epistemológica de Piaget

Os conceitos-chave da epistemologia (ou teoria do conhecimento) de PIAGET são basicamente o interacionismo, o construtivismo e a equilibração.

1. O interacionismo refere-se às relações entre o sujeito e seu meio ambiente. O sujeito age sobre o meio e se modifica nesse contacto. O meio fornece as estimulações dos objetos e resiste ao sujeito. Então, PIAGET se distância dos behavioristas, pois não previlegia o meio, que é apenas perturbador e resiste à ação. Desenvolvimento não é o resultado do amadurecimento do organismo, nem da influência do meio isoladamente e sim da interação dos dois.
2. O construtivismo refere-se ao caráter de construção progressiva das estruturas do conhecimento. A atividade do organismo se dá por intermédio da ação sobre o meio e pela ação se organiza. Cognição e ação tornam-se indissolúveis para PIAGET. Ao nascer a criança dispõe de "mecanismos funcionais" e não de *imprintings* de SKINNER ou de pré-programas de MILLER e CHOMSKY. Esses "mecanismos funcionais" são inatos e regulam os estados de equilibração entre o conhecimento do sujeito adquirido pelos esquemas de ação e as experiências de sua ação sobre o objeto presente no ambiente. Nessa interação há uma desequilibração. Uma nova reequilibração vai surgir. A realidade é construída pelo sujeito, que é a criança evoluindo de estágio em estágio, se influenciando e sendo influenciada pelos objetos do seu meio circundante, gradualmente, sem saltos de etapas e na mesma ordem universal.
3. O conceito de "estrutura em equilibração" torna-se fundamental para se compreender o desenvolvimento cognitivo proposto por PIAGET. O interesse e a necessidade são importantes para mover o indivíduo, desencadeando o desequilíbrio. Não se trata do equilíbrio estático, como o de uma balança. Trata-se do equilíbrio dinâmico, onde justamente o desequilíbrio vai mover a criança em busca de um novo equilíbrio progressivo. Exemplo: "caindo é que se anda". Quem ficar rígido, bem equilibrado no chão, não

vai dar novos passos no sentido de andar e certamente vai se atrasar nesse processo de caminhar. A criança mostra-se um participante dinâmico do seu próprio desenvolvimento, mas a sua cognição pode não estar pareada com as experiências que o meio oferece. Isto significa que só aproveitará as experiências que a sua estrutura cognitiva puder absorver.

Como a criança interage e se constrói com o meio? Pelos invariantes funcionais, como "organização e adaptação". Todos os organismos vivos tendem a se organizar por ações físicas ou mentais. No caso do ser humano inteligente essas ações mentais são chamadas de cognição por PIAGET que as descreve como cada vez mais eficazes, mais complexas. A adaptação se dá por dois subprocessos: *assimilação e acomodação*.

A assimilação, segundo PIAGET, é um processo do objeto. É um agir sobre o objeto a fim de conhecê-lo e incorporá-lo. A acomodação é um processo do sujeito que modifica e combina os esquemas de ação já existentes para resolver os problemas que o meio apresenta. Então, o bebê assimila os objetos semelhantes àqueles para os quais já tem um esquema organizado e acomoda seus esquemas, transformando, mudando suas estruturas, a fim de lidar com o novo ambiente. A cada nova equilibração entre as assimilações do objeto e as acomodações do sujeito temos a dinâmica da adaptação, sendo o sujeito mais importante na interação e não o objeto do meio circundante.

Os estágios de desenvolvimento são universais, mas não são inatos e sim construídos pela aplicação dos "mecanismos funcionais", esses, sim, são inatos e inscritos no potencial genético. Nenhuma estrutura biologicamente determinada é necessária à cognição, a não ser os reflexos. Certamente, as estruturas psicológicas não são hereditárias e vão ser desenvolvidas nos processos de interação e construção que vão acontecer. Mas, não seriam esses ditos "mecanismos funcionais" um verdadeiro "pré-programa" na gênese das estruturas? Eis a pergunta de CHOMSKY.

Qual o papel da percepção na teoria piagetiana? Essa área foi muito estudada pela psicologia *gestalt* que a elege como primordial e antecedente a todo processo de conhecimento. PIAGET elege a ação, o agir como forma de conhecimento. A percepção dependeria da motricidade em um primeiro estágio. Trata-se de um processo de pré-categorização, fornecedora de pistas para a ação que se segue. Mais tarde, no estágio operatório, a percepção teria o reles papel de detectar aspectos informativos do real, para estocagem na memória. Nesse ponto se distancia dos empiristas, quando não reconhece que toda experiência vem pelos sentidos e é precedida pela percepção, como querem os behavioristas e os associacionistas das escolas russa e americana. Distancia-se também dos gestaltistas da escola alemã, quando não considera que a percepção seja anterior e mesmo a causa da cognição. PIAGET privilegia a ação como base do conhecimento e lhe concede funções fundamentais.

Qual o papel da linguagem no desenvolvimento cognitivo?

Os behavioristas não deram nenhum valor à linguagem no processo de desenvolvimento. Para PIAGET a linguagem faz parte de uma capacidade cognitiva mais ampla e não se mostra mais do que uma das manifestações da função de representação ou semiótica. A linguagem serve ao progresso do desenvolvimento cognitivo, mas não o gera. Não é uma fonte de desenvolvimento, algo que possa criar a cognição ou influenciá-la em seu início. Trata-se de uma organização da função de representação, da evolução realizada por uma abstração reflexiva. Sendo dependente do pensamento, não causa maior impacto nessa elaboração do conhecer, isto é: na cognição.

O apelo à função de representação explicaria a emergência da linguagem, para PIAGET. Mas ele não enfatiza o papel que a linguagem possa vir a exercer no desenvolvimento infantil, senão o de apoio quando a criança já está no período operatório. Nem considera o papel comunicativo que a linguagem tem. Então, podemos dizer que a teoria piagetiana explicou bem a função de representação, porém a função de comunicação não foi levada em conta, não foi valorizada sequer. Assim a interlocução, as trocas, que desde bebê a criança faz com a mãe usando de grunhidos, lalações, enfim toda a intercomunicação não é um processo explorado a contento na teoria piagetiana. O diálogo, o peso do ouvinte e o seu papel como "outro", o enorme impacto do contexto sociocultural que finalmente é o meio e sua grande influência na linguagem são vistos sem maior análise e de forma global.

Se a linguagem fosse apenas representação e denominação, PIAGET teria nos dado uma das mais completas teorias sobre a linguagem. Mas, a linguagem é muito mais... É a marca e a característica constituitiva do ser humano. Impossível não reconhecer a revolução copérnica que acontece quando a criança percebe que pode convencer, influenciar, organizar o seu mundo, porque o OUTRO também tem a chave da linguagem e lhe entende, e lhe responde. Parece haver uma pré-disposição para estabelecer uma relação intersubjetiva, um diálogo com outros da mesma espécie, uma facilidade para perceber aquele que é humano já nos primeiros dias de vida e interagir com choros e sorrisos.

Para PIAGET, a linguagem segue uma "continuidade funcional", isto é, sem hiato particular no seu desenvolvimento entre a inteligência sensorimotora, da ação, e as operações mentais. Permite a ligação entre as estruturas mentais do indivíduo e o social, o mundo biológico e externo. Mas como os conhecimentos vão de um domínio ao outro? São questões que ficam sem clareza e sem explanação maior na teoria epistemológica, que estudou de fato a cognição.

A linguagem, para PIAGET, aliás como todas as outras formações semióticas (como a imagem mental, o jogo simbólico, a imitação diferenciada, o desenho, o símbolo) nasce da ação sensorimotora. Sua evolução se dá na seguinte ordem: indícios perceptivos, símbolos, signos. Os indícios perceptivos são simples imagens mentais internas do sujeito. O jogo simbólico exige a elaboração de uma só imagem mental, mas é preciso que haja uma semelhança entre o objeto físico e o outro que ele representa (a caixa vazia vira um automóvel). O signo pede muito mais: duas imagens mentais, o sentido e o som, sem semelhança e motivação, como quer SAUSSURE e devem entrar em correspondência para que a imagem sonora represente a imagem conceitual no meio sociocultural. Como e por que isso se dá?

A passagem do domínio individual para o coletivo, como esse conhecimento transita e se influencia não é tratado. No entanto, o indivíduo fala e se comunica com o OUTRO e por causa do OUTRO. A intervenção do social é a resposta para essas questões. O enorme peso da função social e comunicativa da linguagem ficou nos estudos do mestre, um pouco ao largo.

A linguagem tem na sua gênese uma raiz egocêntrica, depois evolui para se tornar sociocêntrica, nos disse PIAGET. Pode ajudar a aprendizagem, mas não a cognição no início, quando o estágio é sensorimotor. No período operatório, então, a linguagem ajuda o conhecer, interage com o pensamento e o subsidia. A visão de LURIA e, sobretudo, de VYGOTSKY, são bem diferentes. LURIA viu o papel da linguagem na organização mental e VYGOTSKY, nos processos de interiorização progressiva e o principal instrumento de socialização. Sua raiz inicial é sociocêntrica, no que discorda de PIAGET. LURIA vê a linguagem com a função reguladora da ação (oposto a PIAGET), iniciando-a inibindo-a, auto-regulando-a e a linguagem regulando o próprio pensamento (Quadro 5-1).

APLICAÇÃO DO MODELO POR PRUTTING

A teoria do desenvolvimento cognitivo de PIAGET valoriza o conceito de estágio. Sua seqüência invariável converge em um processo que é imutável e universal. Se a seqüência é invariável, a idade em que o estágio aparece pode variar consideravelmente, sobretudo na patologia. Há relações hierárquicas entre os estágios, e os primeiros, menos complexos, vão ser incorporados e integrados aos seguintes, mais complexos. Não há saltos no construtivismo de PIAGET e tudo começa com a ação sensorimotora.

Há propriedades e características em cada estágio. Estas constituem um conjunto, um todo integrado em evolução, determinado pela maturação ontogenética. Ao mesmo tempo, essas característica são interdependentes. O produto de um estágio é o esquema usado no seguinte.

Quadro 5-1. Quadro comparativo da visão de Vygotsky e Piaget

Função de comunicação (VYGOTSKY)	*Função de representação (PIAGET)*
1. E a linguagem tem duas raízes sociocêntricas: a) uma raiz verbal; b) uma raiz racional. Há uma interação de carater social	1. A linguagem é autística, com uma raiz ecocêntrica, por causa da incontinência verbal. Há uma interação de caráter individual
2. A linguagem torna-se egocêntrica. A raiz verbal evolui para a linguagem interior e se transforma em pensamento verbal	2. A linguagem torna-se sociocêntrica no período operatório. Evolui da imitação diferenciada, para a imagem mental e a representação
3. A linguagem tem funções de ordenar a ação, orientar a atividade, planejar, dar compreensão consciente, desde seu início	3. A linguagem egocêtrica não tem funções, atrofiando-se depois, simplesmente
4. O pensamento verbal é diferente do pensamento abstrato que advém da segunda raiz – a raiz racional. Essa é intelelectual e resolve problemas. A linguagem gera conhecimento	4. A linguagem ajuda a aprendizagem, mas não o conhecimento no período sensorimotor. É condição necessária no período operatório, mas não suficiente
5. A fusão da raiz verbal e da racional faz o ser humano passar da natureza biológica para a socioistórica	5. Os mecanismos funcionais são interativos e têm fundamentos biológicos

PRUTTING (1979) faz uma proposta de aplicação dos estágios cognitivos no processo de aquisição da linguagem da criança normal para ver "onde" e "como" podem se enquadrar os padrões da criança com distúrbios da comunicação.

A ordem seqüencial das aquisições da linguagem, as etapas que se sucedem em alguns comportamentos lingüísticos têm se mostrado pouco variáveis entre crianças normais de todas as culturas (universais lingüísticos). A "estrutura em equilibração" também pode ser vista na língua, onde há uma permanente reorganização de esquemas internos pela maturação e a influência do meio social na aquisição desse processo.

Os estruturalistas, há muito tempo, enfatizaram e falaram em "estrutura" da língua e suas relações. As hierarquias integradas da língua também existem, pois o fonema se integra no morfema, no sintagma e este na frase. Ao mesmo tempo que são organizados em um todo integrado, têm características próprias.

Parece importante colocar que a cognição, tanto quanto a capacidade lingüística inata e as estruturas inatas para a linguagem, não são necessariamente pareadas com as experiências que o meio oferece. A *competência* de CHOMSKY, nesse ponto, se destaca e se opõe à *performance* como conceito.

Então, o modelo de estágios do desenvolvimento cognitivo de PIAGET pode ser aplicado no modelo de estágios de PRUTTING, na patologia da linguagem. Mas a cautela é necessária, pois não há ainda dados suficientes nesse modelo e ainda há muitas variáveis, como a social e a de idade cronológica. Evidentemente devem surgir novos estudos acerca das teorias de PIAGET, como o proposto por PRUTTING, mas nada disso invalida sua idéia original. Ela faz um resumo do que já existe na literatura e relaciona com os estágios, propondo que a fonoaudiologia comece a se encaixar, sumariando características de cada patologia.

É interessante observar que talvez esse seja um dos primeiros estudos que leva em conta os desvios do comportamento lingüístico. A *grosso modo*, estudamos a aquisição da linguagem da criança normal e tudo que não se enquadra nessas aquisições é considerado patológico. Essa forma de ver o problema é arbitrária. Assim, ter como situar as características dos sistemas desviados do normal é uma nova ótica do problema.

As idades cronológicas de PRUTTING não coincidem com as de PIAGET. Ela também aconselha uma variância de seis meses, para mais e para menos. Novos estudos poderão surgir trazendo à luz estágios intermediários e outros dados que se quiser pesquisar e considerar. De toda forma, é um modelo aberto à avaliação dos estudiosos da linguagem patológica, dentro do qual a criança participa ativa e dinamicamente do seu próprio desenvolvimento. Na interação sujeito-objeto, PIAGET previlegia o sujeito.

Recordemos alguns conceitos de PIAGET:

1. **Organização**: adaptar-se e organizar-se são funções invariantes.
2. **Cognição**: estrutura cognitiva é ação mental que se compõe de esquemas, ou seja, sínteses da ação aplicada.
3. **Assimilação**: processo do objeto, de incorporação dos objetos e eventos do mundo exterior aos esquemas já existentes. É um agir sobre o objeto a fim de conhecê-lo pela ação sensorimotora. O objeto é incorporado e se torna parte do organismo, algo conhecido.
4. **Acomodação**: processo do sujeito, de modificação e combinação dos esquemas de ação já existentes para resolver os problemas surgidos pelas novas experiências que o meio fornece. Assim, a criança assimila novos elementos e acomoda seus esquemas ativamente, ampliando-os. Isso leva a um reequilíbrio.

5. **Adaptação:** Trata-se de cada novo equilíbrio que se dá entre assimilações do objeto e acomodações do sujeito, mas com características dinâmicas, como já vimos. Desde o primeiro estágio a criança começa a exercitar os seus reflexos e tendências inatas para desenvolver sua cognição, progressivamente, até atingir uma forma lógica adulta.

Recapitulando os períodos de PIAGET:

1. **Período sensorimotor:** (0-18 meses)
   Operações:
   A) Exercícios reflexos.
   B) Reações circulares primárias.
   C) Reações circulares secundárias.
   D) Coordenação de esquemas secundários.
   E) Reações circulares terciárias.
   F) Invenções de novo meios por intermédio de combinações mentais.
2. **Período operatório:** (18 meses - 12 anos)
   Subperíodos:
   A) Pré-operatório (18 meses - 4 anos).
   B) Operações pré-conceituais (até 4 anos).
   C) Operações intuitivas (4 a 7 anos).
   D) Operações concretas (até 12 anos - adulto.
3. **Período das operações formais:** (12 anos - adulto).

Estudo dos estágios cognitivo-lingüísticos

Modelos de estágios de PRUTTING baseados no modelo genético de JEAN PIAGET.

O período sensorimotor de Piaget (estágio pré-lingüístico – de 0 a 9 meses – de Prutting)

Perfil: antes da segunda metade da vida intra-uterina, todos os neurônios do neocórtex estão gerados – LECOURS (1975). São invariantes cronológicas em uma ordem temporoespacial. Depois de nascida, a criança dá respostas reflexas aos estímulos sensoriais variados. Esses reflexos progridem em reconhecimento perceptual pela ação sensorimotora. Explora o mundo por esquemas de ação de todo tipo. Ela se crê a causa de tudo e há espaços perspectivos isolados um do outro no seu próprio corpo. Não diferencia seu corpo do de sua mãe e do mundo externo. Depois vai se descentralizar. PIAGET sugere que a "intenção" se desenvolve e pode ser definida como a orientação centrada no objeto, buscando uma adaptação a cada nova situação. Toda a sua cognição está voltada para "conservação do objeto" pois, antes, fora da sua visão, o objeto inexistia. Não há socialização. As trocas interindividuais se dão pela imitação que evoluirão para o jogo simbólico, cuja função principal é a satisfação do "ego". A psicanálise vê a criança como "id" puro, ou seja, só seu inconsciente existe nessa fase, seu ego não se formou ainda e só o fará aos 8 meses como quer FREUD, quando rompe a simbiose com a mãe. O "superego" se manifesta aos 3 anos com a lei social, o peso da cultura.

Comportamento pragmático

Como "ser dialógico" a criança ao nascer se comunica pelo choro. Se a mãe interage porque entende o sinal do choro como uma intenção, a interlocução se estabelece. O pseudodiálogo começa cedo, pois a criança chora, olha, sorri, faz lalação balbuciante em imitação à mãe. A mãe ouvinte poderá responder, imitando-a, e uma "conversação" se estabelece nessa fase pré-elocutória (BATES, 1976). Dos 9 aos 10 meses, a criança já é elocutória, mandando suas mensagens – apontando, dando, mostrando, com grunhidos – por iniciativa própria. Há uma interação recíproca. Existem contatos de olhos com intenção comunicadora e esquemas conjugados de atenção sobre objetos. A mãe olha para onde o bebê olha e vice-versa. As vocalizações podem ser em uníssono ou alternadas com a mãe (STERN, 1975). Comportamentos sociais de dar, confiar, repartir são iniciados nessa idade. Se a mãe não interpreta, não dialoga, não interage, começa a prejudicar os processos de compreensão e de expressão. Entre 9 meses e 1 ano começa a andar e correlacionar todas as percepções, adquirindo uma nova visão do mundo. Para JAKOBSON há uma descontinuidade entre o palrreio e a primeira linguagem, que é um fenômeno novo e não uma seleção de sons do palrreio.

Comportamento fonológico

Há vastos jogos fonéticos no balbucio e entonação ou a chamada "música da língua", como querem FERGURSON e GARNICA. Há a ecolalia (MYKLEBUST, *Journal of Speech and Hearing Disorders*, Sept. 1975) e sua importância para a linguagem. Perto de 10 meses a criança quase não fala. Num declínio desses jogos fonéticos parece se aprontar para a primeira linguagem.

SHVACHKIN estudou, em 1973, a percepção da linguagem de dezenove crianças russas em uma pesquisa longitudinal de quatro anos; as crianças tinham entre 10 meses e 1 ano. Eis os resultados das distinções:

1. Entre vogais – /a/ *versus* /i – u – e – o/.
2. Entre presença/ausência de consoante – ex.: /pa – a/.
3. Entre sonantes e oclusivas sonoras – ex.: /m – b/.
4. Entre consoantes palatizadas e não-palatizadas – ex.: /m – ɲ/.

5. Entre sonantes nasais e líquidas – ex.: /n – l/; entre sonantes e contínuas – ex.: /m – z/.
6. Entre obstruentes labiais e linguais – ex.: /b – d/; entre oclusivas e fricativas - ex.: /k – s/; entre pré e pós-linguais – ex.: /d – g/; entre sonoras e surdas – ex.: /f – v/; entre sibilantes – ex.: /ʒ – z/; entre líquidas e semivogais – ex.: /r – y/.

MENYUK, 1969, observou os traços distintivos de crianças americanas e japonesas e notou uma similariedade surpreendente. São eles em ordem de aquisição: nasal, grave, sonoro, difuso, contínuo, estridente. Mostraram-se diferentes da norma de freqüência e do uso do adulto, que são: difuso, nasal, sonoro, contínuo, estridente, grave. Essas observações nos fazem pensar o quanto a imitação não pode realmente explicar a aquisição fonológica da criança.

Citando o trabalho de SHVACHKIN em russo e de GARNICA em inglês, PRUTTING vê uma confirmação de uma percepção universal, mas pede mais estudos relacionando percepção e produção.

Período operatório de Piaget

A) Subperíodo pré-operatório (estágio de 9 meses a 1 ano e meio de Prutting)

Perfil: PIAGET menciona que no início do período há a permanência do objeto e a construção do espaço físico; no final, a função de representação e a emergência da linguagem, sem nenhuma ênfase a uma raiz sociocêntrica, à sua influência sobre o pensamento ou à regulação que a linguagem do adulto faz no comportamento da criança, como enfatizaram VYGOTSKY e LURIA. BATES pensa que a ação que a criança faz para chegar ao objeto torna-se, por si mesma, um sinal claro de comunicação. Percebe o adulto como um instrumento que pode ser usado para chegar ao objeto. As ações de colocar a mão de um adulto no brinquedo desejado mostram como esse adulto é um intermediário para os seus fins. O espaço físico vai se ampliar além das ações da criança, ela inicia a exploração do objeto em movimento no tempo. Vê que suas ações não são as únicas fontes de causalidade. Os espaços perceptivos vão se unindo e o espaço-tempo também.

PRUTTING, dentro desse estágio, enfatiza o aparecimento da linguagem de uma forma toda especial, como seria fácil de compreender. Divide o estágio pré-operatório em duas fases: de 9 meses a 1 ano e meio e de 1 ano e meio a 2 anos. Os estágios e períodos de PIAGET não são rígidos, como ele mesmo colocou. Daí essa liberdade de PRUTTING em interpretá-los para a linguagem.

Segundo Piaget, o aparecimento da linguagem ocasiona três grandes modificações na conduta, porém não influencia a cognição:

1. **Socialização**: possibilidade de troca entre pessoas.
2. **Pensamento**: interiorização da linguagem.
3. **Intuição**: interiorização da ação.

As duas primeiras referem-se às operações pré-conceituais. A terceira refere-se às operações intuitivas. Assim, a visão de PIAGET é sobre o que acontece na conduta e na aprendizagem por causa da linguagem, mas não sobre o que acontece à cognição, ao pensamento por causa da linguagem nesse estágio. A escola russa dá maior valor (VYGOTSKY) a esse fato.

A gênese do pensamento consiste na prática da inteligência sensorimotora transformar-se, por abstração, em imagem mental do pensamento. Sob a influência da linguagem e da socialização vai tornar-se pensamento egocêntrico e depois pensamento verbal sociocêntrico. A linguagem permite reconstruir ações passadas e evocar ações futuras, assim há uma interiorização. A socialização permite que o pensamento individual seja inserido no pensamento coletivo.

Aos 9 meses a criança começa a desenvolver refinamentos no seu jogo pré-simbólico, nas suas relações funcionais de imitação, e já revive situações mais afastadas no tempo. É um passo para o jogo simbólico. A função de representação nasce nesse período. Recorre à imitação, primeiro com a representação em ato. A imitação é interiorizada e dá-se mentalmente, sem a ação externa. Faz uma "imagem mental" no pensamento, usa-a para prever e antecipar ações pela linguagem. A ecolalia dessa fase é uma atividade verbal que demonstra uma resposta consciente à fala do adulto.

Comportamento pragmático

Na fase da palavra-frase, MENYUK vê reflexos de uma cognição universal da gramática. HALLIDAY (1975) nota que a criança tem semântica, gramática primitiva, fonologia, mas não tem léxico. Segundo ele, a criança usa a linguagem em uma aquisição seqüencial do seguinte modo:

1. **Instrumental**: para satisfazer suas necessidades materiais (dá).
2. **Reguladora**: para exercer controle sobre o comportamento de outros (a-chim = assim).
3. **Interacional**: para estabelecer contato com aqueles que lhe interessam (mamã, papá).
4. **Pessoal**: para expressar sua individualidade (neném vai).
5. **Heurística**: para inquirir sobre o ambiente (quê?).

6. **Imaginativa:** para jogar e imaginar seu faz-de-conta (brincando que é avião: neném hum-hum).
7. **Informativa:** para comunicar suas experiências não repartidas com outros (neném nana). A partir de 1,4 ano aparecem as três últimas funções.

DORE (1974) descreve as intenções comunicativas da criança nessa fase:

1. **Nomear:** designar o objeto ou a ação, mas sem dirigir-se ao ouvinte (bóia – enquanto toca a bola).
2. **Responder:** localizar e atender à pergunta do adulto (lá – depois que a mãe pergunta onde está o sapato).
3. **Pedir (ação):** pedir ajuda (an – an! – tentando tirar a meia com dificuldade).
4. **Pedir (resposta):** dirigir-se ao adulto e esperar por uma resposta (au-au? – apontando no livro para a figura do cachorro numa entonação interrogativa).
5. **Chamar:** dirigir-se ao adulto, chamando-o pelo nome (mama – bem alto – quando a mãe entra no quarto).
6. **Saudar:** cumprimentar (aa! – quando o pai chega à sala).
7. **Protestar:** objetar ou rejeitar, ou resistir à ação, declaração ou ordem de outra pessoa (não! – resistindo à mãe que lhe coloca um casaco).
8. **Repetir:** intenção de imitar o discurso ou ação de outra pessoa (papiu – depois da mãe falar "passarinho").
9. **Praticar:** vocalizar, brincando sem querer se dirigir a nenhum ouvinte ou evento, ou objeto (cói-cói-cói – quando ninguém está presente).

Ambos, função e intenção, descrevem o comportamento lingüístico da criança e, segundo BLOOM, há evidência de que a criança considera e faz uma pressuposição da existência do ouvinte. GREENFIELD e SMITH (1976) pensam que o encodado é o necessário para o ouvinte entender a sua intenção. SLOBIN (1979) também estudou essas funções comunicativas.

Comportamento semântico

A categoria semântica mais freqüente, segundo NELSON (1973), é a nominal (mamãe, papai, au-au etc.). A seguinte é a de nomes com ação (lá – ábi – dá – vai – etc.). BLOOM e LAHEY (1978) apontam o conhecimento que a criança obtém e usa no estágio das cinqüenta primeiras palavras:

- *Referencial:* um determinado nome representa um determinado objeto (bô é bolo e bóia é bola).
- *Extensivo:* um nome representa vários tipos de objetos (au-au representa todos os quadrúpedes: cachorro, cavalo, carneiro).

- *Relacional:* o significado do nome em relação a outros nomes (nãna au-au é dormir e cachorro relacionados).

- *Categorial:* a categoria semântica dos nomes mostra alguns aspectos de significação em comum (os brinquedos são teté).

- *Metalingüístico:* o entendimento de que as palavras são compostas de sons falados. PRUTTING salienta que entender as significações da palavra envolve aspectos de conhecê-las e saber que órgão as produz. A criança nessa idade só abre a boca para o pediatra examinar com fonação associada e não consegue fazê-lo de outra forma.
OBS.: os exemplos são da linguagem dos filhos da autora.

CLARK (1975) descreve a arqui-semantização, isto é, a categorização larga, extensa das palavras quanto à forma, tamanho, textura, gosto, som e movimento. Exemplo: tudo que é doce tem um nome só: "bá". São bombons, goiabadas, balas, geléias etc. "Ága" são todos os líquidos. GREENFIELD e SMITH estudaram a comunicação de duas crianças dos 7 aos 22 meses; os exemplos estão traduzidos, mas referem-se às mesmas situações descritas (Quadro 5-2):

Quadro 5-2

Função semântica	Exemplos
1. Perfomativa	"Ô" associado a um aceno de mão
2. Objeto performativo	"Mamã", olhando para a mãe
3. Volição	"Nanão", saindo de perto da janela depois do não da mãe
4. Dativo	"Mamã", oferecendo a mamadeira à mãe
5. Objeto	"Bó", após jogar bola
6. Agente	"Papá", ouvindo o pai entrar pela porta e se levantando
7. Ação ou estado do agente	"Taí!", fazendo força para sair do carrinho se perguntado se quer sair dele
8. Ação ou estado do objeto	"Tão", tendo acabado de jogar algo no chão
9. Objeto associado a outro objeto ou locação	"Bá", apontando para o lugar onde se guarda balas
10. Locação	"Cá", colocando o lápis na caixa
11. Ser animado associado a um objeto ou locação	"Pei", apontando para o aquário vazio
12. Modificação de acontecimento	"Mais", quando quer que algo se repita

As funções semânticas apontadas por GREENFIELD e SMITH (1976) mostram a semântica em uma palavra só e de como são poderosas.

Os três primeiros itens não nomeiam objetos ou acontecimentos e sim expressões vocais de ações rituais. Os itens de 4 a 8 exprimem os desejos da criança em relação às ações do adulto. Os itens de 9 a 11 parecem expressar as relações entre entidades; no item 12 (final) a criança começa a falar sobre modificações de acontecimentos. Assim, conclui-se que mesmo com uma só palavra a criança expressa relações subjacentes (gramática), ainda que a ordem de emergência dessa palavra-frase reflita a cognição e a semântica se ampliando. Linguagem e cognição mostram-se estreitamente ligadas.

As categorias pragmáticas e semânticas devem ser olhadas juntas para se saber o que a criança diz e porquê. A análise de textos infantis gravados certamente vai dar mais prática ao fonoaudiólogo para conhecer essa gramática primitiva de cinqüenta palavras. Foi assim que PRUTTING, estudando discursos de crianças surdas, pôde observar combinações de comportamento pragmático e semântico. Esses aumentaram com a idade, apesar do *déficit* sensorial.

Usando uma só palavra ou duas, a criança consegue usar modalidades declarativas, imperativas e negativas. As interrogativas virão aos 3 anos.

BLOOM (1973) conclui que aparentemente a criança conhece as relações sintáticas, a relação e a função gramatical entre as palavras. Sua filha dizendo: "pota (pausa) abi" parece indicar que a pausa prosódica tem um valor sintático. RODGSON (1976) provou a evidência de uso gramatical primitivo dessa etapa de palavra-frase pelo uso da mesma palavra em contextos diferentes (significações diferentes) e pelo emprego de diversas palavras em contextos similares (significações iguais).

B) Subperíodo pré-operatório (estágio de 1 ano e meio a 2 anos de Prutting)

Perfil: dois grandes desenvolvimentos cognitivos são cumpridos: a permanência do objeto, o conhecimento que o objeto existe mesmo que esteja fora do seu campo perceptivo visual; a causalidade, o entendimento primitivo de causa-efeito. Há formação de hipóteses que serão testadas concretamente ou por representações em ato. A linguagem é mais excitação para a ação do que troca de pensamento, diz PIAGET.

HALLIDAY (1975) vê no diálogo uma pressuposição de papéis sociais que só existem na linguagem: falante, remetente, respondente, questionante, persuasor etc. Vê cinco funções adicionais em ordem de desenvolvimento no sentido de aprender a significação:

- *Pragmática:* satisfazer suas necessidades e controlar, interagir com outros (linguagem como um fazer).
- *Matética*: pedir, explorar sistematicamente o ambiente e padrões da memória verbal (linguagem como uma aprendizagem).
- *Interpessoal:* identificar o falante na situação de comunicação, seus papéis, atitudes, julgamentos, desejos etc. (linguagem como um meio de participação do falante na situação de comunicação).
- *Textual:* encodar significações nas palavras e frases (linguagem como material operativo).
- *Ideacional:* dar corpo às experiências do falante e interpretar o mundo (linguagem como meio de comentar o real).

Comportamento semântico

A criança produz uma média de duas palavras na frase. Nelas observam-se as seguintes relações agente-ação (mãma banio), agente-objeto (papato rimão), ação-objeto (cau vai), locativo (bó lá), nomeação (este cacaco), possessivo (oupa papá), atributo (tlem gande), não-existência (gato cabô), rejeição (mais não), negação (ága não), pergunta (cadê babá?), recorrência (mais banio), cumprimento (ah vovó!). Foi o que relataram BLOOM (1979) e BROWN (1973) nas duzentas palavras produtivas que a criança já possui.

Comportamento sintático

McNEILL, fala sobre o uso de palavras pivô. São palavras que reaparecem nos enunciados sempre na mesma posição fixa.

CRYSTAL (1976) nota que a criança seleciona dois elementos para combinar: sujeito, verbo ou objeto. Esses são em geral, predicado e sujeito.

O imperativo e o negativo são os mais usados, assim como frases tipo sintagma nominal ou sintagma verbal. Dentre os conetivos observou-se que o advérbio de negação é adquirido muito cedo. SLOBIM vê nas frases pivô negativas uma universalidade notável.

Comportamento fonológico

IRWIN, da Universidade de Iowa, pesquisou a produção de crianças de 6 meses até 2 anos e meio, falando inglês. Eis seus resultados:

1. As vogais anteriores apresentam uma proporção de produção de 60% aos 6 meses e decaem para 45% até 2 anos.
2. As vogais posteriores apresentam 15% de produção aos 6 meses e aumentam para até 40% aos 2 anos e meio.

3. As vogais médias apresentam 25% de produção aos 6 meses e estabilizam em 15% aos 2 anos e meio.
4. As consoantes pós-alveolares têm 5% de produção aos 6 meses e atingem os 55% aos 2 anos e meio /s – z – R – l/.
5. As consoantes labiais e labiodentais têm 10% de produção aos 6 meses e chegam aos 30% aos 2 anos e meio (p – b – m – f – v).
6. As velares /k – g/ e as dentoalveolares /t – d – n/ têm 15% e 3%, respectivamente, de produção aos 6 meses e se estabilizam nessa porcentagem aos 2 anos e meio. Os chamados sons glotais e outros sons reflexos são fones e não fonemas, tendendo a desaparecer.

JAKOBSON no seu estudo profundo dos fonemas em diversas línguas observou:

- Há uma regularidade surpreendente na ordem de aparição dos fonemas, não importando a língua. BERKO e BROWN, 1960, denominaram esse fato de "universais lingüísticos".
- A criança definitivamente não domina sons isolados. Domina contrastes e isso importa na terapia.
- Há, segundo JAKOBSON, a lei da solidariedade, isto é: certos fonemas são pré-requisitos para a aparição de outros. Assim, a vogal /a/ larga se opõe a /i/ de abertura estreita. A posterior, como /g/ só se vê depois de /b/ anterior. As fricativas como /s/ não aparecem antes da série das oclusivas, como /p/.

Sob o ponto de vista percepto-acústico, enuncia-se as distinções que são feitas pela criança (JAKOBSON; FANT; HALLE, 1952). Eis os sons em contraste.

1. Consoante/vogal: /p/ ≠ /a/. O prosodema universal de JAKOBSON – pa – aparece.
2. Oral *versus* nasal.
3. Grave *versus* agudo: labiais, velares, pós-velares *versus* linguodentais, alveolares, palatais.
4. Vogais graves *versus* vogais agudas.
5. Compacto *versus* difuso: palatais, velares *versus* labiais, linguodentais, alveolares.
6. Sonoro *versus* surdo.
7. Contínuo *versus* interrupto: líquidas *versus* fricativas.
8. Tenso *versus* lasso.

   C) Subperíodo operação pré-conceitual de Piaget (estágio de 2-3 anos de Prutting)

Perfil: PIAGET descreveu a inteligência da criança nessa idade como pré-conceitual. O jogo simbólico, que evoluiu, funciona para satisfazer o Eu por intermédio da formação do real em função dos desejos internos. Há no pensamento concretismo (falta de síntese), irreversibilidade (incapaz de retornar ao ponto de origem), egocentrismo (incapaz de tomar o ponto de vista do outro), sincretismo (centra-se em um aspecto ou detalhe de um evento, tomando-o como algo global). A criança não tem reversibilidade no pensamento, pois se foca em uma situação e não nas transformações pelas quais uma situação ou estado tornou-se outro. Tem um raciocínio transdutivo (vai de um particular a outro particular e não do particular para o geral). A socialização aumenta as suas trocas. O pensamento ainda é egocêntrico e vai se transformar em verbal a partir dos 2 anos. A linguagem consiste em monólogos, verdadeiros auxiliares da ação imediata, mas que não a substituem.

Merece uma menção à parte o estudo do pensamento verbal pré-conceitual desenvolvido entre 2-7 anos. O pensamento egocêntrico evoluirá para o pensamento verbal. Esse se caracteriza pelo animismo, artificialismo e finalismo.

No animismo as coisas são vivas e com intenções, quando exercem funções, como a luz que acende ou algo que se desloca como as nuvens. No artificialismo todas as coisas são fabricadas. Todo o universo e a geografia foram feitos por alguém. No finalismo não existe um acaso, tudo tem uma razão de ser.

A linguagem evolui, mas ainda não substitui a ação e o pensamento continua ligado a ela. A criança cria um esquema verbal que está entre o esquema sensorimotor e o conceitual. Assim, o signo usado é ainda individual, até certo ponto, e não é totalmente um conceito coletivo. Daí ser pré-conceitual. Toda nova operação continua a se construir a partir da ação e jamais da evolução ocasionada pela linguagem.

Comportamento pragmático

O enunciado médio aos 2 anos e meio situa-se entre uma e meia a três palavras. A criança tenta se explicar se o adulto não entende a pergunta: o quê? (GALLAHER, 1977).

Nas suas pesquisas, GARVEY (1975) notou que as perguntas da criança só são produtivas aos 3 anos. Muda rapidamente seus tópicos de conversação, pois sua atenção é limitada. Não consegue se fixar no mesmo assunto por muito tempo. Seu discurso será contínuo ou descontínuo em relação ao assunto (KEENAM e SCHIEFFELIN, 1976).

Dentre outros pesquisadores, WEIR documentou os monólogos antes de dormir e concluiu que são sessões práticas da linguagem em aquisição. GALLAGHER viu os monólogos estruturados em termos de organização semântica. Pode ser que funcionem conforme o contexto. PIAGET observou o diálogo como monólogo egocêntrico mais do que sociocêntrico, não sendo capaz de olhar o ponto de vista do ouvinte. "Antes da hora de dormir" é uma revisão de como passou o dia.

Devo acrescentar que há prazer no jogo simbólico, que é uma adaptação do real ao EU, exercendo o mesmo papel que a linguagem interior para o adulto, isto é, há um simbolismo mais direto. Se no fim do período sensorimotor o problema da criança era se diferençar do mundo externo, agora é se diferençar dos outros nas condutas sociais. De toda forma, a subordinação ao adulto diminui com a linguagem. O grafismo é rico na adaptação ao real da criança e mereceu uma interpretação de PIAGET. A linha de base, o chão no desenho mostra-se ausente na fase pré-conceitual.

Aos 3 anos começa a idade do porquê. O quê? Onde? São anteriores a outros tipos de questionamentos. Há finalidades e causas envolvidas nas perguntas, mas o acaso se confunde com o real e a criança quer explicações para ambos.

Comportamento sintático

Vê-se de três a quatro palavras na frase neste período. O enunciado médio ou a média do número de elementos na frase é um bom indicador da maturidade lingüística. A ordem de aquisição morfossintática foi estudada por BROWN (1973) e outros autores, como DE VILLIERS (1973), em inglês. De modo muito geral, em português temos: 1) substantivos; 1a) verbos (no presente, no imperativo, depois passado, sendo o futuro e condicional mais adiante); 2) pronomes; 2a) adjetivos; 2b) preposições, sobretudo as mais concretas, espaciais de início; 2c) os advérbios "sim" e "não" são adquiridos muito cedo, os outros mais complexos vão ser adquiridos depois; 3) morfemas do plural em: 3a) substantivos; 3b) determinantes; 3c) verbos. Essa é a ordem de aquisição que vai dos 3 aos 5 anos. Os plurais complexos da língua só são vistos na escola; 4) conjunções, graus de comparação, tempos de verbos compostos, voz passiva são aquisições mais tardias.

Na ordem das aquisições gramaticais, o que se pode afirmar é uma certa invariância nessas aquisições, apesar de diferenças entre línguas e culturas. BROWN menciona, nesse período, principalmente, o presente progressivo com verbos auxiliares, preposições, plural, artigos, passado regular etc. É a fase em que tudo é regular, daí ser comum: "fazi" – "os ôvos" – "truce" – "abrido", em vez de fiz – os ovos – trouxe – aberto (exemplos recolhidos em clínica).

Comportamento fonológico

A criança começa a articular melhor, 50% dos fonemas da língua devem estar corretos aos quatro anos, segundo muitos autores. A tabela de SANDER é aqui mostrada na íntegra (Quadro 5-3).

Quadro 5-3. Tabela de Sander – 1961

Fonemas	Idade média de uso costumeiro	Idade de uso em 90% das crianças
p – m – n – w	1 ano e meio	3 anos
b	1 ano e meio	4 anos
k – g – d	2 anos	4 anos
t – ɲ	2 anos	6 anos
f – y	2 anos e meio	4 anos
l – R	3 anos	6 anos
s	3 anos e meio	8 anos
z	4 anos	7 anos
v	4 anos	8 anos
ʃ	3 anos e meio	7 anos
ʒ	6 anos	8 anos

Obs.: Na língua portuguesa, o /r/ é o último fonema a ser adquirido pela criança (Quadro 5-3), na língua inglesa os fricativos.

D) Subperíodo de operação intuitiva de Piaget (estágio de 3 a mais ou menos 7 anos de Prutting)

Perfil: segundo PIAGET, a criança usa da intuição para trabalhar com quantidade, peso, volume, composição, classes, numeração, tempo, movimento e velocidade. Essas relações são obtidas por combinação, separação, repetição, divisão, seriação e substituição. A criança começa a pré-conceituar (3 anos) para em seguida conceituar e intuir a operação reversível (7 anos), depois operar na adolescência (12 anos) e pensar formalmente quando adulto. A criança desenvolve a cognição reconstruindo suas experiências por operações de correspondência perceptual e não por correspondência lógica. Nessa idade inicia-se a justaposição, o pareamento. As explicações moldadas na própria ação começam a declinar no fim do período. O pensamento verbal passa a recorrer a explicações por identificações antropomórficas, por transformações sucessivas e por atomismo (o todo se explica pela composição das partes). Segundo PIAGET, aos 3 anos não há ainda operações racionais lógicas, mas há uma lógica intuitiva. Por causa da representação, há interiorização de percepções e movimentos, sob a forma de esquemas, de experiências prolongadas dos antigos esquemas de ação (do período sensorimotor). Portanto, essa intuição é a interiorização da ação. Mas a função de representação foi a que permitiu a interiorização da ação. Ilustrando o pensamento intuitivo: a quantidade é o espaço físico ocupado, por exemplo, para a criança pré-lógica. Depois, aos sete anos, segundo PIAGET, o egocentrismo termina.

Convém lembrar que a passagem da intuição para a operação se dá quando as ações do mesmo gênero possam compor uma terceira, ainda do mesmo gênero, para depois serem invertidas. Antes dos sete anos as crianças negam a conservação da substância, do peso, do volume, da densidade. O fato de o açúcar derreter-se na água implica o seu total desaparecimento da realidade. Depois dos sete anos, reconhecem a conservação da substância e explicam que o açúcar se dissolveu, mas permanece na água açucarada; portanto, explicam as transformações. Constatar a conservação da substância e sua reversibilidade indica se a criança ainda é intuitiva ou se já faz operações concretas. Só aos 9 anos elas reconhecem a conservação da substância e do peso, mas ainda negam a conservação do volume e talvez da densidade.

Comportamento pragmático

A criança vai à escola e amplia seus contatos com os valores sociais. Aos 4 anos mantém o mesmo tópico de conversação durante algum tempo (BLOOM, 1976). Pode modificar seu discurso em função da idade do ouvinte (vovó e irmãozinho – SHACHS, 1973). Aos 5 e 6 anos, sabe ser sutil e usar formas indiretas de linguagem – "Minha mãe deixa eu comer balas antes do almoço." (ERWIN-TRIPP, 1977). Aos 5 anos funções metalingüísticas aparecem claramente. DE VIILIERS constata que as crianças já têm consciência e capacidade de julgar se as frases são gramaticais ou não e podem "corrigir" as crianças menores e irmãozinhos pequenos. ANDERSON (1977) nota que imitam as falas de pai, mãe e filho no seu discurso, tendo interiorizado papéis sociais pela microssociedade da família e pela macrossociedade e seus valores.

Comportamento semântico

Há inúmeras pesquisas sobre o uso de "mais-menos", "algum-nenhum", "perguntar-responder", "grande-pequeno", "comprido-curto", "antes-depois" feitas por diversos autores em inglês. CAROL CHOMSKY demonstrou que a criança de 3 anos e meio está ainda diferenciando tipos lexicais. As relações sintático-semânticas vão se desenvolvendo. As pesquisas indicam que a produção de determinadas palavras não implica no conhecimento do seu conceito. Essa má relação entre produção-significação vai mudar durante o período escolar (BLOOM & LAHEY, 1978). O escrever e o ler vão testar a cognição da criança, aos 7 anos.

Comportamento sintático

CRYSTAL e alunos (1976) viram crianças a partir de 3 anos empregarem a recursividade, isto é: voltar pelo curso já feito, mas conduzir o barco a novas navegações. Nesse ponto é necessário chamar a atenção para a criatividade da linguagem que HUMBOLDT tanto sublinhou. Já maior e na escola, a criança emprega coordenações e subordinações em suas frases, relacionando cláusulas e depois frases. Usa também a voz passiva. Com a idade essas relações sintáticas se ampliam e se enriquecem. Vemos, em crianças maiores, comparativos, condicionais e uso de formas verbais complexas: "Eu deveria ter sido capaz de fazer". No final do período, já pré-adolescente, a criança aproxima-se da competência lingüística do adulto cada vez mais, usando frases subordinadas: "O primo que veio para jantar ficou uma semana".

CRYSTAL chama a atenção para o fato de que a criança ainda comete erros na substituição de pronomes, na confusão de determinantes, nas conjugações de verbos etc. Mas a escolaridade atua de forma incisiva, ordenando as aquisições. Há frases como: "deu pra eu"; "esse carro lá longe na esquina"; "se ele não faz o dever ganha zero" (exemplos recolhidos em clínica).

Comportamento fonológico

Noventa por cento das crianças falantes do inglês no final desse estágio dominaram os seguintes sons fonêmicos, segundo SANDER (1962): aos 6 anos /ɲ/ – /R/ – /l/; aos 7 anos /v/ – /ʃ/ – /z/ – /ʒ/ – /s/; aos 8 anos já devem ter todo o código fonológico pronto. Mas há variações conforme a língua.

As regras morfofonêmicas já estão sendo usadas, assim como a entonação, para marcar palavras em uma frase. A noção de pontuação na leitura estará em aquisição até os 9 anos (MOSKOWITZ).

O vocabulário vai aumentar rapidamente com a escola, a socialização, a vivência e a prática lingüística. O jogo simbólico evoluiu e a criança agora só aceita jogos com regras e de construções espaciais mais complexas. A socialização se amplia, a opinião dos colegas, do grupo são mais importantes que a da família.

Período de operações formais de Piaget (estágio de 12 anos à idade adulta)

Perfil: o cérebro do adulto é capaz de gerar proposições lógicas, sem viver as experiências e fazer a construção de hipóteses. Essas hipóteses sugerem que o adulto é capaz de formar conceitos e resolver problemas. Nesse estágio, o processo está longe de ser dependente da realidade concreta da experiência. PIAGET observou que nem todos os adultos normais, não importa a cultura, chegam a um mesmo patamar de pensamento lógico.

PRUTTING abreviou o seu trabalho no período correspondente aos 7 anos, pois seu estudo refere-se à linguagem que já é dominada em muitos aspectos nessa idade. Convém esclarecer aqui o conceito de operação de PIAGET: é uma ação qualquer (reunir em conjuntos; por exemplo) cuja origem é percepto-motora ou intuitiva, e que pertence a esses períodos iniciais, quando as crianças já fazem conjuntos coletivos e complexos. Quando as ações do mesmo gênero compõem uma terceira, ainda do mesmo gênero, sendo todas elas reversíveis, as crianças atingem o período operatório.

Exemplo: as adições sucessivas podem chegar a uma soma, cujo resultado pode ser invertido na subtração. Assim as intuições passam a ser operações. No pensamento concreto já há uma representação dessas ações possíveis; no pensamento formal há uma representação de uma representação das ações possíveis.

De forma prática, pode-se dizer que a criança "sensorimotora" pega os objetos, explora-os e os põe de lado. A criança "pré-conceitual" alinha os objetos sem critério maior porque são vizinhos ou faz fila com eles por terem um só aspecto em comum. A criança intuitiva agrupa o objeto por semelhança de classe, cor, forma e tamanho. Justapõe termo a termo amparada pela constância de percepção, não pela lógica. Arruma em seqüências sucessivas de cinco a dez elementos, mantendo um critério, quando no período anterior seriava três elementos. A criança do período da lógica concreta lida com macroclasses de objetos. Pode usar critérios variados, como a relação todo-parte para agrupá-los. Fará uma correspondência onde se observará, sobretudo, a conservação da substância e a reversibilidade. Ao seriar vai inserir novos elementos, ao ordenar vai correlacionar duas séries. O adulto com pensamento formal não precisa do objeto. Classifica, corresponde e faz seriação mentalmente, quando arma uma equação ou inventa uma teoria, por exemplo.

As crianças aos 12 anos fazem as seguintes operações racionais, segundo PIAGET:

- *Lógicas:* conceitos, classes, relações.
- *Aritméticas:* adição, subtração, multiplicação, divisão.
- *Geométricas:* deslocamentos, secções.
- *Temporais:* sucessão, simultaneidade.

Revelam um processo dedutivo do real. Depois, o adolescente de 15 anos revela um processo hipotético-dedutivo. É capaz de deduzir as conclusões a partir de puras hipóteses, dos seus problemas, e não somente da observação do real, como aos 10 e 11 anos. De distância e tempo deduz velocidade de peso e volume deduz densidade, de peso e superfície deduz pressão. Concebe a noção de proporção. No pensamento formal desse estágio há uma reflexão sobre as representações possíveis: a proposição lógica. Há uma libertação do real de tal ordem que permite a construção de sistemas totalmente abstratos, como fórmulas e a elaboração de teorias.

Na adolescência há um egocentrismo intelectual, uma onipotência da reflexão, uma revolução em potencial, como se o mundo devesse se submeter aos sistemas construídos por eles e não à realidade. Os valores, a amizade de colegas que pensam como eles vale mais que os valores do adulto. No adulto haverá uma reconciliação entre o pensamento formal e a realidade, como marca principal, talvez uma adaptação acomodativa. É preciso guardar em nós, adultos, a capacidade de assimilar...

Competência comunicativa

Segundo PRUTTING, "o adolescente e o adulto já são comunicadores efetivos, mas com vários graus de competência".

HYMES (1971) definiu competência: "quem pode dizer o quê, de que modo, onde e quando, pelo que significa para alguém".

A comunicação entre adultos depende dos dialogadores, do estabelecido, do alvo, do objetivo da conversa. Mas a linguagem dos adultos pode conotar, mais do que denotar. Há informações subliminares, escondidas no processo. São gestos, posturas, entonação vocal, expressões faciais, comportamento corporal, articulações, assim como associações, lapsos, pausas, silêncios, hesitações em algumas palavras, fugas de determinados assuntos, elementos prosódicos de ênfase, de palavras repetidas ou engolidas, como que subtraídas no discurso. Constituem o material dos psicanalistas. Sobretudo dos lacanianos, que aplicaram à psicanálise a metodologia da lingüística.

Comportamento lingüístico

No Brasil já há estudos sobre a linguagem do adolescente, como por exemplo o de MÔNICA RECTOR e de BRASÍLIA MARIA CHIARA, doutora em fonoaudiologia pela Escola Paulista de Medicina.

Resumo

PRUTTING descreveu a aquisição do comportamento lingüístico inserindo-o no desenvolvimento cognitivo. A natureza das regressões e das patologias lingüísticas demonstram positivamente que esses processos não são simples operações aditivas. Além disso precisa-se de critérios para determinar quando as aquisições se deram nos estágios. Mas há falta de dados e documentação, pois há áreas não pesquisadas na literatura atual. Certamente o trabalho de PRUTTING ressaltou que há concomitância de processos e buscou entrelaçá-los.

Segundo PRUTTING, alguns itens precisam de esclarecimentos, razão pela qual defende a necessidade de se continuar a pesquisa em fonoaudiologia. Por exemplo:

1. Quais são os paralelos que existem entre o desenvolvimento comunicativo, o social e o cognitivo?
2. Quais são as características interrelacionais entre a pragmática, a semântica, a sintaxe e a fonologia durante o processo de aquisição?
3. Quais são as relações entre compreensão e produção durante a aquisição do processo?
4. Quais são as correlações milogênicas no desenvolvimento da linguagem?

APLICAÇÃO DO MODELO DE PIAGET À FONOAUDIOLOGIA – CONCLUSÕES DE PRUTTING

Comunicação patológica

É possível o uso do modelo de estágios para avaliar e depois planejar a reabilitação do comportamento lingüístico. Valorizando o estudo dos estágios, o fonoaudiólogo pode se situar bem, vendo em que estágio cognitivo está o seu paciente e julgando se a sua fonologia em aquisição corresponde ao esperado nesse estágio ou se pode passar para o estágio seguinte, pois é lá que se enquadra a sua cognição.

MENYUK (1974) demonstrou formas sintáticas mais desorganizadas no grupo com distúrbios do que no grupo normal. INGRAM-(1973) demonstrou aquisições de estruturas lingüísticas mais lentas, menos freqüentes e menos criativas nas crianças problemáticas. LEONARD (1972) descreve a criança com problemas como uma criança normal que operasse em um estágio mais elementar e mais atrasado de desenvolvimento. LEONARD: *"a criança com uma desordem fonológica não se desvia da criança normal fonologicamente, pelo menos com respeito à forma do discurso, mas por apresentar a tendência a perpetuar-se em um estágio. Uma criança adquirindo linguagem geralmente o faz por meio de omissões, substituições, que serão subseqüentemente aperfeiçoadas ou trocadas por formas mais aproximadas, segundo passa de uma fase a outra do seu desenvolvimento. No entanto, a criança com patologias da comunicação parece agir e operar conforme uma certa rigidez de princípios, aos quais sempre retoma, assim acumulando esses padrões desviados de omissões e substituições, das quais normalmente já deveria ter se descartado, movendo-se de um estágio a outro."* Essa observação de LEONARD merece profundas reflexões por parte dos fonoaudiólogos.

MILLER e YODER acharam semelhanças e diferenças entre crianças com retardamento mental e crianças normais. GOLDIN-MEADOW estudou quatro surdos na pré-escola. Os pais não conheciam o alfabeto gestual. As crianças "criaram" um tipo de código gestual, com regras e sistemas verbais que se assemelhavam, em sua estrutura, aos códigos naturais dos ouvintes normais.

PRUTTING, CURTIS e LOWELL acharam fatos interessantes em 12 surdos pré-escolares. Apesar do treinamento na comunicação oral, seu método de comunicação era "não-verbal", primariamente. Seus níveis pragmáticos e semânticos equivaliam aos normais. BERTOLUCCI e ALBERTS acharam em crianças maiores, autistas, falhas em orientar seu discurso quanto à pessoa, lugar e tempo, o que sugere que elas não conseguiram superar ainda o estágio sensorimotor.

Quando as linguagens das crianças normal e patológica foram comparadas, as seguintes diferenças apareceram em numerosos estudos da fonoaudiologia:

- Padrões de choro diferentes, já na fase pré-lingüística, em crianças autistas.
- Atenção superseletiva em crianças autistas e *deficits* pragmáticos em adolescentes autistas.
- Atenção flutuante e má percepção, por incapacidade neurocognitiva, em crianças disléxicas.
- Má percepção do discurso, por causa da brevidade dos estímulos, em crianças afásicas.
- Procura prolongada de estímulos pictóricos em crianças com atraso de linguagem.
- Variação anormal no jogo simbólico em crianças com patologia da comunicação.
- Interação de um único tipo de padrão entre mãe e filho, em crianças esquisofrênicas, ou poucas interações.
- Falta de elementos em quantidade suficiente no repertório semântico nas crianças surdas.
- Relações semânticas iguais às da criança normal nas crianças com distúrbios de linguagem, embora as operações se façam em um estágio mais atrasado do desenvolvimento.

Podemos observar que essas diferenças aparecem muito cedo, em estágios pré-lingüísticos, entre crianças normais e patológicas e isso vai constituir importante campo de pesquisa da fonoaudiologia. Diferenças e semelhanças qualitativas e quantitativas forma achadas. Mas as ciências da linguagem e audição têm apenas cinqüenta anos, e as pesquisas da Fonoaudiologia devem continuar. NORMA REES escreve: *"Pressupomos que a seqüência normal é a seqüência certa a seguir pela criança com desordens lingüísticas". (Journal of Speech and Hearing Disorders,* 0(36):283-304, 1971). Isso ainda não foi aprovado nem foi seriamente desafiado como conceito. Esse é o maior desafio aos fonoaudiólogos e foi proposto no seu mais importante jornal científico, de Speech Pathology.

Operacionalização e aplicação do modelo

PRUTTING aconselha que os pacientes em clínica mereçam do fonoaudiólogo observações e anotações de cada tipo de comportamento, em todos os estágios, especificando cada desempenho. No estágio IV, no entanto, o comportamento deve ser analisado já em comparação com o modelo adulto, para sublinhar as incorreções. Os componentes pragmáticos, semânticos, sintáticos e fonológicos do sistema comunicativo merecem descrições separadas. Esse procedimento deve consistir na coleta de linguagem espontânea por gravações que devem ser posteriormente transcritas e analisadas, usando-se ao modelo do estágio em que o sujeito está, o que, em uma criança patológica, não corresponde necessariamente à sua idade cronológica, como quer PIAGET, podendo até apresentar uma disparidade muito grande. Precisa-se ainda estabelecer o tamanho do discurso que se constitui num *corpus* adequado e quais as considerações contextuais na sua seleção.

Segundo PRUTTING, a reabilitação e o programa remedial podem ter duas aproximações: uma vertical, outra horizontal. A vertical pode ser usada quando a criança tem alguns, mas não todos os comportamentos do estágio em que se situa. A horizontal, quando a criança demonstra a posse completa do repertório daquele estágio em que está funcionando. O programa remedial vertical consiste em expandir o conhecimento do uso pragmático desse comportamento naquele estágio. O alvo estará sendo atingido quando houver soma de novos comportamentos lingüísticos aos já existentes e ampliação de novos comportamentos selecionados para o estágio seguinte. O alvo está sendo atingido quando a criança se move do estágio existente para o seguinte, em suma.

As crianças com problemas na aquisição da linguagem podem não usá-la de forma tão linear quanto a criança normal. No entanto, um princípio geral de mover-se do menos ao mais complexo parece ser a tendência da sabedoria na ontogênese. A criança parte do concreto para o abstrato, das percepções para as concepções ou conceitos, das experiências internas do seu pensamento para uma externalização simbólica na linguagem oral.

PRUTTING tece observações finais:

- O comportamento lingüístico se desenvolve em uma seqüência invariável por um período de tempo.

- Ritmos de progressão individuais são encontrados durante o processo. Convém respeitá-los.

- Os componentes semânticos, sintáticos, fonológicos, pragmáticos desenvolvem-se e operam de forma sistemática e pelo grau de organização da criança.

- Esse modelo dos estágios da aquisição da linguagem deve ser mais desenvolvido pelos estudiosos, a fim de se ampliar o conhecimento e se esclarecer as controvérsias quanto à possível diferença dos estágios patológicos. Saber "em que e como" diferem esses processos é fundamental.

Sugerimos aos estudiosos da fonoaudiologia que comecem a recolher amostras de "linguagens" de crianças "normais" e patológicas que pertençam ao mesmo estágio cognitivo, a fim de iniciarem suas pesquisas.

Ampliar as visões teóricas sobre "aquisição" da linguagem seria interessante para o jovem estudante. Estudar as visões da escola medicionista, da inatista e sobretudo a filosofia da linguagem, porque as nossas dúvidas começaram com SÓCRATES e PLATÃO. Hoje temos a visão fenomenológica, a estruturalista, a existencialista, a marxista, a hermenêutica, a analítica etc., à nossa escolha. Quem trabalha com o pensamento e a linguagem deve ter muitas reflexões a fazer no mestrado, no doutorado.

Existe cognição sem linguagem? Sim. Existe linguagem sem cognição? Não. Falar parece algo tão natural que nos esquecemos como é uma atividade tão complexa. Específica da espécie, nunca se achou agrupamento humano, mesmo o mais primitivo sem linguagem. O incrível é como a criança na ontogênese percorre o mesmo caminho da nossa filogênese. Primeiro faz grunhidos, como o ancestral nas cavernas. Depois repete no balbucio o que ouve, mas como atividade reflexa. Finalmente, organiza seus sons, agora já intencionais, portanto fonêmicos em uma "linguagem". De 10 palavras com 1 ano de idade chega a 200 palavras aos 2 anos. A causa desse fato é a maturação mielogenética com suas redes neuronais e sinapses crescendo e se intercomunicando – Lenneberg 1967. Já como quer Piaget, a cognição é condição necessária para adquirir uma linguagem, apesar de não ser a única. Basta ver a criança surda, inteligente, simbolizando suas idéias sobre o mundo oralmente ou gestualmente. Já a pouca cognição existente em um retardo mental não lhe permite alcançar uma linguagem plena, talvez uma linguagem funcional, apenas , se for bem estimulado.

CAPÍTULO 6

AQUISIÇÃO DA FONOLOGIA

Vamos comentar o estudo de INGRAM, *"Phonological Disability in Children"* (1976), da Universidade de British Columbia, com algumas idéias nossas, para correlacionar os estágios cognitivos de PIAGET com os estágios lingüísticos fonológicos da criança até a adolescência. No capítulo anterior observamos que os estudos de PRUTTING não se detiveram muito na fonologia, mas tiveram o mérito de descrever bem as outras estruturas da língua.

Em um livro onde há uma proposta de classificar as dislalias como fonéticas e fonológicas, um estudo que desse maior ênfase à fonologia da criança deveria estar presente. Não foi fácil encontrar entre os estudiosos da fonologia um autor que seguisse a linha genética, de forma a manter a coerência e a continuidade da ótica adotada neste livro. A maior parte dos estudos segue a linha behaviorista.

O estudo de Ingram nos dá a vantagem de correlacionar os estágios cognitivos com os estágios lingüísticos e com os estágios fonológicos. Assim sendo o nosso conhecimento só será aprofundado nessa área. Além do mais, vamos estudar os processos fonológicos de criança falante do português que estavam ausentes nas duas edições anteriores desse nosso livro. Então a questão é: serão todos os erros de articulação fonéticos? Ou há também, uma disabilidade lingüística fonológica? Essa é a pergunta maior deste nosso livro.

RELAÇÕES ENTRE ESTÁGIOS COGNITIVOS LINGÜÍSTICOS E FONOLÓGICOS

Reproduzimos um quadro do livro de INGRAM, onde se comparam estágios cognitivos lingüísticos e fonológicos, especificamente, pois esse último é de grande interesse nas dislalias. Para se determinar o estágio é preciso observar onde se situam o começo e o fim dos processos que estão sendo usados pela criança e ver se há concordância geral, em termos de desenvolvimento.

Cognição – Estágios de Piaget
- Período sensorimotor (0 a 1 ano e meio)
  Desenvolvimento dos sistemas de ação e percepção
  A criança chega à noção de permanência do objeto

Estágios lingüísticos	Estágios fonológicos
	Estágio pré-verbal
1. Comunicação pré-lingüística por choro, gestos	1. Vocalização pré-lingüística e percepção (0-1 ano)
2. Estágio holofrástico – uso da palavra-frase	2. Fonologia das cinqüenta primeiras palavras (1-1 ano e meio)

Cognição – Estágios de Piaget
- Período pré-operatório (1 ano e meio a 12 anos)
  a) Subperíodo pré-conceitual (1 ano e meio a 4 anos)
     Nascimento da função de representação. A criança refere-se agora ao passado e futuro, ainda que quase toda sua atividade esteja no presente. Predominância do jogo simbólico

Estágios lingüísticos	Estágios fonológicos
Estágio telegráfico	Fonologia do morfema simples
3. Começa o uso de palavras em combinações. Aumenta de três a quatro combinações na maioria das frases, quando chega bem perto da época da frase simples, bem formada	3. Expande inventário dos sons lingüísticos. O processo fonológico resultante ainda é incorreto na produção até 4 anos, quando as palavras de estrutura morfológica simples são reproduzidas

Cognição – Estágios de Piaget
  b) Subperíodo intuitivo (4-7 anos)
     A criança repousa na sua percepção imediata para resolver problemas. Começa a desenvolver o conceito de reversibilidade. Começa a ser envolvida nos jogos sociais

4. Primeiras frases complexas. Começa a usar complementos nos verbos e algumas cláusulas relativas. Essas primeiras estruturas complexas parecem ser o resultado de uma justaposição	4. Completa o seu inventário fonético. A criança adquire a linguagem com a produção de alguns sons com problemas até os 7 anos. Boa produção de palavras simples. Começa a usar palavras mais longas

Cognição – Estágios de Piaget
  c) Subperíodo de operações concretas (7-12 anos)
     A criança domina a noção de reversibilidade. Pode resolver problemas lidando com conservação de substância, peso, volume e densidade

5. Frases complexas. Adquire as regras transformacionais que embebem uma frase na outra. Decrescem as frases com coordenação, aumentam as frases complexas com subordinação e voz passiva	5. Desenvolvimento morfofonêmico. Aprende a elaborar mais estruturas por derivação na língua. Adquire regras morfofonêmicas. Começam a escrita e a leitura

Cognição – Estágios de Piaget
• Período de operações formais (12-16 anos) A criança aprende a usar o pensamento abstrato. Pode resolver problemas por meio da reflexão dedutiva, do raciocínio lógico hipotético dedutivo

Estágios lingüísticos	Estágios fonológicos
6. Intuições lingüísticas. Pode agora julgar e refletir sobre a gramaticalidade do seu discurso lingüístico e chegar à intuição lingüística	6. Escrevendo e lendo a criança domina a habilidade de escrever e ler cada vez mais

ESTÁGIOS FONOLÓGICOS

Pré-fala: 0 a 1 ano e 6 meses

A) Vocalizações reflexas: 6 meses.
B) Balbucio: 6-8 meses.
C) Jargão: 8 meses a 1 ano.
D) Primeiras palavras: 1-1,6 ano. Com 1 ano e 6 meses a criança emite enunciados de duas palavras.

Pré-fala no estágio pré-verbal

A) As vocalizações reflexas se estendem até os 5 ou 6 meses. Há choros e movimentos do bebê com sons. São arrulhos, sons de gorgoleios glotais em direção aos lábios. Há vários tipos de lalação onde se ouve: vogais anteriores /a/, /i/, consoantes guturais, bem posteriores.

B) No balbucio, a criança parece escutar para falar depois. Como tem *feedback* auditivo, responde, interage, fato que o surdo não fará por falta desse retorno auditivo. A criança já usa sílabas CV ou duplicada CVCV. Aos 8 meses há mudanças na pré-fala, articula então consoantes anteriores /p – b – m/ e vogais posteriores /u – o/, conforme JAKOBSON. Eis a mudança que sugere a importância dos contrastes.

C) No jargão já se nota a inflexão prosódica da língua natal e entonações mais ricas. Já sistematiza e usa os mesmos sons e consegue imitar o adulto. Articula bilabiais e as dentoalveolares com 1 ano. Depois dessas é que aparecem as velares, segundo JAKOBSON. As nasais aparecem cedo, as líquidas não. As fricativas são mais tardias e adquiridas depois do domínio das plosivas homorgânicas. Falta pesquisa no Brasil, mas fora pequenas variações, essa parece ser a seqüência do desenvolvimento universal.
D) Nas primeiras palavras a criança já usa a gramática. Seu estilo pode ser telegráfico, mas ela se comunica. Usa verbos no imperativo, no indicativo, na 3ª pessoa e depois na 1ª pessoa e usa os pretéritos mais tarde, com 1,6 ano. BRAINE fez um estudo abrangente da gramática pivô, em que há sempre uma palavra pivô em posição fixa e outra em classe aberta, em qualquer posição. Seus enunciados de duas palavras vão até os 2 anos. SLOBIN estudou as funções comunicativas até essa idade.

São muito animadores os estudos de EIMAS (1974) e MORSE (1974) sobre a percepção precoce de bebês capazes de discriminar sílabas. Mas neles se estudou a percepção fonética e não propriamente a percepção lingüística fonológica, isto é, a discriminação de sons com intenção de significação. Os estudos de EIMAS e MORSE comprovam a antecedência da percepção sobre a produção.

EIMAS e seus colaboradores demonstraram que bebês de três dias já são capazes de perceber e também de discriminar. Quando o bebê está mamando, cada vez que suga aciona o gravador ligado à mamadeira por um eletrodo que fala sílabas sintéticas "pá-pá-pá". Se mudarmos a sílaba para "gá", o bebê pára de mamar. Outra experiência também foi feita com a fala de sílabas sintéticas. Cada sugada aciona uma sílaba por segundo. Se permanecer a mesma sílaba, há aumento de número de sugadas como se o bebê quisesse se auto-estimular mais. Depois o ritmo de sugadas e de sílabas decresce. O bebê se adapta aos 5,6 minutos, decaindo sua resposta, pois se "acostuma" ao som silábico. Houve uma adaptação auditiva ao estímulo. Adaptação é o comportamento – também verificado no adulto – que consiste na capacidade seletiva da orelha de jogar a "figura" para "o fundo" perceptual da *gestalt* como se já não fosse novidade. Sem dúvida é uma operação reflexa perceptiva, mas que mostra a precocidade da percepção (EIMAS; SIQUELAND; DE LUCIA; JUSCZYK. In: *Science, 171*:303, 1971).

O balbucio não foi estudado quanto ao seu papel no desenvolvimento fonológico. JAKOBSON não menciona nenhum papel relevante no balbucio. Para OSGOOD ele é feito aleatoriamente, com todos os fones possíveis. IRWIN coloca que as lalações ocorridas nos quatro primeiros meses são vocálicas e acompanhadas de sons velares, expressando um prazer que difere do balbucio, este último mais ligado ao jogo que a criança faz com seus sons, a esmo, em geral com sons labiais. IRWIN e BLOUNT (1970) vêm sugerindo que a lalação não é uma prática gratuita mas um elo na cadeia do processo lingüístico para chegar à representação das palavras do adulto. Além do mais, há uma progressão bem-definida na imitação do balbucio, como quer PIAGET em *"Play, Dreams and Imitation in Children"* (1962). Observa-se que essa imitação não é passiva, mas seletiva, diferida, uma imitação interpretativa (Quadro 6-1).

Quadro 6-1

Sensorimotor	Não-verbal	Verbal
I. 1-4 meses	Movimentos reflexos	Chora quando ouve outros chorarem
II. 1-4 meses	Movimentos imitados esporádicos pelas partes visíveis do corpo	Contágio vocal. Vocaliza ao som da voz humana adulta, que imita a voz de uma criança
III. 4-8 meses	Imitação sistemática de movimentos que a criança faz ou viu	Imita sons que pode fazer espontaneamente
IV. 8 meses – 1 ano	Imitação de movimentos já feitos por ela, mas que não são visíveis	Primeiras tentativas para novos sons ainda não feitos por ela
V. 1 ano – 1 ano e 4 meses	Imitação sistemática de novos modelos que ainda não faz, inclusive aqueles que não são visíveis à criança	Primeiras tentativas para reproduzir palavras de adultos. São feitos na base de tentativas e erro
VI. 1 ano e 4 meses a 1 ano e meio	Imitação diferida de modelos vistos antes	Imitação diferida de palavras ouvidas antes. Ex.: criança diz "em pé" sem nunca ter dito isto antes

Nos primeiros quatro meses a criança vocaliza se o adulto o faz. Mas é preciso que o adulto o faça de modo similar a ela para obter a vocalização. O último período (VI) demonstra a habilidade de reter o modelo para imitação futura afastada no tempo. Chegou-se a ele em uma progressão, ponto central na teoria piagetiana, segundo a qual todo desenvolvimento é constituído em cima de outro desenvolvimento em estágios. Para PIAGET é pela imitação que se chega à linguagem, partindo sempre da ação.

Estágio das primeiras cinqüenta palavras

JAKOBSON vê uma ordem universal de aquisição de processos fonológicos (1968). Nesse período holofrástico que vai de 1 ano a 1 ano e meio:
A) As primeiras sílabas são CV /pá/ ou CVCV reduplicadas.
B) As primeiras consoantes são labiais, geralmente /p/ ou /m/.
C) Seguem-se a essas /t/ – /k/: as dentoalveolares e as palatais.
D) A primeira vogal é /a/ seguida de /i/ – /u/ que são as de maior contraste ao /a/. Porém /o/ – /u/ nunca precedem /i/ – /e/.
E) A fricativa homorgânica só é adquirida depois que a plosiva correspondente tiver sido adquirida.

INGRAM – encontrou variações na fonologia e passa a comentá-las, restringindo-se à discussão dos fatos referentes a esse período anotados por JAKOBSON. Concorda que a duplicação é o principal processo (*papá – mamã*) ocorrido nesse período. Comenta:
A) CV ocorre, CVCV ocorre e CVC também. Há variações, portanto. Exemplo: lá – babá – car.
B) JAKOBSON parece estar certo quanto às labiais, e as dentoalveolares vêm logo em seguida. Algumas crianças produziram velares muito cedo. A semivogal /w/ é das primeiras a serem adquiridas (FERGUSON, 1975 e GARNICA, 1973).
C) As fricativas não aparecem cedo, as nasais sim.
D) Com alguma variação JAKOBSON tem razão quanto às vogais médias; /a/ – /i/ – /u/ são as vogais iniciais; como /e/ – /o/, mais tardias.
E) As fricativas constituem a menor parte do sistema nessa etapa.

JAKOBSON enfatiza os contrastes fonológicos, já nesse período, e assim sugere que a criança já teria um sistema opositivo, como o do adulto. INGRAM – pensa que a criança não possui um sistema fonológico produtivo ainda, pois não tem a função de representação para adquirir a linguagem (que, segundo PIAGET, começa a 1 ano e meio). A criança tem a imagem do som da palavra de forma instável. Depois do período sensorimotor vai coordenar imagens verbais com as entidades do mundo a que se referem. JAKOBSON pensa que o contexto da palavra não influência a fonologia da criança. FERGUSON e FARWELL acham que o papel do léxico é importante, apesar de pouco claro na sua independência ou dependência da fonologia. A criança vai adquirir um sistema de sons fonêmicos e de itens lexicais, ao mesmo tempo, e seria difícil separar as mútuas influências. GARNICA (1973) observou que, na aquisição de uma parte nova da palavra, a criança pode distorcer a produção da outra parte. Assim, o léxico parece comandar a classe dos sons adquiridos. O final do período sensorimotor coincide com a existência de um vocabulário pequeno de cinqüenta palavras-frases que vai se desenvolver incrivelmente na próxima etapa, chegando mesmo a quadruplicar.

Se de 4-8 meses imita os sons do adulto que são similares aos seus, de 8-12 procura criar novos sons por conta própria. Aos 2 anos imitará palavras do adulto. Ou melhor, vai recriá-las dentro das suas estruturas e possibilidades cognitivas e motoras.

Estágio do morfema simples

As principais características desse estágio são: aos 2 anos, 2 anos e meio, a criança inicia um período de grande desenvolvimento no seu vocabulário e observam-se frases com duas palavras e algum domínio da sintaxe, um inventário fonético crescente e um sistema fonológico com oposições. A percepção por contraste desenvolve-se muito nesse período, e a criança faz progressos na habilidade de ouvir e distinguir. Aspectos desses progressos parecem ser comandados mais pela sua função semiótica do que pela pura percepção. A criança *pode desenvolver uma habilidade em um estágio cognitivo e ter que reaprendê-la no próximo estágio*. PIAGET chama essa adaptação de "*décalage*".

Os pesquisadores vêm demonstrando a precocidade da percepção da criança de dias e meses. Fica, portanto, uma pergunta no ar: de que tipo de percepção falaram? É preciso separar a percepção fonética (ártrica-fisiológica) da fonêmica, que traz mais dados complexos, como a diferenciação desses sons pela significação. De toda forma, MORSE diz que crianças de 3 dias distinguem "ba – ga", por este fato pode-se ter a idéia do futuro "percebedor" que se terá pela frente. Mas não se trata, ainda, de uma percepção produtiva. Os trabalhos de BROWN, BERKO e WATERSON indicam que a percepção não está completa até a idade de 1 ano e vai desenvolvendo-se gradualmente por algum tempo. Os trabalhos desses autores indicam apenas que a percepção precede a produção mais uma vez. FRY lembra que a percepção da fala não pode ser explicada em termos de análise acústica.

EDWARDS (1974), na Universidade de Stanford, apresentou três conclusões em seus trabalhos:

A) A criança até três anos não completou a percepção fonêmica.
B) Essa percepção cresce gradualmente, geralmente na frente da produção.
C) A ordem de aquisição tende à uniformidade, mas não é universal.

Qual seria a relação, então, entre percepção e produção?

SHAVACHKIM vê uma interação na percepção-produção. As crianças que dominaram a produção de certos sons podem discriminá-los mais rapidamente do que as que não os dominaram. Sugere, ainda, que os sons fonêmicos que não são produzidos pela criança são os discriminados bem mais tarde: a produção facilita a percepção.

Já OLMSTED e PEIZER (1969) e SALUS (1974) sugerem diferentemente.

Os fonemas não são pronunciados de forma correta até que sejam percebidos. Assim, nessa abordagem a percepção facilita a produção e não o contrário, como quer o enfoque mediacionista.

INGRAM – pensa que a criança é um ouvinte seletivo. Mostra preferências por determinados fonemas nas palavras que adquire. Pensa que há interação percepção-produção e não crê que haja meras substituições de um som por outro som lingüístico. Possivelmente percebe alguns dos traços de oposição das palavras do adulto, que vai tentar reproduzir, sobretudo aqueles que ajudam a fazer uma aproximação na articulação e coloca-os na estrutura fonológica que possui na sua faixa de desenvolvimento cognitivo.

Os inventários fonéticos de TEMPLIN (1957) e de OLMSTED (1971), para essa idade, mostram-se semelhantes, mas o último menciona que a maneira correta de obter esses dados não é tratá-los de forma radical, "tudo ou nada". Já sabemos também que a criança não adquire sons repentinamente, mas gradualmente e por exercícios extensos, onde as produções correta e incorreta se intercalam. Esse critério é importante no julgamento.

TEMPLIN observa que, na língua inglesa, a posição inicial é a mais fácil para as consoantes, seguida da medial e depois da final, e faz uma tabela. Vamos transcrever a tabela mais atual da língua inglesa, OLMSTED (1971). Observar a posição dos fonemas marcada pelos traços (hífens), exemplo: – t = inicial; – t – = medial; t – = final; t = todas as posições (Quadro 6-2).

Quadro 6-2

Tabela Olmsted – 1971*

Classe de fonemas	Adquiridos até 4 anos	Não adquiridos
Oclusivas	p t– –t k b d g	t–
Fricativas	f– s ʃ v– z– –ʒ	z– ʒ– –z
Nasais	m n	ɲ
Semivogais	w y	
Líquidas	l– r	–l– –l r
Vogais	todas adquiridas	

Obs.: Só foram anotados os fonemas pertinentes ao português.
*OLMSTED enumerou os erros mais contumazes: o ponto de articulação,, seguido da fricção e sonorização e por fim a nasalização. As labiais foram as melhores pronunciadas, seguidas das velares, alveolares e depois as lábio e linguodentais e as palatais por último.

Processos fonológicos

Os processos fonológicos no estágio da fonologia do morfema simples – de 1 ano e meio a 4 anos – que correspondem ao pré-conceitual de PIAGET foram bem pesquisados por INGRAM. Há uma série de processos simplificadores que afetam classes inteiras de sons, daí a impropriedade de julgar o som isolado foneticamente. O julgamento fonológico é mais justo, porque leva em conta esses processos lingüísticos simplificadores.

Em primeiro lugar a tendência geral é uma redução à sílaba básica CV, segundo INGRAM. Isso pode ser feito do seguinte modo na língua inglesa: 1) A criança faz a deleção da consoante final, nas sílabas travadas por consoante CVC; 2) A deleção de sílabas não-tônicas; 3) A reduplicação da estrutura silábica CVCV; 4) A redução do grupo consonantal CCV → CV.

1. A consoante omitida em CVC é uma simplificação que a criança perde entre 1,6 até 3 anos. A ordem de aparição não está clara. Depende da vogal, se mais extensa, se nasal.
2. Pode haver a deleção de sílabas não-tônicas. Ex.: telefone – tefon; macaco – caco. Esse comportamento vai durar mais que o primeiro mencionado anteriormente. A omissão da sílaba inicial acontece, mas a sílaba medial aparece. Nas palavras com três sílabas a tendência é omitir a sílaba inicial não-tônica. Ex.: tomate – mado. Ou usar um tipo de prefixo invariável em todas as palavras. O processo dura até os 4 anos.
3. A reduplicação pode perdurar em continuação ao estágio anterior aos cinqüenta morfemas iniciais. Ex.: cavalo – vavalo. Pode ainda acontecer o uso dessa habilidade com a sílaba final. Ex.: alemão –/mã – mão/.
4. A redução do grupo consonantal é um processo durável. Quando as líquidas aparecem, há um enfraquecimento das bilabiais pelas fricativas. As semivogais, muitas vezes, são usadas em substituição às líquidas. Ex.: brincar – bincá; tricampeão – fivi-pião; rua – wua. GREENLEE (1974) foi dos que pesquisou essa redução e menciona quatro etapas:
   A) Deleção do grupo consonantal inteiro.
      Ex.: creme – eme.
   B) Deleção do grupo em um dos seus membros.
      Ex.: creme – queme.
   C) Uso do grupo com substituição de um dos membros.
      Ex.: creme – cleme.
   D) Articulação correta.
      Ex.: creme – creme.

Obs.: Os exemplos foram colhidos pela autora em clínica e possibilitam verificar a evolução de outros grupos consonantais.

Depois dos processos dentro da estrutura da sílaba, vamos ver os *processos assimilatórios,* em que um som fica similar ao outro ou é influenciado por outro som na palavra. A assimilação pode ser contígua ou não-contígua. Pode ser ainda progressiva ou regressiva, conforme INGRAM. Esse autor define assimilação contígua quando o som que causa esse processo está próximo ao elemento afetado. Define não-contígua quando está longe do elemento afetado. Define a assimilação como regressiva quando o segmento afetado precede aquele que o influencia. Define assimilação como progressiva quando o segmento afetado segue aquele que o influencia.

INGRAM discute no processo assimilatório quatro importantes etapas, as assimilações:

A) Contígua entre consoantes.
B) Contígua entre consoantes e vogais.
C) Não-contígua entre consoantes.
D) Não-Contígua entre vogais.

Os exemplos foram colhidos pela autora com crianças desse estágio e correspondem aos descritos por INGRAM.

Para a) o exemplo seria (gude – gut). Há uma tendência geral para a apresentação de ensurdecimento na sílaba final.

Para b) os exemplos seriam tanto do tipo regressivo quanto do progressivo. Vejamos:

- Assimilação regressiva
Ex.: n° 1: CV   Ex.: n° 2: VC
fada → váda   dinheiro → dim nenho

- Assimilação progressiva
Ex.: n° 3: CV   Ex.: n° 4: VC
bambu ← bubu   bôbo ← gôgo

Obs.: As flechas apontam para o elemento que causa a assimilação. No n° 1, a vogal (todas são sonoras) ajudou na sonorização da consoante /V/. No n° 2, a vogal se nasalizou no início da palavra sobretudo porque é seguida de uma consoante nasal nos casos regressivos. Os casos progressivos são menos freqüentes. No n° 3, temos o arredondamento do /u/ que acontece pela ação da consoante /b/ que o precede. No n° 4, o fato de a vogal ser posterior leva consigo a consoante, deixando-a posterior também.

Para c) poderia haver formas regressivas ou progressivas. Os exemplos seriam: zico - quico, onde as alveolares são assimiladas pelas velares na assimilação regressiva. Ou então: misto-quente – minto-quente, onde as contínuas ficam nasaladas se precedidas por consoantes nasais na assimilação progressiva.

Para d) os exemplos seriam: maçã - mançã, onde a vogal que muda assimila a forma que a segue, na assimilação regressiva. Ou então: abre – aba, onde a vogal que muda assimila a forma que a precede, na assimilação progressiva. Poderia haver assimilações de sílabas inteiras invertendo a ordem.

Depois dos processos assimilatórios temos os processos de substituição. Há os que INGRAM-chama de *stopping,* também bastante freqüentes. Isto é, substituir o som por seu homorgânico plosivo, não-prolongável. Exemplificando, nos sons fricativos há uma substituição pelas oclusivas homorgânicas. /f – s – ʃ/ são trocados por /p – t – k/ ou /v – z – ʒ/ por /b – d – g/.*

INGRAM-observou quatro processos de substituição nas fricativas. No primeiro, a criança omite o som ou não usa palavras do adulto que contenham esses sons fricativos; no segundo, o uso de plosivas correspondentes para substituir as fricativas parece ser o processo geral; na terceira, essas são substituídas por uma contínua prolongável ou por uma outra fricativa; no quarto, a produção poderá sair corretamente.

Exemplos das anotações da linguagem de um paciente:

- *No 1° estágio*: sala – ala.
- *No 2° estágio*: sala – tala.
- *No 3° estágio*: sala – chala.
- *No 4° estágio*: sala – sala.

Há ainda nesse período processos de frontalização ou despalatização de troca de palatais e alveolares por linguodentais e labiodentais. Nas nasais, a frontalização do som aparece freqüentemente. Observou-se /n/ tomando o lugar de /ɲ/. Ex.: ninho – nino.

A desnasalização também pode acontecer, havendo a substituição por homorgânicas plosivas. Ex.: minha – mina; milho – bilo. A palatização /s/ → /ʃ/ acontece Ex.: isso – icho; bolsa – bolcha.

Voltando aos processos simplificadores de substituição, nas líquidas laterais e vibrantes, INGRAM-anotou três estágios: no 1°, as plosivas não-prolongáveis substituem as líquidas, exemplo: rato – dato; no 2°, há a colocação de semivogais, /y/ ou /w/, ex.: rasa – wasa; no 3°, substituição por outra líquida, exemplo: rio – lio; mora – mola.

---

*Neste caso as fricativas são substituídas pelas oclusivas, vibrantes, laterais, nasais e semivogais e os mais criativos neologismos acontecem.

Nas vogais, MILLER (1972), VELTER e INGRAM crêem que a redução dos ditongos ou a neutralização é o processo mais comum, as vogais e semivogais sendo pronunciadas de forma lassa, flácida. Ex.: maiô – maô. A omissão ou deleção parece ser bastante freqüente e pode variar muito, de criança para criança, nesse estágio de desenvolvimento. Mas INGRAM chama a atenção para o fato de ser corriqueira a deleção antes da criança tentar uma aproximação, pela substituição do fonema.

Ele enfatiza também que processos múltiplos podem acontecer na mesma palavra. Esse ponto deve ser levado em consideração na análise fonológica. Ex.: prego – peco. Nesse caso, houve uma redução do grupo consonantal, um ensurdecimento da consoante na sílaba final, ambos processos comuns nesse estágio.

A fim de avaliarmos a produção da criança nesse estágio do morfema simples, podemos colocá-la junto a adultos estranhos a ela e observar se a sua linguagem é bem compreendida por esses. É uma boa prova.

PROCESSOS FONOLÓGICOS DA CRIANÇA FALANTE DO PORTUGUÊS BRASILEIRO

A professora ELIZABETH REIS TEIXEIRA da Universidade Federal da Bahia, Ph.D. em fonética pela Universidade de Londres, apresentou no II Congresso Internacional de Fonoaudiologia – RJ, 1983, um estudo realizado com crianças falantes do português entre 2,4 e 4,6 anos, justamente na fase onde acontece o maior avanço do desenvolvimento lingüístico. Trata-se de um trabalho de muito mérito. Pode-se citar, ainda, o grupo de Campinas com GANNON estudando a prosódia, ESTER GEBARA, a fonologia e CLÁUDIA LEMOS, a aquisição da linguagem e tantos outros. Mas a linguagem patológica mostra a lacuna do trabalho de pesquisa dos fonoaudiólogos, infelizmente.

Os principais processos achados na pesquisa da Dra. ELIZABETH REIS TEIXEIRA foram publicados no *Jornal Brasileiro de Reabilitação* (ano 3, n. 10, v. 3, 1982), apresentados no referido congresso:

1. **O ensurdecimento**: trata-se de um processo bastante comum com as oclusivas: /d/ → /t/ (tudo – tutu). As sonoras são preteridas e as surdas escolhidas.

2. **Glotalização**: trata-se de levar a articulação mais posteriormente: /b/ – /g/ (boi → goi).

3. **Redução do /R/**: é dos últimos processos a serem suprimidos. A estratégia da criança pode ser omitir, fazendo uso do fonema zero ou talvez usar a semivogal (rosa – osa; carro – cau).

4. **Despalatização**: trata-se de uma frontalização, onde a palatal se anterioriza, surgindo antes da palatização /ʃ/ – /s/ (chama – sama).
5. **Palatização**: nesse caso os fonemas são usados mais posteriormente (pescoço – pecoco). Os palatais constituem uma das últimas classes de fonemas usados contrastivamente.
6. **Redução do ditongo crescente**: os ditongos crescentes são tratados diferentemente dos decrescentes. Seguem as mesmas regras usadas nos encontros consonantais. Primeiramente há uma elisão e depois surge uma hiatação em que se vê uma ampliação, mostrando-se como sílaba (água – á-ua; ou então á-gu-a). Há, tanto no primeiro quanto no segundo processo, uma tendência ao padrão silábico CV.
7. **Elisão da consoante final**: nas estruturas CVC, sílabas travadas por consoante (/s/ – /r/), o fricativo pode ser visto contrastivamente por volta de 2,4 anos em posição final absoluta (três – tei). Já em meio de palavra aparece por volta de 3 anos (mosca – moca). Diferentemente o /r/ foi apagado em posição final absoluta até 4,6 anos (flor – fo). Mas em posição interna na palavra, a vogal de CVC é alongada para compensar a ausência de /r/ ou então se dá a emergência de /r/. Assim, a posição da sílaba na palavra desempenha um papel relevante na aquisição fonológica e sugere a independência desses processos. Portanto, a descrição de sistemas fonológicos, como quer INGRAM, a partir de processos de classes de sons se justifica realmente. A aquisição de consoantes em final de palavra ocorrendo sem vínculo com as em final de sílaba, no interior de palavra, no português, é um exemplo claro.
8. **Confusão entre as laterais**: só aparecem como oposição após os 3 anos /l/ – /λ/ (palhaço – palaço); ou pode haver também a neutralização do palatal como em pa-lia-ço.
9. **Elisão da nasal palatal**: dos fonemas palatais o som nasal é um dos mais usados, sobretudo nos diminutivos, típicos do linguajar infantil, sendo, portanto, um dos primeiros a emergir (galinha – galina). Esse fonema só se estabiliza aos 3 anos.
10. **Confusão entre as líquidas**: trata-se de um dos últimos processos a serem suprimidos, pois /l/ – /r/ só são distinguidos após 3,5 anos (agora – agola). A líquida /l/ substitui consistentemente /r/.
11. **Redução dos encontros consonantais**: estabiliza-se em oposição inicial absoluta, sobretudo em sílabas acentuadas, em primeiro lugar. É um dos últimos processos da fonologia da criança a se manter estável. Em um primeiro estágio, a elisão acontece (quadro – cadu). Pode haver também a lateralização (trem – tlem). Em um estágio posterior, pode-se ver uma silabi-

ficação e forma-se uma hiatação (prego – piego). O fonema /l/ antecede o /r/ como elemento marcado no grupo consonantal.

12. **Substituição das fricativas**: na posição inicial da palavra esses fonemas só se estabelecem como oposição depois dos 3 anos. /ʃ/ – /ʒ/ se realizam como /s/ – /z/ (igreja – gueja). Os palatais são dos mais tardios.
13. **Substituições dos intervocálicos**: os únicos fonemas intervocálicos da língua são /ɲ – λ – r/. Em crianças menores achou-se simplificações nos processos de substituição.
14. **A sílaba de estrutura CV**: é a de maior ocorrência; sendo que CVC precede CCV em ordem de aquisição.
15. **A ordem de aquisição dos fonemas em português é**: bilabiais, linguodentais, velares e nasais, juntos, depois os fricativos, sendo os palatais os últimos; a líquida lateral por fim. Finalmente, a vibrante simples aparece. Os processos, de uma maneira geral, são de substituição e a forma de fazê-la é por simplificações bastante comuns entre 2,4 e 3,1 anos.*

Estágio de complementação do inventário fonético

CAROL CHOMSKY (1969) observou a inabilidade da criança nesse estágio de 4-7 anos de cantar músicas com as palavras corretas. As mais longas mostraram-se difíceis de ser pronunciadas e há todo tipo de padrão de erro articulatório, porém seguindo o ritmo musical certo e acelerado. Uma das explicações plausíveis seria a não coordenação de funções tão específicas de cada um dos nossos hemisférios cerebrais no jovem organismo imaturo ainda. O inventário fonético agilizado pela escola deve ser completado nesse período. Assim, na idade de 7 anos, com reversibilidade, a criança deve ser capaz de produzir todos os sons da língua, incluindo as líquidas (as mais difíceis em francês) e as fricativas (as mais difíceis em inglês). Os testes fonéticos, em geral, só testam palavras mais curtas. É possível que nas palavras mais longas haja dificuldades.

BERKO (1958) observou as regras morfofonêmicas de crianças de 5 anos e meio, inclusive os plurais complexos. Ela viu que essas regras não eram articulatórias ou fonéticas e sim de formas gramaticais de outro nível mais complexo da língua. São regras morfofonêmicas em que um morfema (ou elemento de significação) tem diferentes formas, baseadas na vizinhança fonológica. São, portanto, regras lingüísticas, que serão desenvolvidas a seguir.

---

*Elizabeth Reis Teixeira. *A Study of Articulation Testing with Special Reference to Portuguese*. Tese M. Phil. University College, University of London.

A criança entre 4-5 anos, ainda não faz operações reversíveis, mas já faz justaposições. Justapor é parear por correspondência de forma ou de função. Semelhanças são valorizadas termo a termo. A criança que justapõe entende o conceito de somar, mas não inclui nele o conceito de diminuir que é, justamente, a operação concreta ao contrário ou de reversão do conceito de somar. A criança sem a reversibilidade de somar e diminuir atua já por alguns processos simbólicos iniciais – a escrita –, a leitura virá depois. Se ela justapõe, busca regularidades lingüísticas e conjuga verbos irregulares pelo padrão dos regulares. É comum encontrar-se formas como "dizeu" em lugar de "disse", "fazeu" em lugar de "fiz".

Processos da fonologia do morfema simples podem continuar no início desse período. Na criança normal, substituições em geral são mais comuns que omissões ou o uso do fonema zero /#/. São tentativas de maior aproximação do modelo adulto, melhores que a omissão. No fim do período, aos 7 anos, poder chegar à reversibilidade, como quer PIAGET.

Estágio do desenvolvimento morfofonêmico

PIAGET chama de estágio de operações concretas a fase de desenvolvimento em que a criança não usa mais critérios perceptuais nas suas soluções de problemas. Ela intui, em uma hipótese pré-lógica, a realidade.

INGRAM (1970) pensa que as regras transformacionais que embebem a frase em outra frase são adquiridas na sintaxe dessa fase. Na fonologia as regras morfofonêmicas acabam sendo dominadas. Essas referem-se às mudanças fonológicas havidas quando um morfema é afixado a outro. Exemplos: sereno – serenidade; linha – linear; explica – explanatório; pleno – plenitude; elétrico – eletricidade; líquido – liquefaz; divino – divindade; recebe – recepção; último – ultimato; doce – doçura. Há regras complexas em que o fonema e a prosódia são alterados, quando se lhes ajuntam prefixos e sufixos como em árvore – arborizar. A derivação remonta a uma verdadeira história diacrônica da palavra na língua, que a criança desconhece. A grafia pode ser alterada, com grafemas dobrados para se preservar, na língua, os radicais, como em salto - assalto. Enfim, a criança de 6-12 anos tem pela frente toda sorte de complexidade da língua que agora deve usar, não apenas na linguagem oral, mas transcodando para a escrita. Enfatizamos que a escrita é uma transcodagem, isto é, um código oral já adquirido e dominado que se vai colocar em uma ressimbolização, em outro código, o escrito. Essa é a verdadeira aventura da escrita. Muitos professores não compreendem o quanto esse processo se assemelha ao da linguagem oral. A reauditorização (falar baixinho, para si, a palavra) que na alfabetização se faz é uma prova cabal dessa associação. O fato não significa que é o mesmo processo, simbólico e lingüístico.

Na escola, a criança lida com morfemas terminais de verbos, vogais temáticas, acentuação gráfica, palavras compostas, radicais, plurais complexos etc. Há certas informações da linguagem oral que transcodam com facilidade para a escrita, mas há outras em que não acha esse apoio nas redações.

No português escrito, o emprego de **ç**, **ss**, **j**, **g**, **s** e **c** não pode ter como guia a linguagem oral. Esses grafemas têm regras de emprego que lhe são próprias, assim como o emprego de /m/ antes de /p/ e /b/ etc. Todas essas regras morfografêmicas devem ser ensinadas didaticamente.

A criança vai lidar, de 10-11 anos, com voz ativa e passiva, conjugações de verbos em tempos compostos, uso de todo tipo de classe de palavra e sua função, conjugações com cláusulas concessivas, condicionais, alternativas, regências nominais e verbais e todo tipo de complexidade que a gramática normativa tradicional prescreve, mas não explica, infelizmente. Pena que a visão estrutural da lingüística só lhe chegue nos três últimos anos do ensino médio ou na universidade. Se lhe chegasse antes, quanta liberdade poderia lhe trazer, quanta criatividade de reinventar a linguagem, quanto menos "culpa" por cometer seus erros, tão lógicos, às vezes, na redundância dos plurais. Aos 12 anos deve entrar no terceiro estagio de PIAGET – o das operações formais –, e essas aquisições terminam.

O que a teoria dos estágios de PIAGET e a lingüística têm em comum? PIAGET afirmou que a criança em desenvolvimento faz uma equilibração dinâmica entre o que já sabe e o que lhe é novo no seu mundo. A criança está ativamente envolvida na "assimilação" da realidade pelas estruturas disponíveis na sua cognição. Mas o ambiente continua a operar e isso resulta na "acomodação", isto é, na mudança das estruturas da criança para ficar apta a resolver problemas surgidos pela ação do meio – algo novo que se apresenta. Ambos os conceitos são essenciais para compreender a sua aquisição fonológica. A criança não é um ser passivo, aprendendo a linguagem por imitação e hábito. Eis a ótica behaviorista e a associacionista. Para PIAGET, a criança constrói o sistema que recebe do adulto para encaixá-lo nas suas estruturas cognitivas. Não está simplesmente filtrando o mundo dos adultos. Esta permanentemente se reestruturando e reestruturando o mundo. A isso PIAGET chama de adaptação. A isso a lingüística chama de estruturalismo.

O papel ativo da criança na aquisição fonológica sempre foi defendido por JAKOBSON, mostrando contrastes fonológicos desde cedo. Os sons lingüísticos não são um conjunto de contrastes antes de 1,6 ano e nem funcionam como o do adulto, pensa INGRAM. A criança adquire um sistema de sons relacionado com o do adulto, reinventando-o com traços próprios, colocando-o dentro de suas próprias estruturas. Modifica-o conforme se matura e conhece melhor o sistema do adulto. Exemplo: de início, a criança possui um padrão básico (CV) para a estrutura das novas palavras que aprende. Todas as palavras do adulto serão "assimiladas" a esse padrão. Depois, apreendendo cada vez mais e mais novas palavras que correspondem a novos conceitos, seu sistema será reestruturado para se "acomodar" às palavras do adulto. Assim, estabelece uma nova estrutura (CVCV), equilíbrio entre assimilação e acomodação. Portanto, a teoria de estágios construídos de PIAGET e a lingüística têm muito em comum, mas, a questão que INGRAM levanta é: o domínio da forma implica sempre no domínio de todas as funções? A criança aprende que os sons são signos sociais com uma referência aceita pelo adulto. Então, aprende a coordenar a relação entre eles. Isto é, a relação significante/significado. Porém esse fato só ocorrerá depois de 1,6 ano. É possível que o desenvolvimento da habilidade contrastiva apareça também após essa idade.

INVENTÁRIO FONOLÓGICO

INGRAM propõe o seguinte esquema:
Palavra do adulto → percepção → organização → produção → palavra da criança.

Ele pensa que uma descrição fonológica deve prover informações e propõe três etapas para uma análise:

- *Percepção*: inventário de sons e sílabas tentando chegar às palavras do modelo adulto.
- *Organização:* inventário de sons e sílabas usados de forma contrastiva.
- *Produção:* inventário de sons e sílabas produzidas.

Então, a produção apenas não basta como avaliação, mas, infelizmente, é o que se faz.

1. Quanto à percepção, é impossível se determinar com precisão quando esse desenvolvimento termina, mas pode-se ver no estágio do morfema simples o reflexo dessa percepção no discurso da criança. Ela escolhe para produzir as palavras do adulto que refletem indiretamente a sua percepção ou o modo como coaduna percepção-produção. As suas tentativas mostram o seu grau de habilidade perceptual.
2. Já a organização reflete o modo como a criança estrutura a linguagem. Sabemos que a fonologia lida com contrastes, oposições. A descrição desses contrastes e dos processos intermediários pelos quais a criança chega a eles é muito importante de se analisar. Se a criança ensurdece todos os sons iniciais e não os finais, possivelmente não possui totalmente esse contraste surdo/sonoro. Esse processo de sonorização está operando entre o nível de percepção e organização, mas certamente não está totalmente organizado. Quanto à produção, haverá segmentos ou classes de

segmentos que a criança altera pela inabilidade de articular. Isso não afeta a habilidade da criança de estabelecer contrastes.

3. Sua produção refere-se à parte motora do discurso e também ao fato de alguns sons serem de complexa coordenação muscular e difíceis de pronunciar. "**As articulações que são o resultado das dificuldades de produção geralmente não mudam na "imitação". Mas as referentes à "organização" mudam, na maior parte das vezes."** Isso é uma pista fundamental na terapia fonoaudiológica das dislalias. Nunca é demais sublinhar esse aspecto.

Deveria haver, segundo ele, portanto, na criança de 2-4 anos e meio, três inventários. O primeiro seria dos sons do adulto em que a criança presta atenção, os que ela prefere e tenta reproduzir. Um vocabulário do adulto com oclusivas e nasais corresponderia à preferência inicial de qualquer criança, sem dúvida. A estrutura silábica deveria ser examinada. Mesmo presumindo que a maioria das palavras da criança pequena fosse, primordialmente, monossílabos, sua percepção poderia não estar tão avançada ainda.

O segundo inventário seria daqueles sons usados em oposição fonológica nítida e bastante diferenciados na articulação.

O terceiro inventário seria o *output* ou saída fonética de todos os sons que a criança produz naquela ocasião.

Assim, o primeiro refere-se ao inventário de sua percepção quando imita; o segundo, ao uso de contrastes interiorizados; o terceiro, à sua produção fonética.

INGRAM pensa que mesmo estudando a fonologia da criança dessa forma bem mais ampla, como ele propõe, certamente a criatividade da linguagem, como um todo, não estará sendo plenamente capturada. Pode-se estar simplesmente descrevendo algumas das regras que a criança usa, mas não todo o seu sistema integralmente. Esse é um ponto que deve ser levado em conta nos inventários.

ANÁLISE FONOLÓGICA

Um lingüista, em geral, está preocupado com uma análise precisa e profunda, formulando um sistema formal de regras, a partir da amostragem do sujeito ideal. Mas os fonoaudiólogos não necessitam ir tão fundo nessa questão, uma vez que seu interesse maior é determinar a hipótese da inadequação geral da linguagem da criança. No entanto, na amostragem do sistema "atual" da criança, é importante escolher aquela realmente significativa, isto é, que constitui, de fato, o padrão do discurso da criança, naquele seu momento.

INGRAM aconselha que o método de análise dos fonoaudiólogos clínicos seja mais informal. É bem verdade que, na fonoaudiologia clínica, não encontramos facilidade em tipificar a linguagem da criança com problemas na sua fonologia como um todo, por causa das inúmeras variações dentro de uma certa sistematização. E como os problemas podem ser neurolingüísticos ou psicolingüísticos, não há uma dislalia, mas dislalias fonológicas. Podemos, no entanto, em linhas gerais, pesquisar os estágios de desenvolvimento cognitivo em que ela se encontra. Dele vamos deduzir sua capacidade fonológica. Avaliamos a criança patológica em relação ao esperado naquela fase e onde realmente se desvia do esperado, sem perder de vista que o processo de aquisição da linguagem é ativo e dinâmico. Assim, devemos descobrir as regras mais gerais usadas pela criança. Às vezes, diz ele, as regras parecem misteriosas à primeira vista, mas em uma reavaliação novas formas podem esclarecer de que regra se tratava, afinal.

A análise, como método, pode ser feita durante a terapia e reavaliada de tempos em tempos. Não precisamos completá-la totalmente antes de iniciar a terapia. Enquanto essa decorre, novos *insights* surgirão. Novas visões esclarecerão aquilo que a criança aprende e não aprende; que fala por imitação e não consegue falar por evocação; que falou num mês de uma forma e depois fala de outra, mais aproximada do modelo adulto; aquilo que num contexto da palavra ou sílaba consegue produzir e em outro não; quais são as suas regularidades de padrão; que domina como estrutura básica e para onde se encaminharão suas tendências de organização na estrutura que terá no estágio seguinte. Essa análise nada mais é do que a hipótese científica sobre a linguagem da criança. Baseada nela, a terapia vai ajudar nas modificações que a criança fará em si mesma para ampliar e alargar seus processos simplificadores "normais" e organizar seus processos complicadores patológicos.

Essa análise pode ser considerada superficial para os lingüistas ou para os fonoaudiólogos que fazem pesquisa teórica na pós-graduação. Mas para os fonoaudiólogos clínicos, que lidam com problemas de expectativas da família e da escola, determinar processos que sabem de antemão serem simplificadores e prejudicados na sistematização, basta apenas procurar saber qual o padrão mais geral, encaixando-o, depois, no estágio certo de desenvolvimento. Não precisam estudar profundamente qualquer variação no sistema porque se perderiam, pois cada criança de cada patologia tem seu sistema. Só é válido, portanto, interpretar o processo geral.

Ao contrário dos fonoaudiólogos clínicos, os pesquisadores têm interesses teóricos mais marcados: detectar a clara tendência da criança patológica de, na sua simplificação, exagerar e "complicar" o sistema *versus* a tendência da criança normal de "simplificar", aproximando-se do adulto. Isso constitui o maior interesse da pesquisa fonoaudiológica. Justamente esse comportamento global, distorcido, complicado, com um leque de variações incríveis, diferencia o processo simplificador normal do complicador patológico. Aos pesquisadores parece limitada a proposta de, na patologia, estudar o padrão mais geral somente, sem se perder em detalhes da sistematização. A distorção sistemática por adição ou inversão seria o exemplo típico dessa tendência, além da característica marcante de desorganizar o sistema, de ignorá-lo, de torná-lo muito resistente a uma codificação, de reagir à ordem e à sistematização. Os meios pelos quais os indivíduos com problemas psicolingüísticos e neurolingüísticos se servem demonstram o quanto diferem dos processos e sistemas da criança normal. Essas se voltam à ordenação de simplificações; as crianças patológicas se voltam à simplificação desordenada, em uma entropia positiva que leva ao caos, colocando sua inventividade em subverter os limites e ultrapassar a flexibilidade do sistema. A criança com problemas mais leves já tende a sistematizar melhor seus padrões articulatórios, mas alguns dos seus processos tendem a persistir, convivendo com outros de fase mais adiantada. Assim, apesar de se dizer que é como o da criança normal, é diferente, inclusive porque há processos únicos inexistentes na criança normal. Este ponto é muito importante nas dislalias.

Os processos simplificadores da criança patológica seriam em maior número do que os da criança normal? Faltam dados e pesquisas, mas EDWARDS achou mais processos e de maior inconsistência. As tentativas de aproximação do padrão adulto pelo comportamento de substituição do fonema, por exemplo, são por formas longínquas demais. São como passos sem uma direção e alvo, gestos difusos, vagos, tênues marcas, traços sem contornos nítidos, mal delineados. Ou são persistências na omissão do fonema, como se já não pudesse absorver mais sons, não pretendesse conhecer o novo que lhe chega. Então, por uma questão de autodefesa, passa a desconhecê-lo, pelo fato de suas estruturas cognitivas não comportarem mais nada. Vai ignorá-lo, omitindo-o por não conseguir alcançá-lo. Fixa-se no fonema interiorizado, já sabido e conhecido. Parece alguém saturado, que insiste em permanecer naquele ponto. Parece alguém perdido numa cidade, sempre contornando a mesma praça. Parece uma criatividade às avessas, somando parcelas que não existem em uma adição imaginária ou invertendo a ordenação de etapas sucessivas, vizinhando a desordem e o caos nas metáteses insistentes.

Os inventários que INGRAM propõe aos fonoaudiólogos clínicos seriam tomadas eventuais do discurso da criança, de tempos em tempos, que seriam comparados evolutivamente com o inventário da análise inicial. Assim fazendo, estaríamos observando, de fato, os níveis de percepção, organização e produção da fonologia da criança.

Duas questões aparecem de imediato: a gravação e a transcrição. A gravação contém problemas éticos, de respeito ao indivíduo. Nenhuma gravação deve ser feita sem o prévio consentimento do cliente ou de seu responsável, mesmo, e sobretudo, sendo uma criança que não compreende o problema ético em profundidade. Além do mais, o caso clínico não deve ser levado a público, em congressos ou simpósios etc., sem a permissão do paciente ou de seus responsáveis. O nome do paciente deve ser coberto no *slide e* nunca, jamais, deve ser mencionado. A transcrição contém ainda problemas do código fonético a ser usado. O Alfabeto Fonético Internacional parece o mais recomendável. Essa transcrição deve ser acurada e feita por dois profissionais, de preferência, que confrontariam suas transcrições depois que ambos ouvissem as gravações.

Duas outras questões aparecem depois: a finalidade de despistagem ou de análise.

Na despistagem, ou testagem superficial, o objetivo é determinar se o desenvolvimento da fonologia da criança está normal ou patológico. O que temos a observar é se a criança vai se desenvolver por ela mesma ou se precisa de ajuda terapêutica (o uso de dialetos regionais não constitui uma patologia, p. ex.). A análise está voltada especificamente para o diagnóstico fonoaudiológico. Então, a despistagem vai indicar apenas se a criança precisa de terapia e de assistência, enquanto a análise vai indicar quais são as suas dificuldades específicas. Na primeira, não precisamos de uma visão profunda da fonologia, basta um sumário; na segunda precisamos de uma análise mais aprofundada da fonologia e da fonética[*] como na obra da Dra. Regina Elly A. Faria.

ELICITAÇÃO DOS ESTÍMULOS

INGRAM sugere três aproximações para a análise:

1. Elicitação controlada do discurso pela imitacão.
2. Elicitação controlada pelo ato de nomear.
3. Elicitação não-controlada pela coletânea do discurso espontâneo.

Nos Estados Unidos da América o teste "*Templin Darley*" de articulação é o mais difundido, como também o "*McDonald Deep Test*". No Brasil, SCLIAR CABRAL elaborou um teste fonológico para despistar crianças com problemas fonológicos, assim como BRASÍLIA MARIA CHIARI, PRISCILA MOREIRA SALLES, CAPOVILLA A.G.S. e F.C.[**], VIEIRA, GANANÇA (Triagem Fonoaudiológica. In: *ACTA, A WHO,* 3(1), 1984), para escolas municipais. NORBERTO RODRIGUES da PUC-SP fez pesquisa muito interessante com mais de 2.000 crianças com problemas articulatórios na obra Neurolingüística, 1989. Foram os primeiros estudiosos da Fonologia.

---

[*]Regina Elly Alves Faria. *Padronização do Exame Fonético-Fonológico.* Tese de doutoramento em fonoaudiologia aprovada pela Universidade Museo Social Argentino, 1994.
[**]Consultar – Capovilla A.G.S. e F.C. Problemas de leitura e escrita S.P. Mennon 2000.

Comentando as aproximações para elicitar amostras de uma análise, INGRAM chama a atenção para o fato de que a imitação leva à boa produção, mas não reflete a habilidade fonologia real da criança. Assim, a imitação afeta o resultado do teste e isso não pode ser perdido de vista. Só devemos usar a imitação como único critério quando outros métodos de elicitar o discurso não foram possíveis. WINITZ (1969) critica a maior parte dos testes articulatórios, salientando cinco pontos no resumo que fez:

1. Os itens dos estímulos deveriam ser constantes para todas as crianças.
2. Um som deveria ser elicitado por diferentes palavras-estímulo.
3. O método de elicitação (oral ou pictórico) deveria ser constante para todos os sons da língua.
4. Se possível, métodos de elicitação de linguagem espontânea *versus* linguagem imitada deveriam ser usados.
5. O critério da produção correta deveria se basear em mais do que uma simples resposta.

WINITZ mostra que há diferenças entre o discurso corrido espontâneo e um único item imitado, sobretudo em crianças patológicas. Seus estudos provam que essas crianças tendem a produzir melhor por imitação. Outros autores, como CURTISS e FAIRCLOTH concordam que a imitação de uma palavra não testa se a criança vai produzir corretamente em outra ocasião ou em outra palavra o referido fonema. Assim, um item apenas, e por imitação, não é aconselhável como critério único em uma análise fonológica.

A elicitação nomeando os estímulos tem a vantagem de não contaminar as respostas, mas tem a desvantagem de isolar a palavra do seu contexto frasal, aliás como acontece também na imitação. Sabe-se como esse contexto é importante e como influencia a palavra. Além do mais, há conceitos difíceis de serem generalizados dessa forma. Assim, nomear apenas tampouco parece ser a maneira ideal de se obter uma avaliação fonológica para análise.

Quanto ao uso do discurso espontâneo, nem sempre é fácil obtê-lo de crianças com problemas articulatórios. São relutantes em se expressar, justamente porque sentem que têm problemas. O discurso espontâneo, em uma amostra de tamanho regular, como já dissemos antes, vai mostrar as palavras que a criança percebe seletivamente no modelo do discurso adulto e usa efetivamente na sua linguagem. Certamente é a melhor amostra, a mais real e reveladora da fonologia da criança nos diferentes contextos frasais. Pode ser usado sozinho para uma análise ou então complementar testes articulatórios que têm os inconvenientes apontados anteriormente, quando usados como parâmetros isolados.

INGRAM recomenda que se faça na amostra espontânea para análise:
1. A produção da criança foneticamente.
2. Palavra por palavra do modelo adulto daquela produção.
3. Uma interpretação da produção, se possível.
4. O discurso do adulto dirigido à criança.
5. O contexto da produção.

Essas amostras devem ser gravadas. As elicitações podem ser recolhidas enquanto a criança faz um jogo de quebra-cabeça ou vê um álbum com algumas gravuras que vai nomear espontaneamente, ou uma série de cartões que, organizados em seqüência lógica, constituam uma história que ela conta, ou enumera as coisas que "mamãe comprou", por exemplo. No final de cada sessão, pode-se fazer observações a seus pais e professores. Pode-se marcar também, em um estudo longitudinal, a época em que determinada articulação ocorreu no decorrer dos meses de terapia. Assim fazendo, estaremos mantendo um diário de sua produção bastante completo. Depois do teste articulatório, seguido sempre da análise da linguagem espontânea, os fonoaudiólogos vão enquadrar a criança no estágio cognitivo em que se encontra e saber que fonologia lhe corresponde.

Os estágios da fonologia do morfema simples e completação do inventário fonético são os dois estágios mais ricos em processos. A descrição desses processos é um trabalho fundamental na avaliação fonológica. É bastante dificultosa a tarefa de fazer uma primeira avaliação fonológica. Com a prática, pode-se dizer que o trabalho é bastante interessante e torna-se cada vez mais fácil.

ASPECTOS TEÓRICOS – FONOLOGIA

INGRAM questiona hipóteses teóricas de que crianças com distúrbios tenham sistemas com distúrbios.

Há três posições a se tomar nessa questão, segundo esse autor:
1. A criança com distúrbios mostra uma aquisição atrasada, embora seu sistema seja semelhante ao da criança normal.
2. A criança com distúrbios tem os mesmos processos fonológicos que a criança normal, mas usa-os de modo diferente. Alguns processos tendem a persistir mais tempo do que os da criança normal. Nesse sentido, é diferente do sistema da criança normal, ainda que os processos sejam os mesmos.
3. A criança com distúrbios mostra alguns processos similares aos das crianças normais e outros exclusivos da criança com distúrbios. Também persistem em usar certos processos por mais tempo que a criança normal, diferindo ainda no tocante à sistematização.

Sumariando essas posições:

1. Mesmo processo, porém atrasado, mesmo uso geral na sistematização.
2. Mesmo processo geral, sistematização diferente.
3. Processos únicos, uso persistente na sistematização, que é diferente do normal.

A segunda posição parece ser a dominante na literatura, INGRAM-questiona ainda dois aspectos que merecem maior comprovação, mas que são boas hipóteses teóricas:

1. A criança com distúrbios poderia usar maior número de processos que a criança normal no mesmo estágio?
2. A criança com distúrbios poderia não ser capaz de usar sons de forma contrastante como faz a criança normal?

Assim, a terceira hipótese, processos únicos e sistematização com traços próprios diferentes da normal, não está descartada. Está na ordem do dia.

As crianças normais ensurdecem fonemas, reduzem os grupos consonantais, fazem a deleção das consoantes finais, trocam líquidas por semivogais, trocam fricativas por oclusivas. Eis o resumo geral dos processos normais. As crianças com distúrbios fazem uso desses processos e ainda de outros que não são comuns às normais. São exclusivamente seus e únicos. A hipótese teórica é que a criança com distúrbios tem uma sistematização diferente. Para defini-la deve-se pesquisar mais. Não basta defini-la como fala "ininteligível" – o que é feito, por enquanto. Pesquisadores começam a descrevê-la pela sua inconsistência nos casos mais graves, resultando em uma variação incrível de articulação da mesma palavra longitudinalmente. Nos casos menos graves encontram-se alguns processos razoavelmente estabelecidos, ainda que desviados e de uso mais consistente. A consistência ou inconsistência de articulação da mesma palavra poderia dar, até aqui, apenas uma pista: trata-se de um caso mais leve ou mais grave da chamada "desordem articulatória funcional", classificada como "dislalia fonológica".

Deve-se dar tempo à Fonoaudiologia. Essa jovem ciência, por enquanto, está reescrevendo suas patologias e se lançando em estudos novos, reformulando programas remediais de reabilitação. Nesses últimos anos de intensa pesquisa, vem compreendendo também a importância do trabalho preventivo. Chegará então a hora em que, pela lalação da criança ou por seu padrão de choro, ou ritmo respiratório, a fonoaudiologia poderá predizer uma patologia de articulação; ou então despistar por "*screening*" a surdez ainda no berçário, testando-se todas as crianças de risco, e todos os prematuros, por rotina.

ASPECTOS TEÓRICOS – PSICOLINGÜÍSTICA

A área da psicolingüística tem trazido pesquisas novas à articulação alterada.

A Dra. ELIZABETH REIS TEIXEIRA faz um resumo dos diferentes enfoques teóricos para se olhar o erro articulatório.

1. O "sistema infantil" é igual ao "sistema do adulto" – SI = SA. Nessa posição há duas explicações:

   A) A criança erra por imaturidade psicomotora, isto é, por um problema miomotor, muscular. Tem a articulação preguiçosa e todos os erros são fonéticos. Assim pensam LEOPOLD, 1947 e ALBRIGHT, 1958.

   B) Os erros da criança são gerados pelas regras fonéticas e fonológicas que aplica. Ela percebe perfeitamente o sistema adulto, mas não é capaz de articular foneticamente, na estrutura de superfície, apesar de na estrutura profunda seu sistema ser como o do adulto (posição da gramática gerativo-transformacional).

   Assim, a criança não tem um sistema próprio como querem STAMPE, 1969, SMITH, 1973 e MOSKOWITZ, 1970.

   Mas, a criança não tem gramática própria? perguntam os gerativos.

2. O "sistema infantil" se relaciona com o "sistema do adulto", mas não é igual a ele. SI ↔ SA.
   Nessa posição há duas explicações:

   A) Os erros infantis são causados pela percepção insuficiente da articulação do adulto. A percepção infantil faz uma seleção dos traços distintivos do adulto. Em /casa – caça/ não percebe o traço sonoro do fricativo, não percebe a soma dos traços distintivos de /z/ em [kaza]. Assim pensa WATERSON, 1971, mas não menciona a adição de traços infantis autônomos. Tudo se resume em erro perceptivo.

   B) Os erros infantis são motores e lingüísticos. A percepção infantil faz uma seleção dos traços distintivos do adulto, sem dúvida, mas cria seus traços próprios. Isto supõe um sistema criativo e autônomo. Os erros são de organização, basicamente, e não de percepção apenas. Se ensurdece /g/ para /k/, provavelmente vai ensurdecer /d/ para /t/ e /b/ para /p/, pois trabalha com classes de sons nos seus processos lingüísticos subsidiados pela cognição. Se a criança diz /thal/, em vez de /sal/, O erro é fonético, mas não é fonológico, pois não houve oposição contrastiva dentro da língua. Houve uma projeção lingual, aí sim um alofone. Na verdade os erros são todos de substituição, mesmo na omissão, sob o ponto de vista lingüístico, a criança substitui o fonema pelo fonema zero, (#).

Eis a posição de GRUNWELL, INGRAM – (1978) nessa questão: o sistema infantil se relaciona com o do adulto. Os erros são motores e lingüísticos. A posição teórica de INGRAM foi a adotada pela autora desse livro, separando erros motores fonéticos de erros linguísticos fonológicos.

ASPECTOS TEÓRICOS – PERCEPÇÃO DA FALA

BORDEN e HARRIS (1980) comentam algumas teorias da percepção da fala que discutem a falta de correspondência direta entre os eventos acústicos discretos e os fonemas. Pesquisadores do calibre de JAKOBSON já questionavam esse fato. Mas LIBERMAN, com a Teoria Motora e STEVENS e HALLE, com a Teoria da Análise pela Síntese elaboraram modelos muito interessantes.

Na primeira teoria, diferentes eventos acústicos podem ser percebidos como um mesmo fonema, enquanto o mesmo evento acústico pode ser percebido como fonemas diferentes em contextos diversos. Esse fato faz com que o ouvinte tente a equivalência entre o evento acústico e a informação dada pela realização fonética, como também, com o seu conhecimento articulatório dado pela própria produção, condicionada ao contexto, evidentemente. Então, sua própria produção motora é o referencial. A segunda teoria refere-se à produção, mas a referência é mais de ordem acústica do que articulatória, buscando-se o pareamento. O ouvinte recebe um padrão auditivo e o analisa elicitando um modelo auditivo de sua própria produção e lança uma hipótese, fazendo uma rápida síntese neural com ele mesmo: aceita ou não o percebido como correto. O ouvinte aplica o seu conhecimento das regras fonológicas, normaliza as variações do discurso corrido e suas distorções, mostra que compreende a influência do contexto e evidencia o papel do seu conhecimento lingüístico. O referencial é o seu modelo auditivo que busca acasalar com o seu conhecimento da língua, aquilo que foi percebido.

A tendência atual na pesquisa encaminha-se para uma linha teórica valorizando a parte auditiva da percepção, como se o sistema auditivo fosse um vasto sensório-cognitivo e que fosse capaz de tarefas muito surpreendentes, espraiando-se por áreas da memória, conectando as suas estrias com áreas que conhecem e reconhecem os estímulos da fala. Tanto que, hoje, estuda-se a possibilidade de duas memórias: de curto prazo. Na verdade, o sistema auditivo do ser humano tornou-se especialmente sensível a essas pequenas e rápidas variações acústicas cheias de redundâncias que só o sistema articulatório humano pode produzir – a linguagem.

Certamente, a moderna tecnologia com os computadores, a possibilidade da virtualidade, aparatos ultra-sensíveis facilitarão novos modelos teóricos. A imagem por ressonância magnética nuclear e o PET dão esperanças.

De toda a forma, a falta de correspondência entre os eventos acústicos e a articulação dos fonemas fez os pesquisadores trabalharem na fonética acústica mais profundamente. Houve também na área dos estudos da orelha um enorme progresso com a microcirurgia, os implantes cada vez mais eficientes. Na Fonoaudiologia testes logoaudiométricos centrais e aparelhos incrivelmente inventivos surgiram como coadjuvantes terapêuticos. Viu-se, também, uma reescritura nos estudos do cérebro, como novos mapas cerebrais dados pela tomografia computadorizada. Enfim, houve no final do século XX progressos e espera-se não ter que aguardar muito para se ter novas luzes agora no século XXI.

A frase de JAKOBSON vem à memória: "*Devemos extrair o valor do fonema dos valores da língua, nunca da fala*".

A velha classificação da dislalia não nos satisfaz, pois achamos as divisões irreais orgânica, funcional referindo-se à fala e um termo inapropriado – a disglossia, referindo-se ainda a fala como se fosse a língua dentro da boca o principal órgão articulador lingüístico. Nós falamos com o cérebro. Antes de articular algo, o cérebro tem que ter a idéia do som fonêmico abstrato, tem que simbolizar, tem que ser capaz de saber do "vale por", tem que organizar os músculos para produzir a seqüência correta das sílabas da palavra, que deve significar algo para o outro.

CAPÍTULO 7

AVALIAÇÃO E DIAGNÓSTICO FONOAUDIOLÓGICO

AVALIAÇÃO

A área de reabilitação da fala e da linguagem remonta à antiguidade grega. DEMÓSTENES foi o primeiro terapeuta. A Fonoaudiologia, oriunda da lógica clássica e da antiga oratória, trabalha hoje baseada em princípios e métodos científicos. Uma hipótese científica mostra uma construção do espírito criador depois da observação do fenômeno, que vai além da realidade aparente, incluindo nele o que não é dado no próprio fenômeno. Antecipa-se à experiência e torna-a possível. Hipóteses, métodos e técnicas, nossas ciências já nos deram de sobra. Portanto, temos como fazer um trabalho científico. Neste, sempre estarão presentes princípios da Filosofia: ajudar o indivíduo a se autoconhecer e promover seu próprio crescimento por meio do trabalho terapêutico, que começa com sua expressão, com a consciência da produção de formas veiculando suas idéias. Falar é ter uma intenção comunicativa, antes de mais nada. Falar é sempre considerar o outro.

Avaliação não é a mesma coisa que testagem. Na avaliação levanta-se uma hipótese científica, uma teoria do caso e o teste aplicado vai apenas confirmar a hipótese e especificar as falhas nos processos da comunicação patológica. O teste isolado não tem nenhum valor, a não ser dentro de uma avaliação. Metade de testes ou subtestes valem muito menos ainda, cientificamente.

Quando uma família chega para nos consultar está de antemão depositando confiança no nosso trabalho. Cabe a nós orientar essa família, se vamos atender à criança, pois uma dislalia não se automatiza só em clínica. O problema deve ser "bem explicado" e as recomendações devem ser dadas de preferência por escrito. Uma revisão é necessária para aspectos novos surgidos no caso.

A família deve se empenhar em ajudar a criança, dando ao TP um *feedback* dos progressos e/ou das regressões. Uma articulação não se corrige, estimula-se. Explicar essa diferença é fundamental para que os pais não provoquem uma gagueira na criança...*

---

*Jacubovicz, Regina – *A gagueira*. Rio de Janeiro: Revinter, 1994.

Quando uma criança nos chega com a queixa de problemas articulatórios devemos olhar sua pessoa, sua linguagem para depois estudarmos sua articulação. Esse é o veículo pelo qual expressa seus estados emocionais. Olhar a articulação fora da linguagem e esta fora da pessoa não me parece a melhor aproximação para uma avaliação.

AVALIAÇÃO DA AUDIÇÃO

O *corpus* lingüístico de linguagem espontânea gravada e os testes fonéticos e fonológicos, assim como os resultados da audiometria e da logoaudiometria, vão merecer uma atenção especial no estudo analítico-sintético que desenvolveremos. De posse desse material estuda-se o caso, pois trabalha-se mesmo fora da terapia.

Audiometria

A audiometria deve constituir-se num teste de rotina. Tanto essa quanto a logoaudiometria devem ser feitas pelos próprios fonoaudiólogos, uma vez que podem fazer anotações importantes durante o teste da audição, já que têm interesses próprios da sua área. Podem gravar na hora, por exemplo, os resultados dos testes logoaudiométricos para exame posterior ou estudar os itens que consideram importantes para seu trabalho, verificar o limiar da captação em uma disacusia leve para diferenciação fonológica fina dos fonemas iniciais graves /p/, /b/, /m/, em pato – bato – mato, ou a freqüência aguda que lhe resta naquela audição para receber fonemas agudos /s/, /z/, em sono -zona. É importante saber que perfis audiométricos se tem para o tipo de prótese. Uma prótese jamais deve ser indicada sem audiometria prévia. Qualquer disfunção na audição merece uma consulta ao especialista de otorrinolaringologia ou otoneurologista, conforme o caso.

A audiometria é um campo de estudo que tanto presta serviços na despistagem do *locus* da lesão, quanto é fundamental na pesquisa da audição funcional para a linguagem – marca da nossa humanidade.

Os fonoaudiólogos correlacionam linguagem e audição. Precisam saber como estão a recepção, a compreensão e a realimentação dadas pela audição. A pesquisa do *locus* da lesão interessa aos médicos. Precisam sabê-lo para completar seu exame clínico. Apesar da medicina estudar a orelha e a fonoaudiologia, a audição, seus campos de trabalho parecerem diferentes à primeira vista, acabam se encontrando na busca do auxílio efetivo que cada uma pode dar ao paciente. O médico cura ou intervém cirurgicamente na orelha, o fonoaudiólogo estimula aquela audição, ou na surdez, o que sobra dela, para a sua principal funcionalidade, a linguagem humana. Se trabalharem bem juntos, quem sai lucrando é o paciente e a ciência da audiologia, com estudos multidisciplinares. Isso acontece nos Estados Unidos, Canadá, Dinamarca, Suécia.

No teste de audição e nas provas logoaudiométricas é preciso considerar:

- *O limiar tonal liminar*: tipo de perda, perspectiva de reabilitação; tipo de curva – perdas graves ou agudas.
- *Limiar de captação da palavra*: confirma o limiar tonal – observar fonemas graves e agudos percebidos – anotar.
- *A prova de discriminação auditiva*: observar discrepâncias entre o desempenho do O.D. e O.E. – anotar E errados.
- *Wepman teste:* anotar os estímulos de má percepção fonológica.
- *Memória seqüencial auditiva*: (Teste de dígitos do ITPA) – anotar o número de E percebidos e retidos e os erros.
- *Teste de Weber*: observar se houve lateralização.
- *Impedanciometria*: observar as funções da orelha média e os reflexos e correlacionar com a audiometria tonal.
- Todos os tipos de provas da palavra devem ser correlacionados com a audição, as aqui mencionadas ou outras que vierem a ser feitas. O ideal é gravar todas as provas logoaudiométricas para estudo posterior.

As principais patologias da audição são:
1. Perdas condutivas por:
   - Otites externas: por má formação ou obstrução do meato.
   - Problemas da orelha média: disfunção tubária; otite média serosa (com ou sem colesteatoma) disarticulação da cadeia ossicular; otoesclerose.
2. Perdas cocleares por:
   - Lesões nas células ciliadas; trauma acústico, doença de Meniere, doenças infantis (rubéola, cachumba etc.); otoxidade (estreptomicina, quinino etc); presbiacusia (recrutamento). As perdas podem ser mistas.
3. Perdas retrococleares por:
   - Neurinoma do acústico; tumores; presbiacusia neural.
4. Perdas centrais por:
   - Lesões nos lobos cerebrais, sobretudo temporais nas duas hemicórtices; problemas intra e interhemisféricos, desde as áreas periféricas até as de associação auditiva centrais; disfunções no processamento auditivo central na decodificação, codificação, organização dos processos gnósicos, desde a entrada do E até a sua compreensão.

Em termos de diagnóstico audiológico o fonoaudiólogo que tem interesse específico na audição em relação a linguagem, deve conhecer e bem diferençar os aspectos audiológicos do sistema auditivo. Eis suas características:

- *SN periférico*: do 1º e 2º neurônio (núcleos cocleares).
- *S N central*: das vias auditivas mais periféricas para o 7º neurônio cortical.
- *SN periférico*: orelha média, cóclea, VIII par.
- *SN central*: tronco encéfalo alto, lemnisco lateral; área auditiva primária, secundária, áreas não auditivas cerebrais.
- *SN periférico*: perda nos sons puros, distorção, adaptação anormal, as perdas modificam a R ao som.
- *SN central*: sensibilidade normal ao som; provas logoaudiométricas com baixo escore em relação ao limiar tonal; não compreensão das mensagens orais no lado oposto ao da lesão; a R ao E complexo é muito má, mas não o é ao som puro.
- *SN periférico*: testa-se com o som puro e atenta-se aos sintomas ipsilaterais.
- *SN central*: testa-se com o som complexo da linguagem e atenta-se aos sintomas contralaterais.
- *SN periférico*: tarefas monóticas quando uma orelha recebe dois E diferentes está se avaliando o tronco cerebral.
- *SN central*: tarefas dicóticas quando ambas as orelhas recebem E simultâneos e diferentes, está se testando o córtex cerebral; ou fundir E diferentes, mas complementares dirigidas às duas orelhas separadamente para se integrarem; ou do processamento temporal e seus aspectos.
- *SN periférico*: nas perdas auditivas os audiogramas devem diferenciar: a) a orelha média; b) da cóclea; c) do VIII par. Os sintomas serão ipsilaterais.
  a) Na orelha média observar se há gap entre VO e VA; o limiar acima de 25 dB; as provas da palavra confirmam o limiar tonal, o reflexo estapédico presente em média a 85 dB acima do limiar tonal.
  b) Nas cocleares observar se VO e VA caem juntas em perdas maiores que 25 dB, exibindo a dependência de freqüências altas e de intensidades, sobretudo com o recrutamento; o reflexo presente ou não (depende da perda); Bekesy tipo I, SISI positivos.
  c) No VIII nervo observar VO e VA juntas, perda maior que 25 dB; adaptação lenta em diferentes frequências em 250 Hz ou 6.000 Hz, teste de fadiga positivo, não importa a intensidade não há mudança na rapidez da R, reflexo presente a nível elevado, decay do reflexo positivo; Bekesy tipo III e IV. As perdas retrococleares estão associadas às lesões dos VIII; VII; IX pares. Há uma tendência para perdas nas frequências baixas no O. ipsilateral.

- *SN central*: os sintomas serão contralaterais. Nos audiogramas os limiares estão perto da normalidade ou com perdas discretas, provas logoaudiométricas totalmente incompatíveis com o limiar tonal, grande ou melhor, enorme dificuldade para compreender as palavras. A logoaudiometria pode denunciar o problema, sem dúvida. Os reflexos podem estar presentes ipsilateralmente, e contralateralmente ou elevados nesse ouvido, ou mesmo ausentes.

Crianças candidatas aos testes de PAC

Os fatores de risco em crianças com problemas no processamento auditivo central enumerados pela ASHA são:
- Histórico neonatal de prematuridade, anoxia, hiperbilirrubina, danos neurológicos e outros danos.
- Histórico de otites média crônicas repetitivas com perdas condutivas.
- Pais e professores preocupados com a audição e habilidade de ouvir como a dificuldade de seguir ordens, distração se há ruído de fundo, desatenção, memória curta para a informação vinda pela audição, problemas na escrita se as palavras são ditadas.
- Rendimento escolar pobre, apesar da audição ser normal, inteligência não verbal também e a sua visão boa.
- Problemas na leitura ocasionados pelos seus déficits fonológicos.
- Déficits na linguagem receptiva.
- Histórico de problemas neurológicos, lesões, neoplasma cerebral, etc.

A criança com o PAC deficiente apresenta os seguintes comportamentos:
- Capacidade para ouvir pobre.
- Dificuldade para aprender através da modalidade auditiva.
- Dificuldade em seguir instruções que ouviu.
- Memória auditiva curta.
- Dificuldade em entender algo na presença de ruído de fundo.
- Dificuldade com sons fonêmicos.
- Memória auditiva pobre para ordens em sequência.
- Lembra da última parte de uma frase e esquece o que foi dito antes.
- Respostas ao E verbal são lentas ou atrasadas ou incoerentes.
- Tem tolerância reduzida ao barulho alto e sensibilidade exacerbada ao mesmo.
- Dificuldade em identificar e seletivar a informação relevante da irrelevante ouvida.
- Linguagem receptiva e expressiva pobre.
- Rendimento escolar pobre na leitura e na escrita.

- Apresentam problemas de comportamento.

Seus problemas na escola são:
- Fala e linguagem atrasadas.
- Dificuldade com a memória de curto prazo na sala de aula.
- Alto grau de distração ou hiperatividade.
- Dificuldade com a compreensão da leitura.
- Dificuldade em ouvir se há barulho de fundo.
- Auto-estima baixa e em geral não gosta da escola.

Na avaliação do PAC em crianças há esses aspectos a se considerar:
- Crianças com menos de 8 anos (ou já aos 4 anos) aplicar alguns testes apenas, os menos complexos.
- Ter a audição periférica suficiente, simetria da audição entre as orelhas ou com diferença no limiar de 20% apenas.
- Nível de atenção para fazer o teste.
- Nível cognitivo para entender o teste nas tarefas verbais e produção da fala inteligível para dar respostas.
- Perdas neurosensoriais até 40 dB.
- Crianças menores que 4 anos devem submeter-se aos testes especiais*, emissão otoacústica, BERA, localização sonora em 5 direções, memória sequencial verbal e não verbal, PSI (em campo livre).

Pode-se salientar os comportamentos dos indivíduos com transtorno do PAC: são ansiosos, um tanto impulsivos, desligados, distraídos, não assimilam duas ou três ordens dadas em sequência, para compreender a mensagem verbal usam de pistas visuais compensatórias, não ouvem bem em ambiente ruidoso, demoram um certo tempo para responder as perguntas que lhe são feitas. Não se "ligam" ao ambiente, são aéreos.

A ASHA recomenda os seguintes testes para avaliar o PAC**.
- Da palavra filtrada.
- Da palavra com ruído de fundo.
- Da identificação de frases sintéticas ou SSI.
- De síntese fonêmica.
- De escuta dicótica com números.
- De escuta dicótica com sílabas.
- SSW (da palavra espondaica).
- A bateria Willeford (em Central Auditory Dysfunction-77).

Consultar:
*Frota S. Fundamentos em Fonoaudiologia: audiologia – Rio de Janeiro – Ed. Guanabara Koogan – 98.
**Os testes mencionados pela ASHA estão a disposição em português – ver Capítulo 4.

Testes não verbais:
- De fusão de tonalidade (Wichita).
- De fusão binaural.
- De percepção de tonalidade.
- De duração de padrões (Musiek).

Testes fisiológicos: audiometria de respostas evocadas do tronco cerebral (média latência para o tálamo).
- Peak 300 (de longa latência para os centros corticais).
- Emissão otoacústica (para bebês).

Testagem dos processos temporais da audição (resolução, mascaramento, integração, sequenciação):

De fusão auditiva; dicóticos de dígitos; da palavra espondaica-SSW; de identificação dicótica de frases.

Para a performance auditiva, testes audiométricos:
- De palavra com o tempo comprimido.
- De palavra filtrada com o sinal acústico degradado.

As provas supraliminares exigem marcação especial e internacional que o fonoaudiólogo deverá seguir.

Interpretação da articulação

Depois da audiometria, os fonoaudiólogos estudarão especificamente a articulação buscando uma interpretação. Vão:

1. Descrever o tipo de erro:
   A) Omissão.
   B) Substituição.
   C) Distorção silábica:
      - Por acréscimo.
      - Por inversão.

   Fazer o inventário de fonemas do sistema da criança (ver Capítulo 6).

2. Estabelecer a má posição articulatória do fonema na palavra, se na sílaba:
   A) Inicial.
   B) Medial.
   C) Final.

3. Estabelecer o número total de erros, pelo teste fonético. Dividir o número de palavras erradas pelo número total de estímulos do teste. Tirar a estimativa percentual. Na análise fonológica observar o número de processos usados com o mesmo fonema.

4. Estabelecer o nível (percepção – organização – produção) e quais os processos usados para a dislalia fonológica. Nas dislalias fonéticas, estabelecer o sistema mais afetado (emissão – ressonância – articulação).

5. Estabelecer a constância e a consistência do erro:

   A) esporádico.
   B) sistemático.
   C) inconsistência articulatória.

6. Classificar o tipo de dislalia: fonética ou fonológica.

Na análise desses seis itens, deverá ser feita uma interpretação. Abreviação usada: (FON) dislalia fonética; (FONO) dislalia fonológica. Se não houver menção especial, refere-se a ambas.

1. A interpretação do tipo de erro e suas características vai proporcionar muitas indicações.

   O que é uma omissão? É um processo de simplificação. O que diz esse comportamento? Que o indivíduo já aos 6 anos não usa o fonema porque não sabe que ele existe. Não o incluiu no seu código porque não o abstraiu como conceito. Ou porque ainda não está pronto maturativamente aos 4 anos para bem articulá-lo, por exemplo. É o comportamento mais atrasado, mais primitivo de todos.

   O que é substituição? É uma aproximação confusa, uma forma de chegar perto do fonema, mas sem ter certeza absoluta dele. O conceito não foi totalmente abstraído e está sendo confundido. É uma tentativa de chegar lá. É o comportamento menos grave, porém mais comum.

   O que e uma distorção silábica por adição ou inversão? Falamos da sílaba em distorção não no sentido de erro fonético de um escape lateral do /s/ ou de uma projeção lingual de /z/, mas sim de uma dispraxia, presente nas disfasias, no atraso de linguagem, nas dislalias fonológicas. Estamos diante de uma complicação que já atinge a sílaba, a palavra. É uma aproximação muito mais longínqua. O indivíduo está muito longe da verdade. É a forma mais grave de desorganização. Tudo é muito difícil, então ele adiciona para ver se dá certo, ou inverte, numa incerteza muito grande. Na distorção silábica a adição e a inversão são fenômenos diferenciados, que não têm as mesmas características. Na inversão, observar se os elementos estão presentes no código, isoladamente, mesmo fora de seqüência motora correta. Ela está relacionada com a imaturidade e/ou lesões das zonas motoras e pré-motoras, dificultando o processo de codificação e programação motora. A adição demonstra uma desorganização nas funções de detenção e regulação do que se produz, isto é, a falha na automaticidade. A distorção silábica já é uma dispraxia mais grave, pois destrói a unidade de percepção comum do falante e do ouvinte: a sílaba.

Ignorar, se aproximar, complicar, eis as características do tipo de erro. (FON) quanto aos dois primeiros, (FONO) quanto ao último.

2. A posição articulatória do fonema em relação à sílaba nos faz distinguir o que significam em si esses comportamentos, ora na dislalia fonética, ora na fonológica.

Exemplos de fatos para os quais poderíamos atentar:
- A posição inicial nos faz pensar na falha de diferenciação da percepção auditiva, justamente na parte lexical mais marcante da palavra (FON).
- Interpretar os processos de simplificação (FONO).
- A posição medial nos faz pensar na memória seqüencial auditiva e em desordens práxicas na planificação e execução do movimento, núcleo em que a co-articulação mais exerce o seu papel.
- Interpretar se há generalização nas posições de traços distintivos (FONO).
- A posição final nos faz pensar na parte auditiva motora e na mudança rápida dos articuladores ou a diadocinesia; falhas em operar estímulos menos fortes e enfáticos que o inicial. Os morfemas terminais são sempre mal percebidos e produzidos pelos hipoacúsicos (FON).
- Interpretar os processos em relação aos estágios da cognição; se a criança pode se mover dentro desse mesmo estágio ou em direção ao seguinte. Desconhecer terminações morfossintáticas nos faz pensar que a gramática possa estar atingida (FONO), o que é mais grave.

3. Estabelecer o número de fonemas com erros ou o número de processos usados para um mesmo fonema.

Os fonoaudiólogos estudarão o número de fonemas com erros e estabelecerão a extensão da dislalia, sempre levando em conta o global do caso. Pela estimativa percentual, vai-se avaliar a gravidade do problema que se tem pela frente (FON). Se a dislalia se insere em outra patologia, o quadro muda. Por isso os pais, parentes e professores não devem rotular os problemas de articulação. Cabe somente aos fonoaudiólogos emitirem o parecer e dá-lo no diagnóstico fonoaudiológico. Tomando por base a análise fonológica e o número de processos usados para o mesmo fonema faz-se uma *gestalt* do caso quanto à gravidade. Fatos isolados nada valem, só quando colocados dentro do quadro clínico (FONO).

4. Qual é o nível ou o sistema mais afetado, conforme a dislalia?

Na dislalia fonológica, a análise fonológica nos indica quais os processos usados pela criança. Além disso, devemos observar os níveis de percepção, organização e produção no inventário feito, observando os processos de simplificação.

Na dislalia fonética questionamos os sistemas mais afetados: a) de emissão surdo/sonoro; b) de ressonância oral/nasal; c) de *locus* articulatório ou ponto articulatório, como quer a fonética.

Na dislalia fonológica estudaremos os processos simplificadores, basicamente. Constituem-se de substituições. Mesmo a omissão ou deleção nada mais é que o uso do fonema zero /#/ em lingüística. A distorção silábica não é no sentido de haver uma projeção lingual, por exemplo, no caso dos fricativos do /z/ – /s/ em particular por um som aproximado do "th" em inglês. Nesse caso, a distorção silábica é uma dispraxia, pois a inversão é uma complicação que atinge a sílaba inteira. As adições desordenadas, com uma grande inconsistência atingindo a sílaba e a palavra são caracterizadas como dispraxias.

Se a criança dislálica fonética de 4 anos tem um problema no sistema de emissão, sonorização das cordas vocais presente nas primeiras vogais foneticamente (mas na aquisição lingüística ontogeneticamente posterior ao ensurdecimento), trabalharemos a sonorização perceptualmente e sob o ponto de vista motor, mostrando como relaxar e tensionar a força muscular (FON). Se há um problema na ressonância, é possível se levantar a eficiência motora dos mecanismos velofaríngeos. Se há um problema no *locus* articulatório, não esqueçamos o importante papel dos músculos abaixadores da língua para as vogais, relacionados com a tensão que se coloca nas cordas para sonorizarem. Nas consoantes devem ser verificadas a atuação dos músculos levantadores da língua, a sensibilidade oral, a esterognosia. É possível que esteja passando da aquisição fonética para a fonológica e sua cognição não perceba os contrastes da língua (FONO).

5. A constância do erro pode ser um bom índice para os fonoaudiólogos, assim como a inconsistência articulatória.

O erro esporádico ou em 50% das articulações daquele fonema tem um valor mais leve. Já o erro na variação de articulação da mesma palavra é bem mais grave. O erro mais consistente é mais leve que o de variação, porém, mais grave que os esporádico em 50% das realizações. Um erro eventual não é uma dislalia. Uma inconsistência e constância de erros já nos fazem pensar em dislalia. O hábito cultural ou regional de má pronúncia de determinados fonemas não constitui uma dislalia, apenas faltam o modelo e a ação eficiente do ambiente em dar bons padrões. Na interpretação da sistematização, os fonoaudiólogos acharão dados para decifrar o código patológico. Nas dislalias muito graves, ditas inconsistentes, monta-se um verdadeiro quebra-cabeças, às vezes em um código tão secreto quanto o dos espiões em tempo de guerra. Nesses casos já questionamos um atraso de linguagem, com uma dislalia fonológica.

Vejam como é grave a inconsistência ou variação da articulação nos processos fonológicos: /k/ pode valer por /g/, /m/, /t/ etc. Se há um comportamento bem mantido, o problema não é tão assustador. Se há processos diversificados, sem consistência, ora por um, ora por outro fonema, e o fonema certo nunca é visto no código, estamos diante de tentativas de aproximações, de buscas experimentais muito afastadas do modelo adulto onde há operações muito caóticas. Se o fonema correto aparece, algumas vezes, dentro dos processos inconsistentes, o quadro é melhor. Por causa da inconsistência não podemos avaliar a dislalia fonológica pelo tipo de erro, mas por processos usados, em geral, com classes inteiras de sons.

6. Os tipos de dislalia que o fonoaudiólogo vai encontrar são basicamente dois: a) fonético; b) fonológico, que constituem dislalias diferenciadas. Se houver envolvimento de ambos os tipos, classificaremos as dislalias como mais fonéticas ou mais fonológicas, porque certamente correspondem a uma realidade. Essa classificação nos dá a vantagem de apontar o tipo de terapia que devemos usar em cada caso clínico.

DISLALIA FONÉTICA

O erro fonético está ligado à imaturidade neurofisiológica, à descapacidade temporária de produzir o fonema. Pode decorrer por imaturidade global ou localizada (no córtex anterior, em geral), mas não por problema lesional amplo, note-se bem, porque então não estaríamos diante de uma dislalia. A imaturidade pode estar no córtex desde a proposição, ideação do ato motor, até as estruturas motoras periféricas finais. Pode haver uma dominância cerebral funcionalmente incompleta, estruturas centro-encefálicas imaturas para a facilitação do ato motor. Os sistemas de realimentação automáticos cerebelares podem não estar atuando bem ainda no jovem organismo, no sentido de monitorar e controlar bem suas funções motoras. O ritmo desse cérebro ainda é vagaroso para a co-articulação rápida.

Esse quadro em um eletroencefalograma, por exemplo, onde a atividade neural é captada em ondas que o aparelho registra, é traduzido em geral de 3-6 anos pela presença maciça de onda teta, ondas lentas de 4-7 Hz por segundo. De 7-8 anos aparece o ritmo beta. Entre 9-10 anos a onda alfa já é dominante com ritmos de 8-13 Hz por segundo, e a onda teta tende a desaparecer. Infelizmente, os eletros das crianças sadias clinicamente, mas com dislalias, só confirmam o que já sabemos de antemão: a imaturidade do sistema. Pela característica de ausência de lesão irritativa ou destrutiva, não nos dão grande informação, a não ser o traçado eletrofisiológico imaturo. O neurologista pode apressar esse desenvolvimento por ação medicamentosa. O fonoaudiólogo pode fazê-lo também, estimulando de forma pragmática os comportamentos lingüísticos que pedem a ativação desses circuitos cerebrais imaturos, buscando seu desenvolvimento. Mas o eletro deve ser feito quando, no exame médico, se suspeitar de lesões ou disfunções cerebrais mínimas. Se o neurologista pediu o eletro, certamente quer levantar essa questão.

Pode haver, além disso, problemas anatomofisiológicos nas estruturas articulatórias. Quando são mal formadas, na grande maioria dos casos por problemas congênitos ou hereditários, ou quando deformadas por hábitos adquiridos, não fazem as funções esperadas da sua organicidade. As más oclusões labiais prejudicam a articulação das bilabiais, das labiodentais, das vogais /o/, /u/ que estão ligadas ao papel de ressoador feito por essas estruturas. A macrostomia ou microstomia labial, o lábio leporino, a destruição de tecido por queimadura etc., são algumas causas da má oclusão labial. A paralisia lingual e a facial por lesões do XII par e VII par, respectivamente, causam problemas articulatórios se bilaterais, mas não se classificariam como dislalia.

Na língua temos a macroglossia, bastante comum na trissomia do 21° par; a microglossia, a anquiloglossia (língua de freio curto), hábitos que deformam (chupar o dedo), projeção lingual, deglutição atípica e o tamanho, a forma e a motilidade da língua. A natureza estrutural da anormalidade é que vai prejudicar a articulação, como a diglossia, ou língua não-fundida anteriormente. A língua intervém na emissão da maior parte dos fonemas, menos no /p/, /b/, onde atua pouco.

As arcadas dentárias que permitem a oclusão normal podem estar mal posicionadas:

1. A distância anormal entre as duas arcadas no plano vertical.
2. A distância anormal entre as duas arcadas no plano horizontal.
3. Cruzamento incisivo anormal no sentido vertical.
4. Inversão da oclusão dentária no sentido horizontal.
5. outras anomalias, como apinhamento, falta de esmalte etc.

Dessas más oclusões temos diferentes tipos de anomalias nas mordidas: *open bite* anterior ou lateral; *deep bite; over jet* anterior; *over jet* lateral; mordida de topo.

O especialista buco-maxilo-facial classifica segundo ANGLE:

- *Classe I*: as posições mandibulares são normais, mas a posição dos dentes é anormal, há neutroclusão.
- *Classe II*: os dentes superiores são em protusão em relação aos inferiores. Tanto a mandíbula inferior quanto a superior estão desproporcionadas. O indivíduo é dentuço, com distoclusão.
- *Classe III*: prognatismo da mandíbula inferior. O indivíduo tem uma queixada. É o oposto da classe II, há mesioclusão.

Essa classificação de ANGLE não descreve as relações entre os dentes superiores e inferiores, por isso precisa ser atualizada, posto que foi feita em 1899. Os ortodontistas podem usar essa ou outra classificação. Cabe aos fonoaudiólogos conhecê-la e classificarem só para si mesmos, deixando o laudo para outros especialistas.

Os ortodontistas podem usar denominações como:

- *Axioversão*: inclinação dos dentes ao longo de um axis impróprio; o eixo vertical não está com a inclinação correta.
- *Distoversão*: os dentes posteriores distanciam-se da linha média inferior.
- *Infraversão*: os dentes não se desenvolveram para alcançar a linha de oclusão; na parte anterior dão mordida aberta; na parte posterior dão mordida fechada, na supraversão.
- *Linguoversão*: inclinação dos dentes em direção à língua.
- *Labioversão*: inclinação dos dentes em direção aos lábios, bochechas *ou over jet*.
- *Mesioversão*: os dentes posteriores inclinam-se em direção à linha média dos dentes anteriores; é o oposto à distoversão.
- *Supraversão*: os dentes superiores vão além da linha normal de oclusão; é o oposto à infraversão.
- *Torsiversão*: rotação dos dentes ao longo do axis vertical, mordida cruzada.
- *Transversão*: condição em que os dentes estão em seqüência errada na arcada dentária, transversalmente.

MILISEN (1966) achou que, para a articulação, as anormalidades dos dentes superiores prejudicam mais do que as dos inferiores, as das estruturas frontais mais do que as laterais, *a open bite* mais do que a *over bite* e a perda rápida dos dentes mais do que a perda gradual. Os fonemas que envolveram os dentes na articulação serão dificultados: os linguodentais, alveolares, labiodentais, principalmente.

A cavidade bucal tem qualidades importantes como ressoadora e articuladora. O palato estreito e ogival, a assimetria facial por deformações ósseas e aplásicas, o estreitamento orofaríngeo, a progenia, o prognatismo mandibular são, em geral, congênitos. Dentre as anomalias que podem acontecer, perturbando as funções orais, as atresias mandibulares são graves, no sentido de suas conseqüências, influenciando a posição dos dentes e da língua dentro da cavidade oral. Essas atresias são congênitas.

A insuficiência velofaríngea que dá a nasalização de todos os fonemas é dos problemas mais sérios. Outros problemas podem estar presentes, como velo curto, *cavum* grande e profundo. São más formações congênitas. Pela sua gravidade devem ser observadas num eixo horizontal do lábio à úvula e vertical do palato às estruturas nasais, à glote.

As más formações congênitas, no entanto, são as que mais transtornam o equilíbrio das funções buco-naso-palato-faríngeas. Podem fender lábios e gengivas, podem ir além e fender o palato duro, podem ir mais além e fender o palato mole. O osso do nariz, o septo nasal, as narinas podem ser envolvidas também, assim como a úvula, denominada, então, úvula bífida. McCABE (In: *Cleft Palate Journal,* 3, 1966) descreve cinqüenta possíveis combinações de fissuras. As mais comuns são: unilateral, bilateral, completa e incompleta. Podem ser: visíveis, como a fissura completa, ou invisíveis, submucosas. Os fonemas orais, velares, palatais serão os mais prejudicados. Conforme a gravidade das más formações congênitas, eis os fonemas que podem estar prejudicados nas rinolalias:

- *Ausência de incisivos*: prejudica as fricativas.
- *Lábio leporino e freio acentuado*: prejudica a vogal /u/, as bilabiais são substituídas pelas labiodentais freqüentemente.
- *Diastema*: prejudica as sibilantes e fricativas.
- *Hipoplasia, dente sem esmalte*: prejudica as oclusivas.
- *Mordida aberta frontal*: prejudica as fricativas.
- *Mordida aberta lateral*: prejudica as laterais.
- *Má oclusão classe II*: prejudica as linguodentais e as velares.
- *Má oclusão classe III*: prejudica as bilabiais.
- *Palato bem ogivado*: prejudica as linguodentais e as alveolares, assim como a vibrante múltipla, que é substituída por /g/ – /d/ – /l/.
- *Fissura unilateral*: prejudica as oclusivas, sobretudo/k/e as labiodentais. Se junto com palato curto, prejudica /k/ – /d/ – /v/. É difícil a produção de /r/ e da vogal /e/.
- *Fissura bilateral sem incisivos e/ou com lábio leporino*: prejudica as fricativas.

As causas genéticas são responsáveis por 70% e a gestação por 30%. Nos homens é mais freqüente o lábio leporino, nas mulheres, o palato fissurado. Hoje, no 2° ou 3° mês de nascido, opera-se o lábio leporino do bebê com incisões em forma de z. O palato fissurado é alongado, levando-se a faringe até ele, e não o contrário. A ordem de reconstituição na preferência das cirurgias amplas é: primeiro, o palato duro, depois o palato mole e depois o lábio leporino. A presença ou não de dentes, sua posição e formato, a deglutição atípica, a hipoacusia são variáveis na gravidade das más formações congênitas e na época ideal da cirurgia. Alguns especialistas pensam que é aconselhável intervir bem precocemente com aparelhos para ajudar recém-nascidos a mamar.

Segundo BOREL MAISONNY, podemos ter três tipos de fonação nessas más formações congênitas, nessas alterações anteriormente citadas. Nas rinolalias têm-se:

- *Fonação 1*: a criança se faz compreender, mas podem persistir algumas anomalias articulatórias (/s/, /f/, /ʒ/).
- *Fonação 2*: a criança não fala normalmente, pois apesar das articulações estarem corretas pela reabilitação, a nasalização continua se dando, mesmo com a terapia intensiva.
- *Fonação 3*: consegue-se compreender a criança, mas é preciso esperar a adolescência para que fale melhor e de forma mais inteligível. Nesse período da puberdade o cérebro vai amadurecer, o *cavum* vai crescer, as arcadas e a laringe também, as condições de oclusão e de ressonância vão melhorar. No entanto, nesse caso o sopro rouco da garganta e o golpe de glote raramente são eliminados na sua totalidade e podem persistir nas rinolalias.

As fissuras palatinas e o lábio leporino, além do problema de comunicação, acarretam problemas de outro tipo, como os estéticos, as deficiências sensorimotoras, de nutrição, as seqüelas cirúrgicas da ortodontia, os problemas de personalidade, intelectuais, auditivos, os de sensibilidade oral e outros. Por isso, só uma equipe multidisciplinar pode cuidar desse paciente com má formação congênita, cabendo aos fonoaudiólogos lugar específico nessa equipe, desde o início do caso, ainda na fase pré-cirúrgica, para que, na medida do possível, possam defender seus pontos de vista, na preservação das estruturas articulatórias (CARACIKI).

Terá a criança fissurada um problema de ordem fonética apenas? Sim e não. A criança deve dar ao fonoaudiólogo uma prova que a sua incapacidade ártrica reside exclusivamente nas anomalias dos seus articuladores, causa da sua má *performance*. Deve evidenciar que a sua cognição se desenvolve bem pelos testes que lhe aplicamos. Se a sua *competência* não estiver comprometida, há toda uma boa perspectiva de reabilitação, pois sua inteligência fará a suplência necessária à linguagem. Nos fissurados, a cognição é decisiva para classificarmos a dislalia.

Pelo exposto, podemos concluir que as dislalias fonéticas não são lingüísticas. Estão muito mais ligadas à anatomofisiologia e sua imaturidade, àquilo que é motricidade na articulação. Marcam-se por um caráter estrutural, instrumental. Seus erros são motores basicamente.

DISLALIA FONOLÓGICA

Podemos diferenciá-la da dislalia anterior num aspecto principal: as dislalias fonológicas são de caráter cognitivo-lingüístico. Agora, processos lingüísticos superiores, simbólicos, abstratos, estão controlando mal a articulação do fonema, naquilo que é tradução e associação das características perceptoacústicas concretas em marcas de significação – o fonema.

O jovem organismo está em plena expansão cognitiva, adquirindo um código, desenvolvendo sua linguagem. É com essa visão dinâmica que devemos olhá-lo.

Os quadros clínicos puros são sempre raros na literatura. Na dislalia fonológica, além do desenvolvimento incompleto, componentes neurogênicos ou psicogênicos associados poderão se manifestar. São componentes, traços e não se constituem em um quadro clínico declarado ainda, pois se mesclam com a imaturidade presente. É importante diferenciá-los, pois estão entravando o processo de aquisição fonêmica. Em alguns casos caracterizam-se abertamente em outra patologia maior desde cedo.

Didaticamente podemos dizer que, na dislalia fonológica, em uma linguagem em aquisição, o indivíduo imaturo não sistematiza os elementos do código por problemas neurogênicos associados: disfásicos, dispráxicos, disártricos etc., ou por problemas psicogênicos associados: oligofásicos, pré-psicóticos, neuróticos etc., constituindo o que habitualmente se denomina "disabilidade articulatória secundária", ou então, funcional, dentro do quadro maior. Problemas sociogênicos podem aqui se incluir, pois, no Brasil, há crianças sem a necessária fonte calórica e protéica e sem a estimulação lingüística também, infelizmente.

ASPECTOS IMPORTANTES NA DISLALIA FONOLÓGICA

Onde vamos achar uma dislalia fonológica? Em que tipo de patologias? Naquelas em que a linguagem como um todo está atrasada. É fácil verificar um atraso de linguagem? Sabemos etiologicamente que os problemas são neurogênicos e/ou psicogênicos e/ou sociogênicos. As dificuldades se colocam quando temos que diferenciá-los. O trabalho em equipe multidisciplinar se faz necessário mais do que nunca no atraso de linguagem, mas a terapia fonoaudiológica é de nossa responsabilidade direta, mesmo porque nesse atraso a nossa ação é muito especializada e diferenciada, e a articulação um desafio.

Etiologicamente os problemas podem ser de natureza sociogênica. Se a equipe diagnosticar uma criança como isolada socialmente, acharemos alguém com quem não existiu uma interação pai/mãe/filho desde os primeiros dias. Trata-se daquela com quem não aconteceu um relacionamento. Sabe-se que as interações são, em geral, pré-verbais para se tornarem verbais depois. Esse tipo de criança (geralmente institucionalizada) não tem nenhum tipo de troca estimulante e contínua. Não convive com alguém, seu meio sociocultural não lhe traz perspectivas. Deixada de lado, muito sozinha, sem pais ou alguém que lhe fale, essa criança não conhece o diálogo e pouco assimila do meio circundante. A sua articulação não se expande, seu vocabulário não chega ao funcional, sua gramática sem *feedback* não exibe flexões, enfim podemos dizer que sua linguagem se atrasa. Além do mais, com tão poucas experiências vivenciadas, não perceberá o mundo para formar conceitos. Nesse caso, sua inteligência pode não se desenvolver.

A primeira linguagem é receptiva e se essa já se mostra parca, a criança não terá material lingüístico para operar. Na linguagem expressiva não terá modelo a seguir. A falta de convivência com outros vai fazê-la desenvolver uma personalidade imatura, retraída, tímida, pouco expressiva. Em síntese, certamente ocorrerão problemas fonológicos e lingüísticos, como também os intelectuais, sensorimotores, percepto-conceituais, sociais e emocionais. São crianças com o chamado atraso de linguagem simples, sociogênico.

Se a equipe diagnostica uma disartria estamos diante de um quadro com problemas neurogênicos, com paralisias, paresias em grupos de músculos. Temos que começar com a fonação coordenada com a respiração, pelos possíveis problemas de ressonância nasal. Antes da articulação temos que trabalhar junto com o fisioterapeuta, a postura geral com a inibição de padrões dos movimentos patológicos. Depois temos que trabalhar, nós mesmos, a inibição dos movimentos faciais da cabeça e pescoço desnecessários, para chegarmos à articulação fina dos fonemas. A sobrearticulação só deve ser pedida depois dessas etapas.

Se a equipe diagnostica uma disfasia, afasia infantil, a terapia é no sentido de organizar a linguagem, pôr em ordem a percepção dos estímulos, trabalhar a fonação voluntária ou a compreensão, conforme o caso, elevar a atenção, dar mais tempo às suas respostas. Promover (JAKOBSON, 1966) o que restou dos eixos da linguagem – seleção (processos semânticos); combinação (processos sintáticos). A sua percepção deve ser organizada quando a seleção ou decodagem estão prejudicadas, por exemplo, nas disfasias sensoriais, pois o paciente não sabe o que se falou até o fim da frase (agnosias) e precisa buscar na seleção das palavras, na similariedade do seu inventário mnemônico e fonológico a significação do discurso para entender e responder à mensagem.

Quando a combinação ou encodagem mostra-se disturbada nas disfasias motoras, mesmo que o paciente possua a idéia que tenta transmitir, terá dificuldade em iniciar o ato motor e combinar a sucessividade de fonemas para articular o discurso. As apraxias vão prejudicá-lo na programação.

Se a equipe diagnostica um retardo mental, pelas pesquisas atuais de LENNEBERG (1967) e MATHEWS (1971), sabemos que abaixo de uma idade mental de 5 anos a aquisição da linguagem está correlacionada com o grau de retardo e que não haverá possibilidade de desenvolvê-la. Sabemos também que o QI de uma criança retardada decai com a idade depois de atingir a puberdade e o mesmo acontece com a linguagem e sabemos, ainda, que se a gramática da criança normal está totalmente estabelecida aos 5 anos, a da com retardo tendo um QI de 45 pontos não atingirá esse patamar senão na adolescência. PERKINS, 1977, aponta para o fato de que o domínio da articulação e o domínio da linguagem não estão relacionados tão amplamente assim. Pois a criança retardada que mal pode entender a linguagem, que tem um vocabulário só de cinqüenta palavras e fica balbuciando muito, pode articular suas expressões sem sentido de forma compreensível. Por outro lado, a criança retardada com uma linguagem bem mais razoável, pode ser quase totalmente ininteligível na sua articulação, por problemas ártricos associados, como no PC.

Se a equipe diagnostica um problema de personalidade e um distúrbio emocional, teremos, principalmente, quatro grandes tipos de problemas pela frente: crianças com neurose, psicose autística, simbiótica e esquizofrenia infantil. A linguagem é muito afetada, a articulação idem. No caso da neurose histérica, a afonia ou a gagueira podem acontecer sem nenhum dano orgânico que as justifique. Nas fobias os mecanismos de defesa agem porque o ego não tolera a ansiedade e precisa de um escape, daí o medo de falar de tal assunto ou de ir a tal lugar.

No autismo as ecolalias podem ser explicadas pela inabilidade da criança em dar significação ao que ouve e observamos que a inteligência não-verbal nos testes pode ir de alto a baixo escore, o que se diferencia do retardamento, cujo escore é sempre baixo nesses testes. Mas os *deficits* lingüísticos se assemelham aos dos afásicos. A diferença entre ambos reside na percepção. Enquanto o processamento pelo canal auditivo desarranja a linguagem oral e lentifica todos os comportamentos na afasia infantil, o autista soma além disso um grave problema na percepção visual (CHURCHILL, 1972) e em todas as percepções, além do comportamento bizarro, típico desse quadro.

No autismo infantil, na esquizofrenia infantil, na simbiose, vê-se a "síndrome da inconsistência perceptual". As crianças não conseguem manter seus estímulos sensoriais de forma equilibrada e flutuam entre muita excitação e privação de sensações. São perturbadas profundamente no seu ego, na percepção visual, auditiva, cinestésica e, além disso, no desenvolvimento lingüístico. A autodestruição está presente, mas a dor física está ausente nesses pacientes.

O psicótico faz da sua fala um rio, rápido em estilo telegráfico, com os conectivos omitidos. O ouvinte é um mero objeto, não é uma pessoa com quem se comunica. Já o esquizofrênico não quer dividir com ninguém o seu sistema privado de simbolização. Usa termos concretos para conceitos abstratos. Seu discurso ilógico é a prova de sua fuga das relações sociais, pois não quer penetração no seu mundo (PERKINS, 1977).

Se a equipe diagnostica uma surdez, o audiograma já informa de antemão o grau e o tipo de perda, e, pela idade da criança, pode-se ter um quadro mais claro. Se o tipo de perda é sensorineural, a surdez não será passageira. Se o grau de perda é acima de 70 dB, a linguagem não se desenvolverá se não for extremamente estimulada. Se a criança é surda de nascença, a linguagem deverá ser "ensinada" como se ensina uma segunda língua. Se a criança é inteligente, muitos progressos serão prognosticados.

Os métodos usados, sinais gestuais, leitura labial, método misto ou outros serão uma escolha do profissional, mas a idade para iniciar a terapia fonoaudiológica é a mais cedo possível, isto é, desde os primeiros meses.

O problema em relação à surdez consiste em sua descoberta precoce e sua estimulação lingüística precoce também, intensa e longa. São importantes o grau de inteligência da criança e a colaboração da família. Seríamos pouco verdadeiros se não disséssemos que a articulação se constitui no maior problema da comunicação, apesar das próteses modernas e dos implantes.

Caracterização do erro nas dislalias fonológicas

Um erro fonológico ou fonêmico é um problema de abstração, reconhecimento, concepção do fonema como elemento do código. É como se ignorássemos que há preposições na língua. A criança pode até possuir os traços distintivos desse fonema, mas não sabe selecioná-los ou combiná-los por certas regras da língua no contexto da palavra. Ou não conhece suficientemente os traços distintivos para reconhecê-los quando os ouve, ou não sabe aplicar as regras fonológicas pelas estruturas cognitivas que possui, numa combinação seqüencialmente ordenada. Talvez tenha um conhecimento inato da armação básica da língua e suas relações em grau insuficiente. A cognição lingüística, seja por um componente neurogênico ou psicogênico, já demonstra falha nessa primeira estrutura da língua: a fonologia.

Que faz a criança então? Organiza-se e usa regras suas, próprias, e não as do modelo aceito pela comunidade lingüística adulta. A articulação, nesse caso, não é um problema isolado, mas um problema lingüístico de organização, de código, da *langue,* que também envolve, no exercício da linguagem, regras fonêmicas e sua aplicação no contexto, portanto problemas da *parole.* Certamente trata-se de um problema cognitivo-lingüístico. A não-cognição que já existia satura-se diante daquelas novas cognições que se apresentam. Pode haver desde problemas perceptuais de entrada do estímulo, basicamente, e de abstração, como de conceituação daquele som lingüístico em uma idéia. A programação da produção é má. A estrutura que a criança domina cognitivamente, CVCV por exemplo, por ser reduzida, não comporta grande número de contrastes fonológicos alternados. Ela não simboliza. Não sabe "o vale por".

O que não está bem? Aos problemas perceptuais, conceituais e de organização, somam-se agora, aparentemente, problemas ártricos. Mas, nesse tipo de dislalia fonológica a execução motora pode ser má, não por ela em si, note-se bem, mas também pela qualidade de percepção do estímulo que entra, é conhecido e associado erradamente, não se organizando dentro das estruturas possuídas. Como conseqüência vemos uma articulação final defeituosa. Seus *déficits* serão apenas de organização fonológica? Depende do seu quadro clínico. Se conseguir formar um léxico, o prognóstico será melhor. A gramática será um bom termômetro da sua cognição. Vamos exemplificar.

Uma criança que apresenta componentes neurogênicos (D.C.M.) pode ter dificuldade na percepção, desde a análise primária freqüencial acústica, periférica, até a transmissão de E com insuficientes informações para se abstrair uma idéia precisa. A realimentação é auditiva – o que sobrecarrega mais ainda esse sensório. As realimentações automáticas, que deveriam atuar na desenvoltura articulatória, recebem informações tão fluídas e parciais que vão se desligar. Aspectos psicoacústicos do fonema não foram bem abstraídos a ponto de formar um conceito que vai ser referencial em uma produção. Não domina os gestos articulatórios ou os traços distintivos do fonema em oposição a outros para combiná-los. Ou até conhece o fonema, mas não sabe usá-lo na co-articulação. O problema não é o fonema em si, mas a capacidade de organização cognitiva da criança, não absorvendo aquilo que o diferencia pelos seus contrastes.

Uma criança que apresenta componentes psicogênicos (simbiótica), não está interiorizando o código fonêmico, pelo contrário, está desordenando-o, desprezando os valores de que vai precisar para se comunicar. Prefere se isolar num "código atípico", familiar, e é sempre "interpretada" pela mãe. Sofre fora de casa, na escola. A fuga da comunicação é mais fácil para a sua personalidade pueril com atrasos afetivos no seu desenvolvimento. O mesmo pode acontecer com a criptolinguagem dos gêmeos.

Na dislalia fonológica a reabilitação é muito mais lenta. Não deve ser feita pelo fonema, note-se bem, mas pelos traços que o fazem distinto de outros. Temos que conseguir uma generalização de processos, uma organização do código fonêmico da língua a três níveis: perceptual, conceitual ou de associação, motor. Temos que apagar toda e qualquer conceitualização de formas que levem a um comportamento lingüístico inadequado, operando dentro de um código inadequado também. Temos que organizar processos de co-articulação pelas regras fonológicas e morfossintáticas. Temos que ajudar a criança em uma reabilitação perceptual, sobretudo com a audição e a somestesia como apoio. A par disso, operações de abstração e generalização, como análise-síntese, devem apoiar as estimulações auditivas na conceituação dos traços opositivos. A reabilitação fonoaudiológica é cognitivo-lingüística. Se houver componentes associados, talvez seja necessário um trabalho em equipe.

Na dislalia fonética, a reabilitação deve-se basear na parte percepto-motora, estimulando percepções, buscando exercitar as estruturas musculares. O fonema deve ser trabalhado foneticamente, tentando neutralizar desabilidades orofaciais, de controle neural dos movimentos, de insensibilidade somestésica, de retroalimentação háptica. Olhamos os seguintes aspectos articulatórios mais fisiológicos: de posição correta dos articuladores, de desdobramento da seqüência do ato motor, de co-articulação, de controle da velocidade, de automatização de movimentos, de pedir apenas o rasgo do fonema, a postura motora, antes de ser articulado. Como não é um problema lingüístico, pois se formou uma aproximação, de certa forma, do conceito fônico, não há tanta necessidade de apoio da gramática nesse caso. Os métodos miofuncionais, cinestésicos motores dão resultados. Já nas dislalias fonológicas esses métodos não são os melhores. Temos que buscar o exercício do que é simbolizar, não o exercício miofuncional, fazendo uma terapia de caráter organizacional.

É interessante lembrar que a aquisição fonética é diferente da aquisição fonológica em muitos aspectos, não havendo, portanto, razão para se pensar que as dislalias produzidas em ambas as aquisições sejam iguais. Vejamos:

- Diferentes idades no término das aquisições: fonética, mais ou menos aos 4 anos; fonológica, mais ou menos de 6-7 anos.
- A aquisição fonética refere-se mais ao fonema articulado dominado no aspecto da sua produção fisiológica, realizada materialmente. Começa com o choro e a lalação.
- A aquisição fonológica refere-se mais ao fonema a partir dos valores da língua como abstração, idéia, dominado no aspecto de signo dentro de

uma estrutura codificada, onde vai ser escolhido e combinado em uma seqüência com significação. Começa com o balbucio, depois dos seis meses, quando esse já não é reflexo, portanto, por volta dos 8 meses.
- O fonema fonético é fisiológico, é motor, é da "praxis".
- O fonema fonológico é lingüístico, é símbolo, é da "gnosis".
- Na aquisição fonológica fica-se atento a quando o som fonêmico é usado como símbolo, na intenção lingüística diferenciadora de significação.
- Na aquisição fonética fica-se atento a quando o organismo já pode produzir pela sua maturação o som articulado.

Outros aspectos diretivos

Oito aspectos importantes têm que ser ainda considerados pelos fonoaudiólogos como diretrizes de caráter mais geral:

1. Se vamos modificar um padrão. O mal padrão pode ter uma origem sociogênica e persiste porque o indivíduo não aprendeu o fonema, nem interiorizou as regras da sua aplicação ou então porque não controla sua produção motora. O seu meio social familiar é complacente aceita, modela, favorece tal padrão e a criança o toma como correto. O fato é que sistematizou erradamente, seja por erro fonético ou fonológico. O padrão deve ser buscado pelo tipo de dislalia.
2. Se vamos cortar um círculo vicioso quase neurótico. A articulação persiste porque há um esforço tão grande em evitá-la, sem saber como, que a criança exagera o seu problema, justamente na ânsia de se livrar dele. O que pode haver é uma consciência do erro, mas não há um conhecimento da forma de sair dele, o que gera ansiedade. É nisso que vamos atuar, mostrando como sair da situação.
3. Se estamos diante de um problema psicológico. Tendo terminado a boa época da aquisição fonética (4 anos) e a boa época da aquisição fonológica (6 anos) e não havendo nem como explicar o padrão desviado, podemos estar diante de uma criança que quer chamar a atenção dos pais. Ela tem uma arma e sabe disso, é a sua fala articulada que não se desenvolve enquanto ela não cresce como pessoa. Essa criança se distrai e, às vezes, produz bem, o que é uma pista significativa.
4. Se estamos diante de um quadro psiquiátrico. Se todo o seu desenvolvimento, inclusive o lingüístico, se iniciou e depois parou, pois a criança bloqueou todas as suas aquisições. Podemos pensar em um quadro severo de pré-psicose ou de sérios conflitos de personalidade regressiva. Ou então, em um quadro autístico interferindo como freio de todo o desenvolvimento, inclusive o lingüístico.

5. Se estamos diante de um problema geral, amplo, abrangente. Há um atraso em todas as aquisições da linguagem e nos planos fonológicos, sintáticos e semânticos da língua. Nesse caso, podemos estar diante de um problema de inteligência com causas pré-natais, perinatais, pós-natais as mais diversas. Ou então, uma disfunção cerebral mínima ou uma lesão mínima, em que apenas distúrbios de percepção, ou produção motora não explicam por si só tal imaturidade, tal desabilidade lingüística em alcançar o domínio do código articulado. Talvez haja um problema endocrinológico, talvez maturativo ou metabólico, ou cromossômico com prejuízo do desenvolvimento e sem evidência de uma lesão cerebral tão vasta. É muito diferente do PC que tem atrasos heterogêneos, padrões distorcidos, uma lesão bem caracterizada. Esse atraso é da linguagem compreensiva e expressiva. Nesse caso, outros atrasos de natureza cognitiva, de desenvolvimento da personalidade, de comportamento, de maturação neurológica, podem aparecer. O atraso do desenvolvimento é global em todos os níveis e a dislalia é um aspecto no todo, nesse atraso de linguagem.
6. Se estamos diante de um quadro lesional claro e se há uma lesão nos sistemas motores piramidais, extrapiramidais, cerebelares, nas estruturas subcorticais e estamos diante de uma disartria. É característica das dislalias não apresentar lesões neurológicas marcadas. O comportamento do disártrico, quanto ao aspecto articulatório penoso, não se assemelha a uma dislalia. Constata-se encefalopatia crônica no exame médico. Os prognósticos de reabilitação vão ser muito mais reservados. As apraxias podem estar presentes também junto com um quadro afásico. Cabe aos médicos diagnosticarem clinicamente uma afasia, uma agnosia ou uma apraxia. Mas isso não basta. Causa e sintoma não se separam, se opõem. Cabe aos fonoaudiólogos diferenciarem e clarificarem de que tipo de afasia se trata.* Se a reabilitação baseada na motricidade e na sobrearticulação *(over articulation)* dá bons resultados nas disartrias, a reabilitação baseada na lingüística, nas afasias de compreensão (e mesmo nas de expressão, partindo do princípio de que todas as afasias têm *déficits* de compreensão), tem se mostrado eficiente, com métodos da facilitação e do audiovisual. Sempre se dará aos estímulos a sustentação do contexto e ao afásico, tempo.
7. Podemos estar diante de doenças degenerativas; de problemas como a gagueira, associados à dislalia. Podemos estar diante de uma criança com problemas no Processamento Auditivo Central – PAC (Capítulo 4).

---

*JACUBOVICZ, REGINA — Teste de Afasia. Tese de doutoramento. Universidade Museo Social Argentino, Buenos Aires, 1994. In: _____ & MEINBERG, Regina C. – *Introdução à Afasia:* elementos para o diagnóstico e terapia. Rio de Janeiro: Revinter, 1994.

8. Se estamos diante de uma dislalia nem fonética nem fonológica, mas audiógena, por surdez. Esse item merece considerações em um livro inteiro... Certamente a cognição é decisiva.

9. A avaliação fonoaudiológica, hoje, não corresponde à idéia que se tinha no Brasil, até os anos 50, de que bastava a aplicação de testes e boas técnicas para que "se fizesse fonoaudiologia". Isso retirou das ciências da patologia, da linguagem e da audição os seus aspectos filosóficos, seus questionamentos ontológicos do ser humano, sua ética, sua epistemologia. Reduzir a linguagem a uma técnica, à sua anatomia é uma visão restrita demais. Obviamente, não se pode reduzir também o indivíduo aos seus comportamentos e ir repartindo-o em ser pensante e ser falante. Estudando-o assim isolado, ora biologicamente, ora comportamentalmente, estamos picotando-o, dividindo-o de forma totalmente irreal. Não faz sentido essa visão mecanicista, míope, parcial, ao se olhar processos tão complexos e globalizantes. Uma visão una, filosófica, não pode faltar a uma avaliação como linha de base. Temos diante de nós um ser humano, não uma boca que fala ou uma massa de músculos que se movimenta. É sempre bom lembrar esse fato ao jovem estudante.

SÍNTESE DE UMA AVALIAÇÃO FONOAUDIOLÓGICA PARA A DISLALIA

Vamos sumariar os detalhes de uma avaliação da dislalia fonética ou fonológica.

1. Definir o problema e sua natureza, levantando uma teoria. Baseada nesta, elaborar o diagnóstico. Dar um prognóstico verdadeiro.
2. Saber se a criança tem necessidade de terapia ou se o aconselhamento aos pais é o suficiente.
3. Planejar, se houver necessidade de terapia. Antes de começá-la, na primeira entrevista com a mãe, o pai e a criança, colocar pontos: o horário reservado deve ser cumprido e os honorários devem ser estabelecidos. Haverá um contrato entre as partes que será respeitado por ambas.

Levantamos os pontos principais do que seja uma avaliação para podermos embasar o diagnóstico fonoaudiológico. Nele deverá ser usada uma semiologia fonoaudiológica. Semiologias de outras ciências, como a medicina, a psicologia, a pedagogia devem ser evitadas, porque se a fonoaudiologia recorre ao conhecimento dessas ciências é como um meio para reabilitar e não como um fim. A invasão de terminologia de outras áreas científicas deve, portanto, ser posta de lado, mesmo porque já temos a terminologia tradicional das ciências fonéticas e lingüísticas e próprias da nossa área.

DIAGNÓSTICO FONOAUDIOLÓGICO

O diagnóstico fonoaudiológico não é uma simples impressão, mas uma teoria, por isso deve ser estruturado de forma científica. Para tanto, avaliamos o caso, levantamos uma hipótese e vamos confirmá-la ou não. A testagem pode servir apenas como confirmação, mas a hipótese advém da síntese teórica e da *gestalt* clínica dada pela nossa interpretação científica. É nesse ponto que o profissional é, além de um clínico, um verdadeiro artista na sua arte de sentir o paciente, compreendê-lo, interpretá-lo, a fim de formar um quadro. Nem sempre o profissional mais erudito é o que tem esse dom e essa arte, mas certamente a experiência clínica pode contribuir para a capacidade de "sentir o paciente".

Como é esse quadro, essa *gestalt,* que constitui a essência do diagnóstico fonoaudiológico? Como chegamos a ele?

1. Valorizando as diferenças de desempenho lingüístico em relação a outras áreas de desempenho do mesmo indivíduo.
2. Valorizando o desempenho lingüístico do indivíduo em relação ao desempenho de outros indivíduos, com o mesmo grau de desenvolvimento. Isso não quer dizer a mesma idade cronológica.
3. Verificando, nesse momento, se estamos diante de uma patologia da comunicação (ou não) e de que tipo de patologia se trata.
4. Elaborando o diagnóstico após confirmar, pela testagem, a hipótese levantada.

Etapas do diagnóstico fonoaudiológico

O diagnóstico é uma hipótese científica. Significa a chegada a uma teoria e não é um rótulo. Por isso deve sempre estar em aberto para novos fatos que surjam. Ex.: o seu diagnóstico de dislexia pressupõe, como hipótese teórica, que o indivíduo tenha uma disfunção neurocognitiva – uma assimbolia para a leitura. Partindo desse princípio vai se desenvolver a terapia. Se no final o indivíduo lê e escreve, houve confirmação da hipótese científica, levantada no seu diagnóstico, de que a dislexia é uma assimbolia. Procuremos errar menos nos diagnósticos. O erro em ciência não pode ser muito freqüente para não se tornar imperdoável, já dizia um velho mestre médico e meu pai.

Vamos comentar esses itens, passo a passo.

1. Vamos fazer uma valorização comparativa da dislalia em relação às outras áreas de desempenho. Há uma correlação especial a ser feita: a da área da expressão com a da recepção e compreensão. Não esqueçamos que a língua é estruturada em partes: fonológica, semântica, morfológico-sintática, em ordem do menos complexo ao mais complexo e que devemos opô-las em suas diferenças, para estudá-las. Podemos comparar a produção fonêmica com os desempenhos em outras áreas: habilidades psicolingüísticas, psicomotoras, diadocinesia, estereognosias, QI, percepção fonêmica, ritmo, memória auditiva, conforme o caso exigir. Mas, se houver discrepâncias entre as linguagens expressiva e receptiva, um atraso de linguagem pode se delinear.
2. Estudando o indivíduo e sua linguagem em relação aos padrões esperados naquela etapa vamos opor a sua "linguagem" à de outros indivíduos com o mesmo desenvolvimento. Parâmetros de idade cronológica não vão servir, mas parâmetros de estágios de cognição ou idade psicolingüística são indicados, pois estamos fazendo um estudo opositivo de padrões de desenvolvimento. Uma vez estabelecido um desempenho psicolingüístico e padrões articulatórios abaixo do nível de desenvolvimento esperado, podemos falar em patologia, finalmente.
3. Uma vez constatada a patologia, no caso, uma dislalia, vamos classificá-la com semiologia nossa e descrevê-la.
4. Essa descrição deve ser simples, objetiva e sobretudo verdadeira. Um relatório não é uma tese dissertativa. Deve ser breve, por escrito, pois o cliente pagou por ele. Escreva sobre a patologia. Não escreva nada sobre a vida particular do cliente que venha prejudicá-lo amanhã. Deve ser confidencial e lido aos pais com comentários práticos e explicativos, pois eles nem sempre entendem os termos técnicos. Deve ser entregue uma cópia à escola se for pedida e os pais consentirem. O original deve ficar guardado em consultório em um arquivo com chave. Pode ser mandado a outro especialista, se for o caso, mas sempre com a palavra *confidencial*. Portanto fonoaudiólogos, sejam verdadeiros, justos, claros, sintéticos, naquilo que escreverem. Não sejam prolixos, nem afirmem algo de que não tenham certeza e de que se arrependam logo após terem escrito. Se tiverem dúvidas, as expressem, se tiverem feito testagens, interpretem os resultados, mas não enviem o teste inteiro a outro especialista. O número excessivo de testes desnecessários significa a fraqueza da teoria científica e a insegurança clínica. Se for necessária uma terapia o digam, se não for, o digam também.

   Pode-se dar o prognóstico de reabilitação, mas não se deve garantir resultados, o que é antiético, pois depende de muitos fatores extrínsecos ao seu trabalho. Deve ser usada uma linguagem formal, evitando-se termos muito técnicos, dentro do possível, e referências de ordem muito pessoal ao cliente ou à sua família. Sua leitura deve ser fácil de ser entendida por outro especialista. Não deve ultrapassar duas páginas datilografadas em espaço dois. Deve ser relido antes da assinatura para verificar possíveis erros de datilografia que possam deturpar o conteúdo do parecer.

5. A **audiometria**, como quer DAVIS, tem que ser feita por rotina. O laudo audiométrico deve ser dado pela descrição padronizada internacionalmente e, se for possível, contendo as palavras-estímulo usadas nos testes de palavra. Se não, basta a referência ao autor da lista fonética balanceada usada e a porcentagem de acertos, assim como o nome do teste empregado. Os testes audiométricos, timpanométricos supraliminares exigem um papel de computador ou uma impressão gráfica especial. Esses aspectos devem ser seguidos pelos fonoaudiólogos, assim como a marcação internacional padronizada dos resultados. O laudo audiométrico não deve conter expressões das ciências médicas porque não estamos fazendo o estudo clínico da "orelha" e sim o estudo da "audição" como percepção, subjetiva ou objetivamente, conforme o teste.

6. A lei n° 6965/81 aprovada no Congresso Nacional e pelo Presidente da República, e o decreto n° 87218/82 definem a habilitação profissional dos fonoaudiólogos. Dentre as suas atribuições está o aconselhamento do uso, a seleção, a indicação, a adaptação de aparelhos de ampliação sonora – a prótese. A questão hoje, tantos anos depois, não é se é de nossa competência ou não aconselhar a prótese, ou pelo menos não deveria ser, uma vez que temos uma lei federal, sua regulamentação, base científica no nosso currículo que nos habilita. A questão é outra; o nosso preparo. É vital, essencial que nos preparemos com uma excelente atualização permanente nas modernas tecnologias que surgirem, assim como em uma reciclagem constante de estudos da percepção auditiva e das teorias da audição. A questão é, também, se queremos assumir total responsabilidade nos testes de seleção da prótese; na correta indicação levando em conta todos os fatores individuais do paciente; na sua adaptação ao aparelho, ensinando-lhe a retirar, colocar, cuidar do molde; o manuseio dos controles; na aprendizagem de ouvir com a prótese. Nem o aparelho, nem a habilitação, é problema. O problema somos nós, se nossa formação for deficiente. Gostaria de lembrar que a amplificação mal indicada ou desnecessária, ou atendendo a interesses comerciais à frente do interesse do paciente, fará com que os fonoaudiólogos respondam eticamente aos Conselhos Regionais e ao Conselho Federal de Fonoaudiologia, podendo até chegar à

cassação do registro profissional. Além disso, o profissional pode responder civilmente à ação que o paciente quiser lhe mover, pedindo até uma indenização financeira pelas perdas e danos causados. Se os fonoaudiólogos não se sentirem capacitados a aconselhar uma prótese, e tudo que isso envolve, devem enviar o paciente à colega que reconhecidamente domine o assunto, evitando deixá-lo na mão de pessoas que tenham como único objetivo a comercialização e o lucro, despreparados na meta maior que é a reabilitação do paciente surdo. Quanto mais os fonoaudiólogos souberem, mais ajudarão aos pacientes.

7. Os fonoaudiólogos, antes de começarem uma avaliação, devem se certificar de que não estão atendendo cliente de outro colega, a não ser nas condições explicitadas no seu Código de Ética. É sempre interessante tê-lo no seu consultório porque, às vezes, nem adianta começar uma avaliação. O cumprimento do Código de Ética dá responsabilidade profissional, seriedade e dignidade aos fonoaudiólogos. O Conselho Federal e os Conselhos Regionais de Fonoaudiologia devem distribuí-lo a todos os fonoaudiólogos na sua inscrição. Se o cliente foi recomendado por um outro especialista da sua área de saúde ou de outra área é recomendável entrar em contato com o mesmo, a fim de manter um bom nível de cortesia interprofissional. Assim, em primeiro lugar, deve-se agradecer a confiança depositada em seu próprio trabalho. Se o especialista enviou o cliente é porque quer dividir a responsabilidade do tratamento. Cabe aos fonoaudiólogos entenderem que deverão trabalhar em equipe. Assim, de tempos em tempos, deverão se comunicar para estudarem aspectos novos surgidos no caso. O respeito mútuo deve prevalecer nas relações dos fonoaudiólogos com outros profissionais.

8. Na aquisição da linguagem oral a criança dislálica pode ser prejudicada principalmente pelas partes: sensorial (surdez, hipoacusia etc); neurológica (lesões, imaturidade, disfunções, doenças degenerativas etc); psicológica (problemas do desenvolvimento do psiquismo, da conduta, da personalidade, da inteligência etc); social (privados de estímulos lingüísticos). Evidentemente, conforme o caso, há ainda anomalias físicas, ortodônticas, bucomaxilo-faciais, problemas endocrinológicos, respiratórios, sejam hereditários ou adquiridos e outros tantos que merecem consulta a um especialista. Os fonoaudiólogos, então, precisam indicá-lo. O ideal é que indiquem alguns especialistas da área em questão e deixem a família escolher a que profissional deve recorrer, ou então que decidam junto com alguém que conhece bem a criança e tem uma visão global e longitudinal – o pediatra, por exemplo. A indicação de outros profissionais deve ser baseada, sobretudo, no aspecto "competência clínica". Fazer a criança se submeter a uma romaria de

especialistas poderá gerar nela simultaneamente ansiedade e sentimentos de "ser diferente", "ser uma pessoa doente".
9. Atividades, como terapia ocupacional, musicoterapia, arteterapia complementam muito bem o tratamento fonoaudiológico no caso de crianças que apresentem problemas articulatórios e pouca criatividade lingüística, podendo também ser indicadas àquelas que têm problemas de socialização.

Aconselhamento aos pais

Alguns clientes nos são trazidos para a clínica muito cedo com 3 ou 4 anos, mas os pais atentos só precisam de um aconselhamento. Explicamos a eles o que é a linguagem e como eles podem ajudar os seus filhos a adquiri-la. Eis os cinco aspectos no aconselhamento da Dra. WYATT.

A modelagem da linguagem (padrão que a criança vai seguir inconscientemente).

1. *Feedback* **de revisão** (não é correção, mas modelo certo):
   A) *Fonético fonológico*: a criança diz: "vê teevisão" – O TP responde: Ah! sim, televisão. Você quer ver televisão? Gosta de televisão? Não há correção, há bombardeio do E correto. Ver se a sua cognição fonológica comporta palavras de 4 sílabas, se pode articulá-las.
   B) *Sintático*: usar gênero e número corretamente, tempos de verbos etc. Não deixar passar o erro. Dar o modelo sempre sem crítica.
   C) *Semântico*: expansão de vocabulário – objeto e seu nome sempre. Ampliar a frase com verbos, complementos.

   Na lingüística vai-se do menos ao mais complexo. A linguagem não é instantânea e simples, é um processo que se adquire vida afora.
2. *Feedback* **imediato e contínuo** (a modelagem é permanente).
   Não perder a chance. No erro, dar o modelo certo, sem ansiedade. Usar pausas, entonação, inflexões. Dar à criança a idéia que "ela mãe ou ele pai" serão seu padrão permanente. Não a empregada ou outra pessoa. O padrão correto deve ser dado imediatamente após o erro e o trabalho é contínuo, não dia sim, dia não... Não é com gritos, com críticas e corrigindo tudo, o tempo todo. Brincar com a linguagem...
3. **Acasalamento** (pareamento com o ritmo da criança).
   Respeitar o ritmo de linguagem da criança, intelectual e motor. Respeitar criações semânticas – neologismos (palavras que inventa). A criança está criando linguagem ludicamente. O aqui e agora interessam. Os pais devem chegar ao seu nível. Os assuntos serão do interesse da criança, com frases curtas. A criança tem semântica própria antes da fonologia e da sintaxe. O

tatibitate não deve ser estimulado ou ridicularizado. Para a criança imitar a forma articulatória do adulto, esses devem começar imitando a criança, de início. Então ela entende o que se quer dela, depois vem a modelagem.

4. **Saturação**

Não deixe o cálice transbordar, isto é, dar estímulos excessivos, não dar chance à criança de se exprimir. Dar ordens demais (três ao mesmo tempo) ou cortar a comunicação. Evitar a linguagem punitiva ("cale a boca") – pois a criança começa a inibir o processo de comunicação. O discurso do adulto pode ser uma carícia aos ouvidos da criança ou pode ser uma agressão permanente. Como é o seu? Passe a se ouvir.

5. **Expansão**

Os pais expandem a linguagem. Se a criança faz uma palavra-frase, os pais aumentam com mais um elemento. Ter cautela, para não "cair em cima" com muitos conceitos novos, de uma só vez. A cada ano da criança somar um elemento na frase. Ex.: dois anos, frase com três elementos apenas, "nenem dá bola" – enquanto a criança joga a bola. Dar o apoio do contexto real, do que está acontecendo e não enunciar frases sem o fato concreto ocorrendo.

CAPÍTULO 8

DUAS METODOLOGIAS PARA A TERAPIA DAS DISLALIAS

APROXIMAÇÕES TEÓRICAS NAS DISLALIAS

As terapias para a dislalia podem ser individuais ou em grupo. As sessões duram tradicionalmente 55 minutos. A de grupo é mais condizente com as instituições hospitalares e com as escolas, onde geralmente há concentração de casos clínicos e poucos profissionais. A terapia individual é mais proveitosa nos casos demorados (surdez, afasia, fissura), pois se dispõe de mais tempo para o trabalho. Na terapia em grupo os fonoaudiólogos desenvolvem uma atividade mais dinâmica, mais socializada, mais real quanto às situações de comunicação e os progressos são mais rápidos. A escolha do grupo deve se basear na semelhança dos problemas.

Há diferentes aproximações para a terapia das dislalias, dependendo da teoria de que se parte.

1. **Organicista**: dá o mínimo de importância à aprendizagem na aquisição dos sons lingüísticos e à manutenção de problemas psicológicos que a dislalia desencadeia. Explicações etiológicas são valorizadas em detrimento das psicológicas e das lingüísticas. É uma visão médica.
2. **Lingüística**: apoia-se sobre a mudança de regras da língua e negligencia a importância das diferenças individuais, inclusive na patologia. Estuda e centra-se nas leis da *langue*. É uma visão pedagógica.
3. **Neurolingüística**: valoriza as funções cerebrais e lingüísticas interagindo em um programa. Os erros são os do programa do cérebro.
4. **Psicolingüística**: relega os problemas orgânicos a um segundo plano e valoriza as semelhanças e diferenças individuais psicológicas na linguagem. Estuda e centra-se nas leis da *parole*.
5. **Behaviorista**: o problema articulatório resulta de um mau mecanismo na aprendizagem pela associação. Está sujeito às leis da aprendizagem social. Enfatiza o hábito, a imitação. É uma visão psicológica.
6. **Miofuncional**: é uma variação das teorias médico-organicistas. Trabalha os músculos da articulação das estruturas orais e orofaciais. Respeita os princípios do desenvolvimento miomotor do céfalo caudal, do proximal ao distal. Valoriza o processo da produção em detrimento da recepção, pois

o primeiro leva ao segundo, o que é teoricamente discutível. Essas terapias evoluíram para uma atuação motocinética, proprioceptiva.

7. **Evolutiva:** vê os problemas de articulação como dependentes de processos cognitivos que evoluem, desde os primeiros estágios até os posteriores. Valoriza no indivíduo a interação de suas bases biológicas inatas com o ambiente.

Iremos comentar três desses métodos e suas terapias: evolutiva, behaviorista e a psicolingüística (fonológica).

MÉTODO DE TERAPIA EVOLUTIVA (SENSORIMOTOR)

McDONALD usa uma metodologia sensorimotora apenas porque parte do menos complexo ao mais complexo, em uma evolução que, por sua vez, parte da percepção à motricidade. Segundo ele, há duas funções necessárias à fala: coordenação e simbolização. Isso significa que vê a articulação como uma realidade co-articulada que utiliza o código da língua. Há três tipos de movimentos segundo os fonéticos: fixos, controlados, balísticos. Para McDONALD a articulação é um processo balístico, isto é, há padrões coarticulatórios montados um em cima do outro. Os movimentos em si não fornecem diferenças acústicas discerníveis no som nem no contexto fonético, mas fornecem diferentes estímulos proprioceptivos. Individualmente, dessa maneira, pode-se dizer que há muitos padrões de seqüência de movimentos que podem resultar no mesmo som fonêmico. A unidade de base da fala articulada é a sílaba. A natureza do som depende, em parte, da relação entre movimentos articulatórios e a sílaba.

Partindo do ponto de vista teórico evolutivo, McDONALD considera o problema articulatório não como resultado de má aprendizagem, de má associação, mas como uma parada no desenvolvimento da especificidade de uma função sensorimotora. Vê certos movimentos articulatórios como mais complexos que outros, já que a fricção é mais difícil que a explosão, a criança omite o fonema. Aos 8 anos, segundo McDONALD, as crianças devem ter desenvolvido uma boa articulação. Porém, antes dessa idade, a criança se serve de sons lingüísticos semelhantes acústica ou fisiologicamente. São as *substituições*. Depois, a criança vai melhorar sua habilidade de discriminação sensorial e seu controle motor. Vai se aproximar melhor do padrão. São as *aproximações*.

Se a criança tem sempre a mesma produção com os mesmos erros, um hábito pode-se criar. Vamos cortar esse hábito. Para aprender um padrão adequado de comportamento motor, diversas novas produções vão surgir. São as *variações*. Quando o padrão correto aparecer, será reforçado pela prática e se tornará automatizado.

Os fonoaudiólogos, em clínica, tendo tal ou tal posição teórica buscarão um método de avaliação. Podem:

A) Identificar a extensão da variação de sons fonêmicos para produzir um certo som (que é o som-problema).
B) Identificar as seqüências de movimentos articulatórios que resultam na correta produção do som, comparando com os sons incorretos do cliente.

A primeira questão nos dirá se a criança tem necessidade de terapia ou não pelo grau de variedade articulatória de um fonema ou inconsistência. A segunda nos dará um ponto de partida para a terapia fonoaudiológica, analisando as inúmeras más seqüências produzidas.

Para uma avaliação em profundidade, McDONALD sugere um teste que estude todas a sílabas da língua em todos os grupos possíveis, porque existem muitos padrões de movimentos para uma mesma sílaba, segundo aquilo que a precede ou a sucede no contexto. Exemplo: balão - luva - mil. Os três/l/são influenciados pelo contexto. Certamente, a avaliação que McDONALD sugere é bastante profunda, como, aliás, é o seu teste em inglês.

Há certas condições anatômicas, fisiológicas e psicossociais para desenvolver a habilidade articulatória. As crianças com anomalias estruturais já não conseguem desenvolver mecanismos compensatórios se seu problema é importante: fissura palatina ou paralisia cerebral ou muitos distúrbios associados. Certos problemas podem entravar o desenvolvimento articulatório, como a perda de audição temporária por otites médias crônicas ou otites agudas e freqüentes. Na idade crítica da aprendizagem o parar do progresso, resulta mais tarde em uma aquisição de linguagem retardada. Sabe-se que certos fatores emocionais causam até a parada do desenvolvimento lingüístico como um todo.

Para resolver esses e outros sérios problemas etiológicos, McDONALD sugere que sua terapia beneficiará casos difíceis, podendo-se concluir que seria indicada em dislalias estruturais com grandes prejuízos ou em atraso de linguagem, um quadro mais amplo, em que os problemas de articulação são apenas a primeira etapa a se vencer. Nas dislalias múltiplas, nas idioglossias ou códigos atípicos também seria indicada. O objetivo dessa linha de ação sensorimotora não é a de fazer o paciente aprender o som em um só contexto, mas de aumentar sua continuidade em diferentes contextos, que evoluem do simples ao complexo.

Os fonoaudiólogos clínicos deverão fazer a criança se sentir, dentro do possível, responsável pela terapia, a qual dependerá dela e não dos profissionais. Esse procedimento terapêutico é centrado no paciente e não nos fonoaudiólogos ou no material. No caso de retardo mental é mais difícil.

A terapia sensorimotora de McDONALD é recomendada para os que têm um desenvolvimento estacionado ou retardado na aquisição dos sons fonêmicos da língua, ou para os que não conseguem articular o som em pelo menos um contexto fonético. Antes de apresentarmos os métodos e técnicas sensorimotoras de McDONALD seria interessante vermos suas críticas a alguns métodos fonoaudiológicos de avaliação:

1. Teste de avaliação do som-problema na posição inicial, medial, final. *Crítica:* pouca validade, pois as palavras não têm unidade do ponto de vista semântico e acústico-fisiológico. Este teste repousa sobre a palavra escrita, o grafema. Os movimentos balísticos da co-articulação não são estudados. A significação é mais importante.
2. Estimular um som isoladamente na sílaba, na palavra, na frase. *Crítica:* os sons das palavras não existem isoladamente. Todo movimento da fala é co-articulado e superimposto, na realidade.
3. Utilizar vogais (letras) para construir palavras escritas sem sentido. *Crítica:* essa metodologia é baseada na análise da palavra escrita, mais do que na oral. Para quem não simboliza não é o melhor caminho. Uma mesma letra (vogal) pode produzir diferentes sons vocálicos em diversos contextos. Não permite a prática da seqüência oral de movimentos da palavra espontânea. Seria um pouco melhor praticar sílabas sem sentido oralmente, pois o desenvolvimento oral antecede o da escrita, ou usar sílabas com sentido.
4. Métodos para a percepção auditiva. A criança aprende a isolar o som numa massa acústica. Ela o escuta pronunciado pelo fonoaudiólogo e se habitua a identificá-lo e a reconhecê-lo auditivamente pelo seu processo repetitivo. *Crítica:* coloca-se ênfase no processo de recepção auditiva. Mesmo que a criança o perceba, reconheça e pronuncie em um contexto, se fossem acrescentadas as associações táteis e proprioceptivas às auditivas, o processo expressivo estaria mais amplamente consciente e ela aprenderia a correlacionar sua percepção recebida com os esforços articulatórios.
5. A diadocinesia. É a habilidade de produzir movimentos alternados rápidos, como medida de coordenação motora. *Crítica:* como medida e método de observação é preciso atentar que resulta de contrações rápidas e alternadas de músculos opostos ou antagonistas. No entanto, a co-articulação resulta da contração simultânea de diferentes grupos de músculos.
6. Utilização de material comercial, pronto para usar, ou jogos de motivação e aprendizagem. *Crítica:* esse procedimento priva a criança da oportunidade de desenvolver com responsabilidade a sua própria terapia. Não apren-

de sequer os princípios sobre os quais o material é baseado. O objetivo terapêutico pode se desviar quando a criança quer ganhar o jogo em vez de se autocorrigir na sua articulação. O material preparado pela própria criança pode ser melhor que o especializado e caro, de cuja feitura a criança não participou criativamente.
7. Utilização de uma aproximação eclética, variada, onde se misturam métodos e técnicas diversas. *Crítica:* muitos se dizem ecléticos porque empregam doutrinas e teorias advindas de diferentes sistemas de pensamento. Tomam uma técnica aqui, outra acolá, mas não fazem nada que seja coerente com um ponto de vista teórico, nem estabelecem uma metodologia global. Os pacientes têm o direito de serem atendidos por competentes fonoaudiólogos clínicos que, estudando profundamente a teoria de cada método e escolhendo uma posição, saibam o que estão fazendo e a razão pela qual estão fazendo ou usando tal técnica. Em geral, os chamados ecléticos não têm posição teórica definida e não sabem o que fazem. São meros aplicadores de técnicas e não é necessário um grau universitário para tanto.

Muitas das críticas de McDONALD são pertinentes e justas, mas ele mesmo acaba usando algumas técnicas de terapia que critica.

Princípios metodológicos

Podemos dizer que a terapia de McDONALD é sensorimotora, partindo do menos complexo ao mais complexo. A co-articulação evolutiva é enfatizada. Seria dirigida aos que se atrasaram muito na aquisição dos fonemas da linguagem ou se atrasaram também em todos as outras partes da língua, a ponto de não estruturar um sistema, como nas dislalias fonológicas.

Na relação fonoaudiólogo-paciente, o objetivo terapêutico é tornar o indivíduo responsável por si mesmo e pelo seu tratamento. Se no início da terapia a criança mal conhece seus próprios problemas psicossociais e seus problemas de articulação (não sabe como ultrapassá-los), tendo uma dependência inicial do terapeuta, isto logo deverá ser mudado. Ela deverá ser levada a ser cada vez menos dependente de alguém e justamente obterá essa independência aprendendo a ser dirigida por si mesma, se autojulgando e corrigindo, a ponto de trazer espontaneamente as suas dificuldades. Os terapeutas sempre perguntam: o que achou? você gostou? Desse modo a criança se auto-analisa.

A criança aprenderá a formar uma pasta na terapia, onde ficará guardado aquilo que ela já consegue por si só - seus desenhos, as palavras que já aprendeu, os números, as relações que faz. Isso não impede que o(a) terapeuta, por sua vez, faça anotações daquilo que considerou importante em cada sessão. Estas serão uma súmula e não um minucioso diário da sessão, pois às vezes uma só frase diz tudo. Além disso, a gravação das histórias que o paciente conta (se não é alfabetizado) será guardada para análise e documentação do caso. Esta parte é sigilosa. Deve ser dito à criança, francamente, a razão por que está em tratamento: você precisa aprender alguns sons.

Os procedimentos de uma terapia individual sensorimotora têm por objetivo:

1. Aumentar a sensibilidade da criança aos modelos de sensações auditivas, proprioceptivas, táteis, visuais, associados aos movimentos articulatórios balísticos. Para tanto são dados E auditivos pelo terapeuta que a criança reproduzirá descrevendo seus próprios movimentos e dizendo, inclusive, se sua articulação está boa ou não, isto é, aprendendo a se ouvir e se julgar. Aproximações serão aceitas de início, depois poderão ser pedidas articulações mais acuradas, com uma, duas, três sílabas e formação de palavras. Os terapeutas jamais devem se colocar numa posição de "juiz" ou de autoridade, julgando o certo e o errado. A própria criança será levada a se auto-avaliar, a se autoconhecer.

2. Reforçar os acertos dos sons que anteriormente estavam incorretos. Às vezes um /r/ sai mais facilmente no grupo consonantal, ou o /R/ forte sai melhor no início da palavra. Cada indivíduo produzirá mais, aproximadamente, e melhor um som em certos contextos lingüísticos. Esses nem sempre são iguais para todos os indivíduos. São particularidades a serem respeitadas e o julgamento deve ser da própria criança, guiada pelo terapeuta. O clima da terapia deve ser agradável tanto no acerto quanto no erro.

3. Facilitar uma boa articulação do som obtido corretamente agora em diferentes contextos fonéticos. Pode-se mudar a vogal que segue o som, pode-se aumentar o número de sílabas das palavras. O importante é estender aquela nossa aprendizagem a outros contextos fonéticos de forma progressiva, em uma evolução que segue o desenvolvimento da criança, do menos complexo ao mais complexo. A família deve ser engajada, sobretudo na fase de fixação de uma articulação. Não deve corrigir a criança, apenas dará o modelo correto sem comentário maior, sem interromper a criança. (Ver Capítulo 7 – Aconselhamento aos pais.)

A terapia em grupo

Os objetivos da terapia em grupo serão os mesmos da individual. Em uma hora ou 55 minutos de terapia haverá em média dez minutos de atividade produtiva de cada membro do grupo, segundo McDONALD. Pede, também, um terapeuta mais experiente, criativo e equilibrado que deverá se esforçar para que todos tenham uma participação ativa. Há certos métodos de motivação em que a criança mal percebe o seu próprio trabalho, pois se vê na situação de jogo e não sabe o quanto está trabalhando efetivamente por si mesma. Assim, a terapia pode alcançar excelentes resultados.

Naturalmente, a criança recebe menos atenção na terapia em grupo, o que a torna inferior em relação à terapia individual, mas é compensada pela estimulação social, não se sentindo "diferente" dos seus companheiros com problemas. Ver e ouvir outros torna a criança mais engajada na terapia e há uma possibilidade mais "real" de usar a fala articulada nos processos de comunicação. Algumas crianças progridem mais na terapia individual, outras em grupo; assim, McDONALD pensa que a escolha da terapia é uma questão clínica para os fonoaudiólogos decidirem e não uma questão administrativa do hospital ou da escola.

O planejamento e a direção da terapia são outros aspectos importantes para os fonoaudiólogos. Os fatores que influenciam a formação do grupo são:

1. **Tamanho do grupo**: não deve ser grande demais pois não haveria oportunidade para todos. Escutar-se e praticar são essenciais, quatro a seis crianças por meia hora ou uma hora é suficiente.
2. **Idade do grupo**: diferenças de vocabulário, o fato de ser alfabetizado ou não, a altura física, a maturidade social, os interesses acabarão indicando o nivelamento por idade. Se não for possível, divide-se o grupo em dois subgrupos nivelados. É preciso atentar para o fato de que os mais velhos tenderão a dominar o grupo; são os líderes em potencial. Os terapeutas não devem perder as rédeas da situação ou esquecer seus objetivos terapêuticos. Devem equilibrar o grupo.
3. **Severidade do problema**: aqueles que têm alguns sons-problema se beneficiarão da situação de grupo. As crianças ininteligíveis, ou com disfunções neuromusculares, desvios estruturais que requeiram movimentos articulatórios compensatórios terão indicação para a terapia individual.
4. **Fatores da personalidade**: a personalidade pode ser modificada na interação com o grupo. Dois aspectos podem ser considerados a favor: a capacidade de atenção e a habilidade de se relacionar fácil e efetivamente com outras crianças.
5. **Conflitos de interesse**: é necessário que o fonoaudiólogo não se fixe cega e limitadamente na obtenção da boa articulação. Não se deve esquecer os interesses de expressão emocional das crianças. O fonoaudiólogo clínico deverá ser sensível a esses interesses e respeitá-los.

6. **Mudança de membros do grupo**: a entrada ou substituição de um membro no grupo ou uma presença, nele, irregular, poderia ou não alterar positiva ou negativamente a terapia. Mas a experiência clínica de muitos fonoaudiólogos vem mostrando o que acontece geralmente: a admissão de alguém novo provoca retraimento nos tímidos e agressividade nos que gostam de ter a atenção freqüente do terapeuta pelas suas inseguranças. O mais sábio seria manter o grupo estável dentro do possível.

Plano geral para a terapia da dislalia

1. Inicialmente, o terapeuta fará com que sejam identificadas as diferenças entre o que a criança produz e os sons e palavras produzidos por ele. Deve ser motivada uma mudança para um padrão articulatório mais correto. *Nesta fase, a percepção é a mais trabalhada*. Aceita-se a aproximação em uma produção, pois a produção ainda não é o que se busca. A percepção de um fonema em posição inicial da palavra ou isolado, depende da pessoa. Na produção é válido recorrer à colocação fonética.

2. Uma vez tendo sido produzido o som fonêmico porque foi discriminado auditivamente ou porque se conseguiu chegar a ele por colocação fonética, deve-se buscar uma conscientização, uma auto-análise do que se produziu. Esse julgamento é feito pela própria criança, pois haverá vezes em que não produzirá corretamente e outras vezes sim. Não se está atento a uma percepção auditiva, mas a uma "consciência" auditiva, agora.

3. *A automatização dessa articulação* só se fará pela ação de sensórios menos conscientes que a audição. Assim, os sensórios da estereoagnosia tátil-cinestésicos deverão entrar em função. Para tanto, é necessário que a criança se distraia de propósito, com um jogo de quebra-cabeça, por exemplo, e produza o som fonêmico em diversos contextos lingüísticos. Ou que leve seu *walk-man* e se ouça e se repita enquanto faz caminhada ou ande de bicicleta. O TP pode ler listas de palavras, e o cliente faz desenhos.

A "alta" não deve ser súbita, uma preparação é necessária. O ideal é que parta do cliente. Afinal, existiam duas pessoas que estabeleceram uma relação e buscaram torná-la enriquecedora para ambas. Proponho que cada uma delas medite profundamente nas relações terapeuta-paciente. Qualquer terapia que dure muito tempo leva a questionamentos sobre: a competência do terapeuta, a adequação do método escolhido e o diagnóstico – seria uma dislalia fonética mesmo ou outra patologia em que a dislalia seria do tipo fonológica?

Método sensorimotor (McDONALD)
Súmula
Vogais

Os terapeutas devem atender:

- Ao movimento inicial.
- Às posições da parte oral.
- Ao tempo de emissão.
- À intensidade.

Para facilitar a produção: utilizar as vogais em que as posições da boca e língua se opõem.

/a/ – /i/ ou /a/ – /u/, ou /ɛ/ – /o/

Para facilitar a produção pedir em uma só expiração:

i – ê – é

a – ó – ô – u

Para facilitar as vogais nasais (fazendo o cliente tocar o nariz do terapeuta) a vibração nasal e a distinção entre a parte oral e nasal se dão.

- Partir da vogal oral e passar para a emissão da vogal nasal correspondente.
- Pedir a produção do /a/ fazendo abaixar bem a língua e daí partir para /ã/ reduzindo a abertura bucal.

O paciente deve escutar o som oral e nasal intercalados e sentir a nasalidade, tocando o próprio nariz em busca de uma autoconsciência. Continuar com a vogal que for mais fácil.

Consoantes

Se todas são deficientes, corrigir as de produção e de observação mais fácil primeiro. Exemplo: as bilabiais.

- Os traços distintivos e as oposições fonêmicas devem ser usados aos pares, quando se vai trabalhar duas consoantes ao mesmo tempo: /p/ – /b/, /t/ – /d/, /f/ – /v/, /s/ – /z/, /ʃ/ – /ʒ/, /k/ – /g/, /l/ – /r/, /m/ – /n/ – /ɲ/ etc.
- Quando se trabalha as sílabas, introduzir vogais cujo modo de produção favoreça o mais possível a ligação consoante-vogal.
  Ex.: /s/ – /i/ e não /s/ – /u/
  /p/ – /a/ e não /p/ – /i/
  /l/ – /e/ e não /l/ – /a/
  /g/ – /a/ e não /g/ – /u/
  /v/ – /e/ e não /v/ – /o/
  /r/ – /i/ e não /r/ – /a/

- Em seguida utilizar a vogal para guiar a postura dos lábios na produção da consoante.
  Ex.: lábios projetados para /u/ a fim de se chegar a /ʃ/.
- Passar da produção lenta para a produção acelerada.
- Trabalhar sistematicamente a consoante recém-adquirida em todos os contextos vocálicos e posicionais da língua.
- Aumentar as dificuldades progressivamente na clínica e em casa.

Consoantes oclusivas

- *Surdas*: /p/ – /t/ – /k/.
- *Sonoras*: /b/ – /d/ – /g/.

Pontos a observar na emissão:

- Ponto de oclusão.
- Tempo de implosão.
- Explosão.
- Vibração laríngeana sonora.
- Começar pelo /p/ se nenhuma estiver adquirida.

/p/ – Usar a colocação fonética: (guia de língua).

- Ter certeza da oclusão bilabial.
- Fazer as bochechas inflarem.
- Soltar e dirigir o ar para a frente, procurando sentir a explosão do /p/ com a palma da mão.

/t/ – Proceder por derivação:

- Partir de um ponto de oclusão linguodental, procurando a produção do /p/.
- Dizer /p/ por contato língua-lábio superior e uma aproximação do /t/ será o resultado.
- Fazer sentir essa explosão particular e sua semelhança com um /p/.
- Recuar progressivamente a língua em direção à arcada dentária, colocando-a em posição alveolar, conservando a mesma posição fonética.

/k/ – Proceder por derivação:

- Fazer articular /ɲ/ observando no espelho o movimento posterior da língua, dando ênfase à situação da base da língua estar alta e recuada e fazendo o paciente senti-la. No entanto, observar que a emissão é nasal em /ɲ/, pedir a emissão oral do /k/.

- Tentar obter um /k/.
- Se não der certo, colocar na ponta da língua um abaixador de língua, depois que o paciente produzir um /t/ e pedir que, repetindo o /t/, procure não mexer a base da língua.
- Alternar a emissão de um /t/ com a emissão de um /k/ com o abaixador de língua.
- Se obtiver aproximação do /k/ pedir ao paciente para produzi-lo voluntariamente. Gravar, para análise, o que o paciente fez e encorajá-lo.

Em casos difíceis a posição deitada favorece a sonorização de /b/ – /d/ – /g/. O gargarejo com água mostra a sonorização.

Proceder por derivação dos fonemas surdos na obtenção desses fonemas sonoros.

- A partir das consoantes surdas correspondentes, ir pedindo a vibração das cordas em /b/ – /d/ – /g/.

Consoantes fricativas

- Surdas: /f/ – /s/ – /ʃ/.
- Sonoras: /v/ – /z/ – /ʒ/.

Observar:

- Se há mais facilidade para a sonora ou para a surda.
- Ponto de constrição.
- Direção do sopro.
- Vibração do sopro.
- Vibração laríngea.
- Começar pelo /f/.

/f/ – Proceder com colocação fonética:

- Ter certeza da constrição labiodental.
- Inspirar: expirar e soprar nessa posição.
- Observar: escutar e sentir o movimento.
- Analisar o que foi feito com o terapeuta.

/s/ – Proceder por derivação se a colocação fonética falhar:

- Começar pelo /ʃ/ nos pacientes de mais idade.
- Emitir /f/ depois pedir ao paciente para soltar o lábio inferior e cerrar os dentes ao mesmo tempo que continue a soprar.

- Se não conseguir fazer o paciente soprar com a língua entre os dentes; fazer a língua entrar lentamente e cerrar os dentes, continuando a soprar.
- Se houver aproximação, pedir produção voluntária.

/ʃ/ – Proceder por colocação fonética:

- Avançar os lábios, cerrar os dentes, recuar a língua e soprar.
- Se não conseguir, abaixar a língua com um abaixador de língua, manipular as bochechas do paciente e pedir para soprar.

/v/ – /z/ – /ʒ/ – Proceder por derivação a partir das consoantes surdas correspondentes /f/ – /s/ /ʃ/.

Consoantes líquidas

/l/ – Proceder por colocação fonética, se o paciente tiver controle neurológico da ponta da língua. Se não, trabalhá-la primeiro.

/λ/ – Partir do /l/ e pedir ao paciente para tocar com as bordas laterais da língua os dentes e produzir o som, de forma lenta, bem arrastada. Para se obter o controle, pedir o "h" aspirado seguido do /a/ vocálico. O paciente compreenderá melhor "l - i - a" devagar e depois pode-se pedir uma articulação mais acelerada, até chegar ao /λ/.

/r/ – Proceder por colocação fonética, se o paciente já tiver controle neurológico da ponta da língua.

- Encorajar a produção do /R/ posterior e forte. O terapeuta produz o /r/ fraco. Fazer comparações e comentários.
- Aceitar a emissão aproximada no princípio, como o /l/: observar que para /l/ demora-se mais tempo com a ponta da língua nos alvéolos.
- Partir do /d/ mostrando que a posição é semelhante, só que a língua não se cola tanto ao palato e bate muito mais rapidamente nos alvéolos superiores.

/R/ – Proceder por colocação fonética:

- Pedir ao paciente para gargarejar com água e sem água.
- Empregar onomatopéias.

MÉTODO BEHAVIORISTA

Os conceitos básicos, segundo WOLFE e Goulding, são: a articulação é um comportamento adquirido, regido pelas leis de toda aprendizagem. Pode-se apoiar em diferentes tipo de *feedback* – circuito direto (interno), circuito indireto (locutor-ouvinte), circuito indireto não-pessoal (locutor-máquina).

Há dois tipos de terapia para a articulação: a *estimulação do sujeito* e o *reforço da resposta escutada pelo sujeito*.

1. Terapia de estimulação do sujeito.
   É uma terapia válida na medida em que o E atinge o paciente e provoca uma R desejável.*
   Princípios metodológicos:
   - O paciente deve ser capaz de discriminar os E.
   - Deve ser receptivo aos E.
   - Os E devem estar presentes de maneira clara, viva, recente e de acordo com a experiência do sujeito. Inútil reforçar com moedas a criança de três anos, que não dá valor ao dinheiro. Balas seriam melhor aceitas.
   - O sujeito deve comparar objetivamente o modelo do E apresentado com a R que ele dá.
   - Pelas leis da aprendizagem do condicionamento clássico a motivação rege esses princípios.
2. Terapia do reforço.
   Nesse tipo de terapia em que o reforço é usado encontramos tipos diversos como:
   - *Específico*: refere-se ao processo de articulação.
   - *Geral*: refere-se ao conteúdo da linguagem.
   - *Subjetivo*: dado pelo próprio auditor.
   - *Objetivo*: dado por um sistema de controle objetivo para o qual o paciente está motivado.

   Princípios metodológicos:
   - Toda condição afetando a produção de um fonema é uma forma de reforço.
   - O reforço deve ser contíguo para ter eficácia.
   - O reforço não deve ter dois efeitos, positivo e negativo, para uma mesma R.
   - A frequência de um reforço válido, positivo ou negativo, aumenta a possibilidade de uma produção mais estável e padronizada.

   Partindo desses princípios vamos aos procedimentos:
   - Um procedimento de modelagem pode ser útil como, por exemplo, nas aproximações articulatórias onde o reforço pode ser usado.
   - No início pode-se instituir somente um reforço positivo das boas produções e depois reforçar apenas algumas delas que se quer salientar.

---

*E = estímulo; R = resposta.

- O reforço por circuito não-pessoal e indireto é menos constrangedor para o sujeito de personalidade introvertida.
- O tipo de reforço deve ser programado com muito cuidado, de maneira a evitar confusão no sujeito de respostas corretas e incorretas.

A repetição voluntária de erros é suscetível de levar à extinção dos comportamentos se houver duas condições:

1. Que o sujeito seja capaz de uma resposta correta de tempos em tempos.
2. Que ele possa distinguir, de fato, suas produções corretas.

Só nesses casos a imitação voluntária do próprio erro é aceita.

Por reforço positivo deve ser entendido aquele que faz aumentar o número de comportamentos. Por reforço negativo deve ser entendido aquele que, retirado, faz aumentar o número de comportamentos. A dosagem dos dois tipos de reforços é a chave da terapia. Por modelagem se entende o uso dosado do reforço positivo e o do negativo. Leis da aprendizagem por princípios operantes regem esse tipo de terapia.

Seria interessante comentar-se alguns procedimentos terapêuticos para a dislalia.

A boa discriminação auditiva é bastante usada na maior parte das terapias de articulação, porque a audição é o canal de entrada da fala. Em problemas de articulação, estimular o canal visual ou tátil mais que o auditivo é rodear o problema pouco objetivamente. As crianças com hipoacusia, com imaturidade perceptual, má memória auditiva precisam dessa estimulação ainda mais que os outros.

- Deve-se aplicar a terapia tradicional de discriminação auditiva mesmo ao sujeito incapaz de compreender que a linguagem é composta de unidades lingüísticas. Deve-se adaptá-la à sua idade e à sua capacidade mental. Nesse caso, ele imitará a boa articulação e adquirirá um hábito verbal que lhe será útil.
- Não se deve aplicar se o sujeito fracassou nos testes habituais de discriminação na avaliação audiométrica. Deve-se, nesse caso, procurar melhorar a produção da articulação, mas não pela discriminação, que se mostra o pior caminho. Nesse caso, o canal visual é a saída.
- A terapia deve ativar tanto o processo de encodagem quanto o de decodagem, naquilo que se constitui a discriminação. Encodar é pensar num som e pronunciá-lo. Decodar é ouvir um som e ser capaz de produzi-lo.
- A aquisição de uma padronização na articulação requer uma boa discriminação na encodagem, mas o sujeito aprende pelo processo de motivação e de associação mais do que por condicionamento. Diz-se que a

criança começa a falar quando compreende que os movimentos da fala são os mais suscetíveis de levá-la a seu objetivo. A criança não tenta imitar a articulação, nesse caso, mas tem em vista obter a maior cooperação do seu interlocutor, pois está interessada nisso, uma vez que precisa comunicar suas necessidades, fazer seus pedidos. Eis a motivação.

Nas terapias pré-articulatórias precoces por problemas nas bases orgânicas, que incapacitam o indivíduo, deve-se levar em conta alguns pontos:

- As anormalidades ortodônticas, as cirurgias na fissura palatina, as incapacidades físicas, quanto mais cedo forem tratadas, melhor será para a articulação.
- Os fonoaudiólogos clínicos jamais poderão perder de vista a correlação do comportamento que vêem com a causa orgânica, sobretudo se os erros articulatórios são constantes e permanecem, apesar da terapia eficiente.
- Deve-se pensar em procedimentos compensatórios na terapia se a anomalia física não é passível de correção cirúrgica. Nesse caso, a terapia deve começar bem cedo para ter uma eficácia.

Alguns pacientes pensam estar interessados, outros são hostis à terapia, por possuírem uma personalidade desequilibrada. É necessário fazer com que essas pessoas desconfiadas venham a se convencer de que as mudanças são possíveis e de que o tratamento será agradável e lhe trará vantagem. A falta de motivação, em geral, não está só no paciente. Os pais são indiferentes, agressivos ou simuladores. A participação da criança ou não na terapia é uma reação a esse tipo de pais. Já ao contrário, quando a família e o cliente estão motivados, a terapia vai bem. O melhor a fazer com o paciente criança, trazido pela mão da mãe, é motivá-lo, pois pode estar hostil. Se não estiver hostil, mas receptivo, e se sua família não confia na terapia, o trabalho de motivação tem que ser feito com os familiares também. Muitos casos podem ser resolvidos só com o aconselhamento aos pais, explicando-se o que é a aquisição da linguagem e o papel que eles devem desempenhar na "modelagem" da linguagem de seus filhos, bombardeando-os com estímulos corretos, sem corrigi-los frontalmente.

A terapia de Van Riper está descrita no livro "Speech correction" e é tipicamente uma terapia behaviorista. O livro foi traduzido para o português.

MÉTODO PSICOLINGÜÍSTICO DE PROCESSOS FONOLÓGICOS (INGRAM)

A maior contribuição da lingüística é no diagnóstico. A terapia é baseada na necessidade do indivíduo e no que já se sabe do seu processo de aquisição fonológico em curso. Se falta à criança um sistema de contraste, precisamos estabelecê-lo com eliminação de formas homônimas e dar atenção à instabilidade articulatória ou à inconsistência. Se a criança passa a uma nova forma, ainda "errada" para o adulto mas em um estágio à frente na sua evolução, devemos aceitar como progresso. É uma terapia para casos muito graves.

A eliminação dos processos fonológicos

A inadequação da análise de substituições

A terapia que tem como filosofia a aquisição de fonemas um a um não é adequada, pois não vê relações entre os fonemas nem considera os processos que afetam uma classe inteira de sons lingüísticos. Se /t/ é trocado por /d/ e /k/ por /g/ há um processo geral de assimilação em curso de forma sistemática. A análise das substituições feitas por qualquer teste fonético não leva em conta os processos. A criança que articula "gua mão", em vez de "tua mão", não substitui apenas o /t/ pelo /g/. Emprega o processo de assimilação velar pela atração da vogal posterior e sonorização antes de semivogal. Uma criança pode usar vários processos com o mesmo fonema se o seu sistema fonêmico é inconsistente. Exemplo: /d/ em doutor - gogô; em dragão - lalão. Ocorreram: assimilação velar do /d/ em doutor; simplificação pela omissão da segunda consoante do grupo consonantal e troca de /d/ por /l/, em uma duplicação de sílaba. Foram processos, não meras substituições. Essa mesma criança produz /d/ em "dá", evidenciando não ser um problema de aprender uma posição fonética e sim fonológica, na edificação de um sistema de sons lingüísticos contrastivos.

O uso de traços distintivos

A) O uso desses traços em clínica pede um treinamento específico e nem sempre acrescenta muito como informação. No entanto, pode servir no sentido de se prever como os processos vão progredir na terapia.
As opiniões de MOSKOWITZ são de que os traços não se generalizarão rapidamente a todos os outros segmentos. INGRAM pensa que em certos processos limitados a descrição pelos traços pode ser usada como predição.
B) A hipótese de generalização dos traços distintivos não foi comprovada. Os traços distintivos que a criança assimila na posição de sílaba inicial não serão estendidos à sílaba de meio e à final, segundo COMPTON, McREYNOLDS e BENNETT. INGRAM vê a hipótese da generalização dos traços com reservas pela falta de pesquisas, sobretudo. Na sua opinião, a aquisição da criança normal sugere que os segmentos iniciais, mediais e finais são os dominados pela sua capacidade cognitiva. Uma posição conservadora é aconselhável até ter mais estudos na área dos traços distintivos.

Assim, uma vez tendo-se obtido o contraste na posição inicial, certamente haverá uma facilitação para outras posições, mas essa assimilação não será automática.

Terapia

O estabelecimento de contrastes

As formas simplificadas têm menos contrastes em geral. O foco da terapia não deve ser somente no sentido de eliminar o aspecto sistemático do comportamento lingüístico, mas também no estabelecimento de um novo comportamento. Quanto mais contrastes forem adquiridos, mais inteligível será a linguagem. A inconsistência e alteração de formas, o uso de homônimos tornam a comunicação uma espécie de adivinhação nas dislalias fonológicas.

A eliminação da inconsistência

Estabilizar os contrastes que a própria criança já estabeleceu nas grandes instabilidades articulatórias parece um objetivo possível, mesmo que isso não corresponda, ainda, ao modelo adulto. Ex.: crocodilo = codilo – godilo – mogodilo – gogodilo – cocodilo. Estabilizar a última forma até que outros processos menores tenham sido vencidos. Isso pode ser feito aceitando "cocodilo" e rejeitando outras. Depois, novos contrastes podem ser apresentados à criança. Exemplo: papaia, babador, dado, tatu. Essa criança deve ter uma estrutura de duas a três sílabas, mas não se organiza em quatro sílabas, certamente, nem usa o grupo consonantal, mas deve duplicar bem as sílabas, o que deve ser aproveitado. Contrastes como /p/ – /b/ – /d/ – /t/ vão bem.

A eliminação de homônimos

A criança normal usa poucos homônimos, pois tem a habilidade de diferenciar as palavras de uma forma ou de outra. A criança patológica pode usá-los mais freqüentemente. Nesse caso, a extinção desses homônimos deve ser um objetivo da terapia. Exemplo: "tóio" = cachorro – bolo – olho. Se houver eliminação de pelo menos três desses homônimos, restando "tóio" para cachorro, já é um passo muito grande. Uma espécie de "declinação" de "tóio" deverá ser tentada, como "aio" para cavalo, "bóio" para bolo, "óio" para olho. A seleção na oposição das formas vai variar conforme o caso e os processos da criança e certamente vai depender da criatividade do terapeuta.

Contrastes dentro do sistema da criança

No trabalho terapêutico continuamos a estabelecer contrastes, procurando estabilizar a articulação, continuando a eliminar homônimos. Os contrastes são mais importantes que as palavras. Ao examinarmos o sistema vocálico da criança, por exemplo, podemos adotar o desenvolvimento proposto por JAKOBSON, que é de caráter evolutivo e não simplesmente fazer uma jogada a esmo das vogais da língua. Esse autor sugere que /a/ se opõe a /i/ – /u/. Depois /e/ – /o/ virão em seguida. Uma criança que possui poucas vogais certamente possuirá um número de sílabas reduzidas. Monossílabos CV ou CVCV devem ser tentados como forma de organização inicial.

Possíveis sistemas de contrastes de vogais construídos a partir da vogal básica /a/ – INGRAM-(1976) em *"Phonological Disability in Children"*.

Sistema de duas vogais	a – i	ou	a – u
Sistema de três vogais	i		u
			a
Sistema de quatro vogais	i		u
	é	a	
Sistema de cinco vogais	i		u
	é		ó
			a
Sistema de seis vogais	i		u
	é		ó
	ê	a	
Vogais lassas e ditongos	i		u – ay – etc.
	é – ê		ó – ô – aw – etc.
		a	

HAAS (1963) e WEBER (1970) estudaram o sistema dos contrastes em inglês e observaram que as palavras escolhidas pela criança com problemas começam com:

/p/ – /t/
/m/ – /n/
/w/ – /s/

Obs.: Pode-se escolher outros pares opositivos, dependendo da dislalia.
HAAS sugere os seguintes passos:

A) Adicionar um contraste a /t/ – /k/.
B) Adicionar um contraste a /b/ – /d/.
C) Adicionar um contraste a /d/ – /g/.
D) Adicionar simultaneamente um contraste a/t/ – /f/.
   /f/ – /s/.

E) Adicionar o contraste sonoro/não-sonoro: /p – b/; /t – d/; /k – g/
F) Adicionar /b – w - r/; /l – w – v/. Começar com os grupos consonantais. As sílabas finais devem ser trabalhadas em todas as etapas.

Esses passos poderão não ser os melhores como escolha. O 1° passo é razoável, pois JAKOBSON argumenta que as consoantes plosivas bilabiais se desenvolvem do contraste de /p/ – /t/ para /p/ – /t/ – /k/. Estabelecendo o contraste com /k/ facilita a eliminação da frontalização, mostrando interação entre processos e contrastes. O objetivo de estabelecer contraste mostra o princípio de decisão de qual processo eliminar primeiro. Mas a escolha de /k/ demonstra uma pressuposição de que há uma prioridade desse fonema sobre outros, quando não temos tanta certeza na ordem de aquisição. A seleção deverá se fazer individualmente e a falha em uma escolha pede outra escolha, que fica a critério do terapeuta e sua "intuição" e "arte".

Quadro das primeiras consoantes:

/p/	/t/
/b/	/d/
/f/	/s/
/m/ – /w/ – /y/ – /n/	

Com o estabelecimento de /p – t – b – d/, o processo de frontalização pode ser eliminado com o trabalho de /k/ – /g/, reforçado. Com a operação sonora/não-sonora colocada, pode-se trabalhar as principais formas do processo:

A) Estabelecer contrastes que resultem em um sistema comparável ao de crianças pequenas posto que esse sistema reflete a ordem das dificuldades.
B) Escolher contrastes no sentido de eliminar processos nas suas principais formas e em diversos segmentos. A criança que fontaliza tudo estabelecer-se fonemas posteriores /g/ – /k/ é uma vitória significativa.

Decidindo o que deve vir primeiro

Por enquanto vimos "o que" trabalhar e em "que ordem", agora a questão é "por qual" eliminação de processos devemos começar, uma vez que não podemos extinguir todos simultaneamente.

EDWARDS e BERNHARDT (1973) sugerem:

A) Eliminar os processos que resultem em maior "ininteligibilidade".
B) Escolher os mais ocasionais, mais esporádicos.
C) Escolher os mais característicos da criança.

Os mais comuns são: frontalização, trocas na sonorização, omissão das consoantes de sílabas finais, labialização etc., estudadas no capítulo da aquisição fonológica (Capítulo 6).

A aproximação desses autores olha o vocabulário da criança e seu sistema de contrastes, não se baseando, assim, unicamente nos processos. É a observação que faz INGRAM.

Recapitulação (INGRAM)

A) Estabilizar as palavras mais instáveis da linguagem da criança. Isso resulta no uso de uma forma fonética que isola o processo mais usado comumente. A inconsistência é o resultado de processos opcionais.
B) Determinar os homônimos do discurso da criança. Eliminar os processos que os criam.
C) Determinar entre vogais e consoantes quais sons são usados contrastivamente, seja na posição inicial, medial ou final. Comparar esses com os das crianças normais do mesmo estágio de desenvolvimento. Estabelecer novas oposições gradualmente. Eliminar os processos que impedem os contrastes de ocorrerem. Aconselha-se a leitura de INGRAM, *"Transtornos Fonológicos en el Niño"*. Barcelona: Médica y Técnica, para maiores explanações.

Graus de acertos

É preciso aceitar formas cada vez mais aproximadas como acerto. Nem sempre é possível à criança assimilar uma boa articulação de uma só vez. Muitas terapias adotam métodos de tudo ou nada, dando o som isolado, em sílabas sem sentido e em uma estrutura CV. Essas terapias devem pensar que a aquisição da fonologia é instantânea. Na realidade, a criança normal parte de formas simplificadas em um estágio e desenvolve novas formas cada vez mais aproximadas nos estágios seguintes. Esperar que a criança desviada absorva uma fonologia repentinamente é esperar dela além do que a criança normal pode dar. Essa maneira de ver o problema limita muito o trabalho terapêutico, pois se não consegue o som abandona-se o mesmo. Ao passo que se aceitamos uma mudança para uma forma mais aproximada da real, pelo menos com o mesmo ponto de articulação, o discurso vai crescer em inteligibilidade e a nossa criança patológica vai crescer em auto-estima. Certamente essa visão não serve à criança normal. À patológica serve e o receio que se tem da forma aproximada se cristalizar e ficar em definitivo não se confirma. Muitas pesquisas (MILLER; YODER; INGRAM) têm mostrado que tal não acontece, nem na fonologia, nem na sintaxe. Pelo contrário, a terapia de som isolado em um processo fonológico pode retardar o desenvolvimento (COMPTON). A criança domina contrastes. Nas dislalias fonológicas graves esse ponto é fundamental.

O papel da discriminação

O teste de discriminação é fundamental. Já temos bons testes no país. EISENSON tem um programa só de discriminação sem pedir produção. É necessário verificar no teste se há de fato um problema de discriminação. Muitas vezes a criança é imatura perceptualmente para certos sons, como os fricativos que são os mais difíceis. Os seis fonemas fricativos podem ser trabalhados auditivamente, ou dois e depois quatro para chegar aos seis.

O papel da sintaxe

NORMA REES sugere que a criança com dislalia fonológica pode ter um problema de gramática, e que, com um trabalho nesse sentido, vai poder progredir. PANAGOS sugere que a sintaxe trabalhada pode ajudar essas crianças, mas como não tem pesquisa suficiente nessa área não pode comprovar. Assim, as dislalias fonológicas serão focadas nos processos fonológicos até que se tenha mais trabalhos nessa área da Fonoaudiologia especificamente, onde outras sistematizações que não valem para a linguagem normal podem estar valendo para a linguagem patológica. SHRINER, 1969, menciona o "aspecto sinergístico", isto é, o *déficit* fonológico se acompanha do *déficit* da sintaxe.

CONCLUSÕES DA AUTORA DESTE LIVRO

"Uma terapia, antes de ser uma metodologia e uma técnica, é uma arte: a arte de relação terapeuta-paciente. Baseia-se em uma proposta de respeito mútuo, de aceitação do outro, nos princípios dinâmicos da personalidade humana que, como o corpo, tende ao crescimento. É um acreditar que o indivíduo é capaz de se autoconhecer, de ser responsável por si mesmo, de saber promover seu próprio desenvolvimento segundo suas capacidades. É um acreditar, também, no direito de cada um de se expressar. É justamente porque se acredita tão profundamente nesse direito que vamos ajudá-lo a se ajudar mostrando "como". Porém, a decisão de usar esse direito, a vontade de mudar não só sua articulação, mas toda uma nova postura na intercomunicação, deve partir do paciente. Deve ser uma decisão dele, conscientemente tomada, mesmo que seja uma criança e sobretudo por ser uma criança, que pode ser tão facilmente manipulada. Pelo respeito que temos ao nosso paciente podemos apenas desmistificar a mudança. Mudar a "forma" de falar é fácil. Mudar seus "conteúdos", expandi-los, enfim, "crescer" poderá lhe dar momentos de dor e de alegria que só ele mesmo saberá avaliar. Certamente com essas novas ferramentas de expressão e compreensão a criança está a meio caminho de dizer-se e dizer as suas emoções para trocá-las, compartilhá-las com o outro, crescendo assim como pessoa".

Estas minhas palavras finais talvez sejam as mais importantes deste livro.

Solange Issler

Referências Bibliográficas

Aimard Paule. *L'enfant et son langage*. Paris: SIMEP, 1974.
Ajuriaguerra J. *Manual de psicopatologia infantil*. Artes Médicas, 1990.
Alencar Eunice S. *Introdução aos princípios básicos do comportamento*. Petrópolis: Vozes, 1977.
Bernthal JN. Bankson, Child Phonology: Trieme M. Publishers USA Inc. 1994.
Borden Gloria, Harris Katherine. *Speech science primer*. Baltimore: Williams & Wilkins Co., 1980.
Bronckart JP. *Théories du Langage*. Bruxelles: P. Mardaga, 1977.
Cabral L Scliar. *Introdução à lingüística*. Porto Alegre: Globo, 1974.
Cadernos da PUC. Rio de Janeiro, Divisão de Intercâmbio (Letras e Artes, 1974.
Câmara J. Mattoso. *Manual de expressão oral e escrita*. Petrópolis: Vozes, 1977.
_____. *Estrutura da língua portuguesa*. Petrópolis: Vozes, 1970.
_____. *Problemas de linguagem descritiva*. Petrópolis: Vozes, 1971.
_____. *Princípios de lingüística geral*. Rio de Janeiro: Acadêmica, 1973.
Caraciki A. *A Dislalia e a dislexia dislálica*. Rio de Janeiro: Forense, 1973.
Carrell J. *Disorders of articulation*. New Jersey: Prentice-Hall, 1964.
Casanova JP, e cols. *Manual de fonoaudiologia*. 2. ed. Porto Alegre: Artes Médicas, 1992.
Chomsky N. *The sound pattern of english*. New York: Harper & Row, 1968.
_____. *Diálogos*. São Paulo: Cultrix, 1980.
_____. *Reflexões sobre a linguagem*. São Paulo: Cultrix, 1980.
Crystal David. Lenguaje infantil, aprendizaje y lingüística. Barcelona: Médica y Técnica, 1981.
Crystal David, Rosemary Varley – Introduction to language Pathology – Singular P. Group USA – 1993.
Darley, Johnson. *Diagnostic methods in speech pathology*. New York: Harper & Row, 1962.
Damasio AR. O erro de Descartes. Forum da ciência, Lisboa, 1995.
Darley, Aronson; Brown. *Motor speech disorders*. Toronto: Sauders, 1975.
Davies H, Silverman, Hearing Deafness, Halt R. Winston USA, 1978.
Desgualdo Pereira L., Shochat E – Manual de avaliação do processamento auditivo central – E. L. 1996.
Eisenson G, Berry HF. *Speech disorders: principies and pratice of therapy*. New Jersey: Prentice-Hall, 1956.
Gazzaniga et al. Language and the brain. N. W. Norton & Co. USA, 1998.
Halliday MAK. *Exploraciones sobre las funciones dei lenguaje*. Barcelona: Médica y Técnica, 1992.
Ingram David. *Phonological disabitility in children*. New York: Elsevier, 1978.
Irwin J. *Journal of Speech and Hearing Research,* (3), 1960.
_____. *Principies of child language disabilities*. New York: Appleton Century, 1972.
Jakubovicz Regina – Avaliação em voz, fala, linguagem – Revinter, 2004.
Jakubovicz Regina – Teste de avaliação das afasias. Rio de Janeiro – Ed. Revinter, 2002.

Jakubovicz Regina. Afasia infantil. Revinter, 1997.
Jakubovicz Regina. Atraso de linguagem – Revinter, 2002.
Jacubovicz Regina. *A gagueira: teoria e tratamento de adultos e crianças.* Rio de Janeiro: Antares, 1979; Revinter, 1994.
Jacubovicz Regina, Meinberg Regina C. *Introdução à afasia:* elementos para o diagnóstico e terapia. Rio de Janeiro: Antares, 1981; Revinter, 1994.
Jakobson R. *Langage enfantin et aphasie.* Paris: Minuit, 1969.
_____. *Fonema e fonologia.* Rio de Janeiro: Acadêmica, 1972.
Journal of Speech and hearing disorders. 21 volumes – 1977 à 1983.
Kaplan H. *Anatomy and physiology of speech.* New York: McGraw Hill, 1971.
Katz Jack. *Handbook of clinical audiology.* Baltimore: Williams & Wilkins Co., 1978.
Katz Jack. Tratado de Audiologia SP. Manole, 1996.
Keith R, et al. *Central auditory dysfunction.* New York: Grune and Stratton, 1977.
Kendall HF, Wadsworth G. *Muscles: testing and function.* Baltimore: Williams & Wilkins Co., 1971.
Nation, Aran. Diagnosis of Speech language Disorders – Singular P. Group Inc. 1991.
Lebrun Yvan. *Anatomie et phisiologie de Vappareil phonatoire.* Bruxelles: Labor, 1973.
Lecours AR. *Le cerveau et le langage.* Canadá: Unit Med. Canadiènne, 1975.
Lenneberg EH. Biological foundations of language – Wiley, N.Y. 1967.
Lent R. Cem bilhões de neurônios. Atheneu, Rio de Janeiro, 2002.
Lopes E. *Fundamentos da lingüística contemporânea.* São Paulo: Cultrix, 1974.
Lopes Filho Otacílio. Fonoaudiologia prática – Ed. Roca 97.
Luria AR. *El cerebro en acción.* Barcelona: Fontanela, 1979.
_____. *Fundamentos de neuropsicologia.* Rio de Janeiro/São Paulo: Técnicos Científicos/Ed. USP, 1981.
Lyons John. *Linguagem e lingüística.* Rio de Janeiro: Zahar, 1982.
_____. *New horizons in linguistics.* Londres: Penguin, 1974.
Martinet André. *Langue et fonction.* Paris: Gouthier, 1968.
_____. *Elementos da lingüística.* Rio de Janeiro: Tempo Brasileiro, 1974.
Meira Lsis. *Gagueira: do fato para o fenômeno.* São Paulo: Cortez, 1983.
Menyuk P. *Journal of Speech and Hearing Research,* (11), 1968.
Minifie FD, Hixon TJ, Williams F. *Normal aspects of speech hearing and language.* New Jersey: Prentice-Hall, 1973.
Mol V. *Lingüística em logopedia.* Rio de Janeiro: Gernasa, 1971.
Mysak Edward. *Pathologies of speech systems.* Baltimore: Williams & Wilkins Co., 1976.
Nicoloci L, et al. *Terminology of communication disorders.* Baltimore: Williams & Wilkins Co., 1978.
Olivia Madre. *Semântica e a natureza da língua.* Petrópolis: Vozes, 1979.
Perkins William. *Speech pathology.* St. Louis: Mosby, 1977.
Piaget J. *La formation du symbole chez l'enfant.* Paris: Neuchatel, 1946.
_____. *Le langage et la pensée chez l'enfant.* Paris: Delachaux, 1960.
_____. *Problèmes de psycholinguistique.* Paris: Neuchatel, 1962.
Poittier Bernard (sous direction). *Le langage.* Paris: C.E.P.L., 1973.
_____. et al. *Estruturas lingüísticas do português.* São Paulo: Difusão Européia, 1973.
Prutting C. *Journal of Speech and Hearing Disorders* (1), 1979.
Quirós JB, et al. *Las llamadas afasias infantiles.* Buenos Aires: Médica Panamericana, 1975.
Rector M. *A linguagem da juventude.* Petrópolis: Vozes, 1975.

Rodrigues N. Neurolingüística, Cortez, 1989.
Roger G. Neuropsicologia. Santos Editora, 2002.
Russo Iêda Chaves Pacheco. *Acústica e psicoacústica aplicadas à fonoaudiologia.* São Paulo: Lovise, 1993.
Russo Iêda, Behlau Mara. *Percepção da fala: análise acústica do português brasileiro.* São Paulo: Lovise, 1993.
Santos MTM, Navas AL. Distúrbios da leitura e escrita SP – Manole, 2002.
Saussure F. *Cours de linguistique générale.* Paris: Payot, 1962.
Schane S. *Fonologia gerativa.* Rio de Janeiro: Zahar, 1975.
Skinner BF. *Verbal behavior.* New York: Appleton Century Crofts, 1957.
Slobin D. *Psicolingüística.* São Paulo: Editora Nacional, 1980.
Teixeira Elizabeth T. Aquisição fonológlca. *Jornal Brasileiro de Reabilitação* 1982;10(3):11-4, abr./jun.
Travis LE. *Handbook of speech pathology and audiology.* New York: Appleton, 1971.
Turner J. *Desenvolvimento cognitivo.* Rio de Janeiro: Zahar, 1976.
Van Riper C. *Speech correction.* New Jersey: Prentice-Hall, 1972.
_____. Irwin J. *Voice and articulation.* New York: Prentice-Hall, 1958.
Vigotsky Lev S. *Pensamento e linguagem.* Lisboa: Antídoto, 1979.
Winitz H. *Articulatory acquisition and behavior.* New York: Appleton Century Crofts, 1969.
Wood N. *Delayed speech and language development.* New Jersey: Prentice Ha11, 1964.

Índice Remissivo

Abordagem
 lingüística, 19–50
  língua, 19
  linguagem, 19
  semiótica, 21
  signo lingüístico, 22
  fonema, 23, 29
   fonética, 24
   fonologia, 24
   definição de, 25
   funcional, 29
    Jakobson e, 29
  articulação, 25, 34
   de Martinet, 25
   funcionais, 34
  prosódia, 26
  alofone, 27
  neutralização, 27
  arquifonema, 27
  Jakobson, 31
   no português, 31
  grafema, 31
  formas, 33
   com relações, 33
  planos lingüísticos, 34
   fonológico, 35
   morfofonêmico, 35
   lexicológico, 35
   morfossintático, 35
   fraseológico, 35
   semântico, 35
  eixos funcionais, 35, 36
   da linguagem, 35
    em operação, 36
    na patologia da, 36
  ocorrências fonéticas, 42
   patológicas, 42
  morfossintaxe, 43
  conclusões, 47
  teoria gerativa, 49
   transformacional, 49
    e dislalias, 49
 neurofisiológica, 93–131
  ouvinte, 93
   sistema auditivo, 93
    divisões do, 93
   audição, 95
   neurolingüística, 100
   áreas de associação auditiva, 101
    no cérebro, 101
   PAC, 104
  PAC, 109
   importância, 109
   avaliação, 109
   quando avaliar, 109
   baixa audição, 109
    relação com, 109
   problemas do, 109
    avaliar grau, 110
  cérebro, 112
   do ouvinte, 112
   do falante, 112
  programa neurolingüístico, 121
  realimentação, 124
  disartrias, 128
  apraxias, 128
  conclusões, 130
 psicológica, 133–161
  da aquisição da linguagem, 133–161
   receptiva, 133
   expressiva, 133
   aplicação do modelo, 139, 158
    por Prutting, 139
    de Piaget à fonoaudiologia, 158
Alofone, 27
Análise
 fonológica, 180
Apraxia(s), 128
Arquifonema, 27
Articulação(ões)
 funcionais, 34
  planos lingüísticos e, 34
   fonológico, 35
   morfofonêmico, 35

247

lexicológico, 35
morfossintático, 35
fraseológico, 35
semântico, 35
fonética, 55, 57, 66
  mecanismos da, 55, 57
  nas dislalias, 57
  músculos da, 66
interpretação da, 197
Associação
  auditiva, 101
    áreas de, 101
    no cérebro, 101
Audição, 95
  avaliação da, 192
    audiometria, 192
    testes de PAC, 195
      crianças candidatas aos, 195
    articulação, 197
    interpretação da, 197
Avaliação
  fonoaudiológica, 191–220
    audição, 192
    dislalia, 201, 206
      fonética, 201
      fonológica, 206
        aspectos importantes, 206
        síntese da, 214
  da audição, 192
    audiometria, 192
    testes de PAC, 195
      crianças candidatas aos, 195
    articulação, 197
    interpretação da, 197

Cérebro
  áreas no, 101
    de associação auditiva, 101
  do ouvinte, 112
    córtex lingüístico, 112
    lexicons, 118
      mentais, 118
      fonológico, 118
    idéias do século XX, 118
      antigas, 118
      novas, 118
  do falante, 112, 120
    vias eferentes, 120
    zonas motoras eferentes, 121
      clássicas, 121
        características das, 121

Comunicação
  patológica, 158
  no modelo de Piaget, 158
Consoante(s)
  classificação das, 51, 77
    surda, 51
      características, 51
    sonora, 52
      características, 52
  no método sensorimotor, 229
    oclusivas, 230
    fricativas, 231
    líquidas, 232
Córtex
  lingüístico, 112
Criança
  falante do português brasileiro, 174
    processos fonológicos da, 174
      inventário fonético, 176
        estágio de complementação do, 176
      desenvolvimento morfofonêmico, 177
        estágio do, 177

Desenvolvimento
  morfofonêmico, 177
    estágio do, 177
    da criança, 177
Diagnóstico
  fonoaudiológico, 191–220
    etapas do, 215
    aconselhamento aos pais, 219
Disartria(s), 128
Dislalia(s)
  classificação das, 3–17
    idéias sobre, 3
      antigas, 3
      novas, 3
    definição, 3
    características, 3
    diferenciação, 12
      de outras patologias, 12
    etiologia, 13
    teoria gerativa e, 49
      transformacional, 49
    articulação fonética nas, 57
      mecanismos da, 57
    fonética, 201
    fonológica, 206

aspectos importantes na, 206
  caracterização do erro, 209
  outros aspectos diretivos, 212
avaliação fonoaudiológica, 214
  síntese da, 214
terapia das, 221–242
  duas metodologias para, 221–242
    aproximação teóricas nas, 221
    terapia evolutiva, 222
    sensorimotor, 222
    behaviorista, 232
    psicolingüístico, 236
      de processos fonológicos, 236
    conclusões da autora, 241

Eixo(s)
  funcionais, 35, 36
  da linguagem, 35, 36
    em operação, 36
    na patologia da, 37
    do paradigma, 37
    do sintagma, 37
    encodagem, 39
    decodagem, 39
Estágio(s)
  cognitivo-lingüísticos, 142, 163
    estudo dos, 142
      período, 142
        sensorimotor, 142
        operatório, 144
        de operações formais, 155
      resumo, 157
    e fonológicos, 163
      relação entre, 163
  pré-lingüístico, 142
  fonológicos, 165
    pré-fala, 165
      no estágio pré-verbal, 165
      das primeiras cinqüenta palavras, 168
      do morfema simples, 169
      processos fonológicos, 171
Estímulo(s)
  elicitação dos, 183

Fala
  percepção da, 188
    aspectos teóricos, 188
Falante
  vias eferentes, 120
  zonas motoras eferentes, 121
    clássicas, 121
      características das, 121

Fonema(s), 23
  fonética, 24
  fonologia, 24
  definição de, 25
  funcional, 29
    Jakobson e, 29
  da língua portuguesa, 76, 81
    estudados na fonologia, 76
    inventário dos, 81
Fonética, 24
  ocorrências, 42
    patológicas, 42
  da língua portuguesa, 51–92
    consoantes, 51
      classificação das, 51
    vogais, 52
      características, 52
    articulação fonética, 55, 57, 66
      mecanismos da, 55, 57
        nas dislalias, 57
      músculos da, 66
      teoria mioelástica, 58
        aerodinâmica, 58
    acústica, 89
Fonologia, 24
  da língua portuguesa, 51–92
    fonemas, 76, 81
      estudados, 76
      inventário dos, 81
    consoantes, 77
      classificação das, 77
    ocorrências na sílaba da, 86
      restrições de, 86
    sinonímia, 87
    traços distintivos de Jakobson, 88
      descrição dos, 88
    fonética acústica, 89
  aquisição da, 163–189
    estágios, 163
      cognitivos lingüísticos, 163
      e fonológicos, 163
    relações entre, 163
    fonológicos, 165
    processos fonológicos, 174
      da criança, 174
    inventário, 179
      fonológico, 179
    análise, 180
      fonológica, 180
    estímulos, 183

elicitação dos, 183
aspectos teóricos, 185
fonologia, 185
psicolingüística, 187
percepção da fala, 188
Forma(s)
com relações, 33

Grafema, 31

Inventário
fonético, 176
estágio de complementação do, 176
da criança, 176
fonológico, 179

Jakobson
e fonema, 29
funcional, 29
traços distintivos de, 31, 88
no português, 31, 88
descrição dos, 88

Lexicon(s)
mentais, 118
fonológico, 118
Língua, 19
portuguesa, 51–92
fonética da, 51–92
classificação das consoantes, 51
vogais, 52
mecanismos da articulação, 55
nas dislalias, 57
teoria mioelástica, 58
aerodinâmica, 58
músculos da articulação, 66
fonologia da, 51–92
fonemas estudados, 76
classificação das consoantes, 77
inventário dos fonemas, 81
ocorrências na sílaba, 86
restrições de, 86
sinonímia, 87
traços distintivos de Jakobson, 88
descrição dos, 88
fonética acústica, 89
morfossintaxe, 43
adquirir, 134
Linguagem, 19
eixos da, 35
funcionais, 35

aquisição da, 133–161
abordagem psicológica da, 133–161
receptiva, 133
adquirir, 134
língua, 134
linguagem, 134
expressiva, 133
adquirir, 134
língua, 134
linguagem, 134
modelo de Piaget, 136, 158
aplicação por Prutting, 139
estágios cognitivos-lingüísticos, 142
resumo, 157
aplicação à fonoaudiologia, 158
conclusões de Prutting, 158

Martinet
articulações de, 25
McDonald
método sensorimotor, 229
súmula, 229
vogais, 229
consoantes, 229
consoantes, 230
oclusivas, 230
fricativas, 231
líquidas, 232
Método
sensorimotor, 229
súmula, 229
vogais, 229
consoantes, 229
consoantes, 230
oclusivas, 230
fricativas, 231
líquidas, 232
behaviorista, 232
psicolingüístico, 236
de processos fonológicos, 236
eliminação, 236
terapia, 237
recapitulação, 240
Metodologia(s)
para terapia das dislalias, 221–242
aproximação teóricas nas, 221
terapia evolutiva, 222
sensorimotor, 222
behaviorista, 232
psicolingüístico, 236

de processos fonológicos, 236
conclusões da autora, 241
Morfema
  simples, 169
    estágio do, 169
      processos fonológicos, 171
Morfossintaxe, 43
Músculo(s)
  da articulação fonética, 66

Neurolingüística, 100
Neutralização, 27

Ouvinte
  abordagem neurofisiológica do, 93
    sistema auditivo, 93
      divisões do, 93
    audição, 95
    neurolingüística, 100
    áreas de associação auditiva, 101
      no cérebro, 101
    PAC, 104
      locus, 104
      definição, 105
      importância, 109
      avaliação, 109
      quando avaliar, 109
      baixa audição, 109
        relação com, 109
      problemas do, 109
        avaliar grau, 110
    cérebro do, 112
      córtex lingüístico, 112
      lexicons, 118
        mentais, 118
        fonológico, 118
      idéias do século XX, 118
        antigas, 118
        novas, 118

PAC (Processamento Auditivo Central)
  locus, 104
  definição, 105
  importância, 109
  avaliação, 109
  quando avaliar, 109
  baixa audição, 109
    relação com, 109
  problemas do, 109
    avaliar grau, 110

testes em português, 111
testes de, 195
crianças candidatas aos, 195
Piaget
  teoria epistemológica de, 136
    conceitos básicos, 136
    aplicação por Prutting, 139
  período de, 142
    sensoriomotor, 142
    operatório, 142
    de operações formais, 142
  modelo de, 158
    aplicação à fonoaudiologia, 158
      comunicação patológica, 158
      operacionalização, 160
      aplicação, 160
Plano(s)
  lingüísticos, 34
  e articulações funcionais, 34
  fonológico, 35
  morfofonêmico, 35
  lexicológico, 35
  morfossintático, 35
  fraseológico, 35
  semântico, 35
Processamento
  auditivo, 104
    central, ver PAC, 104
Processo(s)
  fonológico, 171, 174, 236
    da criança, 174
      falante do português brasileiro, 174
    método psicolingüístico de, 236
      eliminação dos, 236
      terapia, 237
      recapitulação, 240
Programa
  neurolingüístico, 121
    em ação, 121
Prosódia, 26
Prutting
  aplicação por, 139
    do modelo de Piaget, 139
      período, 142
        sensorimotor, 142
        operatório, 142
        de operações formais, 142
        estágios cognitivo-lingüísticos, 142
Psicolingüística
  aspectos teóricos, 187

Realimentação, 124

Semiótica, 21
Signo
    lingüístico, 22
Sílaba
    da língua portuguesa, 86
        ocorrências na, 86
            restrições de, 86
Sinonímia, 87
Sistema
    auditivo, 93, 94
        divisões do, 93, 94

Teoria
    gerativa, 49
        transformacional, 49
            e dislalias, 49
    mioelástica, 58
        aerodinâmica, 58
            freqüência fundamental, 61
            ressonância, 62
            resumo, 63
            atividades vegetativas, 64
                respostas da laringe, 64
                respostas das cordas vocais, 64
            impressão vocal, 65
Terapia
    das dislalias, 221–242
        duas metodologias para, 221–242
        aproximação teóricas nas, 221
        terapia evolutiva, 222
        sensorimotor, 222
        behaviorista, 232
        psicolingüístico, 236
            de processos fonológicos, 236
        conclusões da autora, 241
    evolutiva, 222
        método de, 222
            princípios metodológicos, 225
            em grupo, 226
            plano geral, 228
            McDonald, 229

Via(s)
    eferentes, 120
        do falante, 120
Vogal(ais)
    características, 52
    tônicas, 76
        classificação das, 76
    átonas, 76
        classificação das, 76

Zona(s)
    motoras, 121
        eferentes, 121
        clássicas, 121